Schmerz in Psychiatrie und Neurologie

Springer-Verlag Berlin Heidelberg GmbH

K. Einhäupl · M. Gastpar (Hrsg.)

Schmerz in Psychiatrie und Neurologie

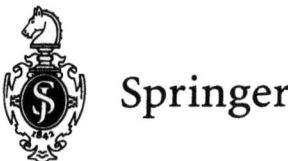 Springer

Professor Dr. med. KARL EINHÄUPL
Universitätsklinikum Charité
Klinik für Neurologie
Schumannstraße 20/21
10117 Berlin

Professor Dr. med. MARKUS GASTPAR
Rheinische Kliniken Essen
Klinik für Psychiatrie und Psychotherapie
Virchowstraße 174
45147 Essen

ISBN 978-3-540-44353-7   ISBN 978-3-642-55704-0 (eBook)
DOI 10.1007/978-3-642-55704-0

bibliografische Daten sind im Internet über <http://dnb.ddb.de> abrufbar.

Dieses Werk ist urheberrechtlich geschützt. Die dadurch begründeten Rechte, insbesondere die der Übersetzung, des Nachdrucks, des Vortrags, der Entnahme von Abbildungen und Tabellen, der Funksendung, der Mikroverfilmung oder der Vervielfältigung auf anderen Wegen und der Speicherung in Datenverarbeitungsanlagen, bleiben, auch bei nur auszugsweiser Verwertung, vorbehalten. Eine Vervielfältigung dieses Werkes oder von Teilen dieses Werkes ist auch im Einzelfall nur in den Grenzen der gesetzlichen Bestimmungen des Urheberrechtsgesetzes der Bundesrepublik Deutschland vom 9. September 1965 in der jeweils geltenden Fassung zulässig. Sie ist grundsätzlich vergütungspflichtig. Zuwiderhandlungen unterliegen den Strafbestimmungen des Urheberrechtsgesetzes.

http://www.springer.de/medizin

© Springer-Verlag Berlin Heidelberg 2003
Ursprünglich erschienen bei Springer-Verlag Berlin Heidelberg New York 2003

Die Wiedergabe von Gebrauchsnamen, Handelsnamen, Warenbezeichnungen usw. in diesem Werk berechtigt auch ohne besondere Kennzeichnung nicht zu der Annahme, dass solche Namen im Sinne der Warenzeichen- und Markenschutz-Gesetzgebung als frei zu betrachten wären und daher von jedermann benutzt werden dürften.

Produkthaftung: Für Angaben über Dosierungsanweisungen und Applikationsformen kann vom Verlag keine Gewähr übernommen werden. Derartige Angaben müssen vom jeweiligen Anwender im Einzelfall anhand anderer Literaturstellen auf ihre Richtigkeit überprüft werden.

Umschlaggestaltung: design & production, Heidelberg

SPIN: 10894396   18   5 4 3 2 1 0

Begrüßung

Herr Professor Gastpar, Herr Professor Einhäupl, meine sehr verehrten Damen und Herren, im Namen von Bayer Vital möchte ich Sie zum diesjährigen, 49. Bayer-ZNS-Symposium sehr herzlich begrüßen. Der Titel unserer heutigen Veranstaltung „Schmerz in Psychiatrie und Neurologie" weist schon auf die große thematische Breite hin, die uns im Laufe des Tages erwartet.

Schmerz – Symptom oder Krankheit?

Nach Pschyrembel ist der Schmerz definiert als „eine komplexe Sinneswahrnehmung unterschiedlicher Qualität, die i.d.R. durch Störung des Wohlbefindens als lebenswichtiges Symptom von Bedeutung ist und in chronischer Form einen eigenständigen Krankheitswert erlangt".

Dieser Übergang vom Symptom zur eigenständigen Schmerzkrankheit ist Gegenstand aktueller Forschung. Mit dem Schlagwort „Schmerzgedächtnis" werden Schmerzspuren im Nervensystem bezeichnet, die sich bei unzureichender Behandlung starker, häufig auftretender Schmerzreize herausbilden können. Nach Manifestation dieses Schmerzgedächtnisses leidet der Betroffene an chronischen Schmerzen, deren Therapie erhebliche Probleme aufwerfen kann. So ist nach Auffassung von Sandkühler, wie kürzlich im Deutschen Ärzteblatt publiziert, keines der heute zugelassenen Analgetika – zumindest als Monotherapie – in der Lage, ein bereits etabliertes Schmerzgedächtnis wieder zu löschen. Weitere Forschung auf diesem Gebiet ist also dringend nötig. Als eines der führenden forschenden Pharmaunternehmen engagiert sich Bayer, wie meine Kollegin Frau Dr. Nopper Ihnen noch darlegen wird, in der Schmerzpharmakologie von jeher besonders intensiv.

Wie Sie wissen, kann Bayer auf eine lange Tradition in der Schmerztherapie zurückblicken. Nur einige Beispiele seien hier erwähnt: Die Basis bildet nach wie vor Aspirin – wenn auch jetzt schon 102 Jahre alt – so doch immer noch Gegenstand ständiger Forschung und Weiterentwicklung auch über den Bereich der Schmerztherapie hinaus: So wurden z. B. spezielle Wirkstärken und galenische Darreichungsformen wie Migräne-Aspirin, Aspirin protect für den kardiologischen Bereich oder die i.v.-Form Aspisol zur Behandlung akuter schwerer Schmerzen entwickelt.

Mit Almogran wurde kürzlich unser neues Lizenzprodukt zur Migränetherapie eingeführt. Auch trizyklische Antidepressiva wie Saroten (Amitriptylin), allein oder in Kombination mit Opiaten oder anderen Analgetika, stellen ein vielversprechendes Therapiekonzept zur Behandlung chronischer Schmerzen dar. Ein neuartiger Forschungsansatz verbirgt sich hinter dem Kürzel Bay 593074: Es handelt sich um einen Cannabinoidrezeptoragonisten, der gegenwärtig in unseren Laboratorien zur Therapie chronischer Schmerzen entwickelt wird.

Chronische Schmerzen sind heute die am weitesten verbreitete und kostspieligste Gesundheitsstörung der westlichen Welt. Weltweit leiden etwa 10 % der Bevölkerung an chronischen Schmerzen, etwa 1 % der Bevölkerung ist dadurch schwerbehindert. Schätzungen gehen davon aus, dass in Deutschland rund 7,5 Millionen Menschen unter chronischen Schmerzen leiden. Andere Quellen sprechen sogar von elf Millionen Menschen. Bisher gibt es zum Thema chronische Schmerzen nur wenige Untersuchungen, die ein zuverlässiges Bild der Situation von Schmerzpatienten vermitteln. Immer noch ist die Schmerzepidemiologie in Deutschland ein Stiefkind der Forschung.

Von den insgesamt 32 Millionen Patienten, die in Deutschland pro Quartal ihren Arzt aufsuchen, leiden 5,1 bis 7,7 Millionen, also etwa 20 %, unter chronischen Schmerzen. Statistiken belegen, dass chronisch Schmerzkranke durchschnittlich zehn Jahre mit Behandlungsversuchen durch acht verschiedene Fachärzte haben über sich ergehen lassen, bevor sie in die Behandlung von Facheinrichtungen gelangen. Achtzig Prozent dieser Patienten haben während dieser Zeit mindestens einmal im Krankenhaus gelegen, ein Drittel hat sich operieren lassen, zum Teil ohne Erfolg. Eine besonders erschreckende Facette dieser Bilanz: Jährlich begehen in der Bundesrepublik Deutschland zweitausend bis dreitausend Patienten Suizid wegen chronischer Schmerzen.

Ich hoffe, dass unser heutiges Symposium zumindest einen weiteren Mosaikstein beitragen kann, um die geschilderte Situation zu verbessern. Ich darf mich nun an dieser Stelle bei den Herren Vorsitzenden Professor Gastpar und Professor Einhäupl für die wissenschaftliche Vorbereitung unseres Symposiums sehr herzlich bedanken. Ebenso danke ich allen Referentinnen und Referenten für Ihre Bereitschaft, das Thema Schmerz aus psychiatrischer und neurologischer Sicht in seinen vielen Facetten darzustellen.

Die Zahl der Teilnehmer zeigt, dass die Auswahl des Themas auch beim 49. Bayer ZNS-Symposium wiederum auf großes Interesse gestoßen ist. Ich wünsche Ihnen einen interessanten und nutzbringenden Tag.

Dr. F. J. Wingen

Vorwort

Liebe Kolleginnen und Kollegen, es ist mir eine besondere Ehre, das diesjährige Bayer-ZNS-Symposium eröffnen zu dürfen. Trotz seiner langen Tradition im psychiatrischen Bereich ist es – wie unser heutiges Thema zeigt – jung geblieben: Dieses Jahr erleben wir ein psychiatrisch-neurologisches Symposium. Damit möchten wir nicht zuletzt auch einem erfreulichen Trend Rechnung tragen, der sich in den letzten Jahren zunehmend abzeichnet: Psychiatrie und Neurologie bewegen sich anscheinend wieder mehr aufeinander zu. Insbesondere im Forschungsbereich können beide Fächer dadurch stärker voneinander profitieren.

Wir haben folglich versucht, das Symposium inhaltlich so zu konzipieren, dass es diese Entwicklung widerspiegelt. Es soll dazu beitragen, beide Fachrichtungen enger zusammenzuführen, zu beiderseitigem Nutzen und damit natürlich letztlich zum Nutzen unserer Patienten. Aus diesem Grund decken die heutigen Beiträge einen besonders breiten Themenkreis ab, der das Phänomen „Schmerz" aus zahlreichen, verschiedenen Blickwinkeln beider Disziplinen beleuchtet.

Obwohl das Phänomen Schmerz in nahezu allen medizinischen Disziplinen von wesentlicher Bedeutung ist, erscheint das wissenschaftliche Interesse daran bei genauerem Hinsehen immer noch erstaunlich gering. Unser heutiges Symposium will daher auch deutlich machen, dass sowohl die Grundlagenforschung als auch die klinische Entwicklung wirksamerer Alternativen auf dem Gebiet der Schmerztherapie unsere verstärkte Aufmerksamkeit erfordern.

Prof. Dr. M. Gastpar

Inhaltsverzeichnis

I Grundlagen der Schmerzorganisation

1 Von der Mikrotiterplatte zum Analgetikum – Schmerzforschung bei Bayer . 3
   REILINDE NOPPER

2 Pathophysiologie des Schmerzes 17
   HANS-GEORG SCHAIBLE

3 Kortikale Reorganisation und Schmerz: Empirische Befunde und
   therapeutische Implikationen 32
   HERTA FLOR

II Psychiatrischer Schmerz

4 Schmerz und Schmerzwahrnehmung bei psychiatrischen Erkrankungen,
   insbesondere bei Schizophrenie und Depression 49
   STEFAN LAUTENBACHER

5 Schmerz und Sucht 63
   M. BANGER UND V. REISSNER

6 Schmerzwahrnehmung bei Patienten mit Borderline-Persönlichkeitsstörung 85
   CHRISTIAN SCHMAHL UND MARTIN BOHUS

III Therapeutische Möglichkeiten und offene Fragen der Schmerztherapie

7 Therapie der Migräne 95
   HANS-CHRISTOPH DIENER

8 Somatoforme Schmerzstörung – Diagnostik, Pathogenese und Therapie ... 113
   ULRICH T. EGLE UND RALF NICKEL

9 Biopsychosoziale Mechanismen der Chronifizierung von Rückenschmerzen 126
   MONIKA HASENBRING

10 Neuropathischer Schmerz und postherpetische Neuralgie 142
   FRANK BLOCK

Schlusswort 157

Sachverzeichnis 159

Autorenanschriften

PD Dr. M. Banger
Rheinische Kliniken Bonn
Kaiser-Karl-Ring 20
53111 Bonn

PD Dr. F. Block
Klinik für Neurologie
RWTH Aachen
Pauwelstraße 30
52074 Aachen

M. Bohus
Klinik für Psychiatrie u. Psychotherapie
Albert-Ludwigs-Universität Freiburg
Hauptstraße 5
79104 Freiburg

Prof. Dr. H. C. Diener
Klinik und Poliklinik für Neurologie
Universität Essen
Hufelandstraße 55
45147 Essen

Prof. Dr. U. T. Egle
Klinik für Psychosomatische Medizin
und Psychotherapie
Johannes-Gutenberg-Universität Mainz
Untere Zahlbacherstraße 8
55131 Mainz

Prof. Dr. H. Flor
Zentralinstitut für Seelische Gesundheit
Gebäude J 5
68159 Mannheim

Prof. Dr. M. Hasenbring
Institut für Medizinische Psychologie
Ruhr-Universität Bochum
Universitätsstraße 150
44780 Bochum

Prof. Dr. S. Lautenbacher
Physiologische Psychologie
Otto-Friedrich-Universität Bamberg
Markusplatz 3
96045 Bamberg

Dr. R. Nickel
Klinik für Psychosomatische Medizin
und Psychotherapie
Johannes-Gutenberg-Universität Mainz
Untere Zahlbacherstraße 8
55131 Mainz

Dr. R. Nopper
Kirchstraße 28
79639 Wyhlen

Dr. V. Reissner
Rheinische Kliniken Essen
Klinik für Psychiatrie und Psychotherapie
Virchowstraße 174
45147 Essen

Prof. Dr. H.-G. Schaible
Institut für Physiologie
Friedrich-Schiller-Universität Jena
Teichgraben 8
07740 Jena

Dr. C. Schmahl
Klinik für Psychiatrie und Psychotherapie
Albert-Ludwigs-Universität Freiburg
Hauptstraße 5
79104 Freiburg

I Grundlagen der Schmerzorganisation

KAPITEL 1

Von der Mikrotiterplatte zum Analgetikum – Schmerzforschung bei Bayer

REILINDE NOPPER

Einleitung

Schmerz ist für das Verhalten und Befinden der Menschen von elementarer Bedeutung. Das „Frühwarnsystem" Schmerz hat eine lebenserhaltende Aufgabe, denn es macht auf äußere Reize – z. B. infolge von Hitze, Druck oder Gewebeverletzungen – und verschiedene Erkrankungen – z. B. durch mangelnde Durchblutung, Entzündungen oder Tumore – aufmerksam. Der akute Schmerz signalisiert eine Gewebeschädigung und unterstreicht die Notwendigkeit der Genesungsruhe. In der Regel klingen akut auftretende Schmerzen von selbst ab, sobald die auslösende Ursache beseitigt worden ist. Der Schmerz hat seine Funktion als Alarmsignal allerdings meistens verloren, sobald er chronisch auftritt. Dem chronischen Schmerz kommt somit keine biologische Aufgabe zu. Oft losgelöst von der Grunderkrankung, wird er zur Krankheit selbst und steht für die betroffenen Personen im Vordergrund ihres Leidens. In der breiten Palette von alternativen Behandlungsmöglichkeiten (physiotherapeutische, operative, psychologische u. a. Therapien) bleibt aber gerade bei chronischen Schmerzen die medikamentöse Behandlung der Grundpfeiler der Schmerztherapie. Jedoch sind die hier zur Zeit verfügbaren Analgetika häufig unzureichend oder gehen einher mit oft unakzeptablen Nebenwirkungen. Aus diesem Grunde sind innovative Therapiekonzepte dringend gefragt.

Schmerzentstehung, Weiterleitung, Aufrechterhaltung

Ansatzmöglichkeiten einer pharmakologischen Beeinflussung von Schmerzen gibt es auf allen Ebenen ihrer Entstehung, Aufrechterhaltung und Chronifizierung (Abb. 1.1). Es scheint jedoch sinnvoll, möglichst frühzeitig, nämlich bereits bei den Nozizeptoren, in das Schmerzgeschehen einzugreifen, bevor zentrale Sensibilisierungsvorgänge zu einer Chronifizierung geführt haben. Diese primären, afferenten Neuronen haben die Funktion, die Signale der Rezeptoren aus der Peripherie, also von Haut, Muskeln oder inneren Organen, an Rückenmark und Gehirn weiterzuleiten. Ihre sensiblen Nervenendigungen sind in fast allen Organen vorhanden und können nur durch noxische Reize aktiviert werden. Noxen können exogener (mechanisch, chemisch, thermisch und mikrobiell) oder endogener Natur sein. Als endogene Noxen wirken Stoffwechselprodukte (z. B. Urämie, Gicht), Gewebszerfallsprodukte (z. B. Neoplasmen) und vor allem Produkte einer gestörten Immunreaktion. Diese Erregung der Nozizeptoren, d. h. die Depolarisation der sensorischen Endigungen, wird über dünn- oder unmyelinisierte Axone (Aδ- oder Gruppe-

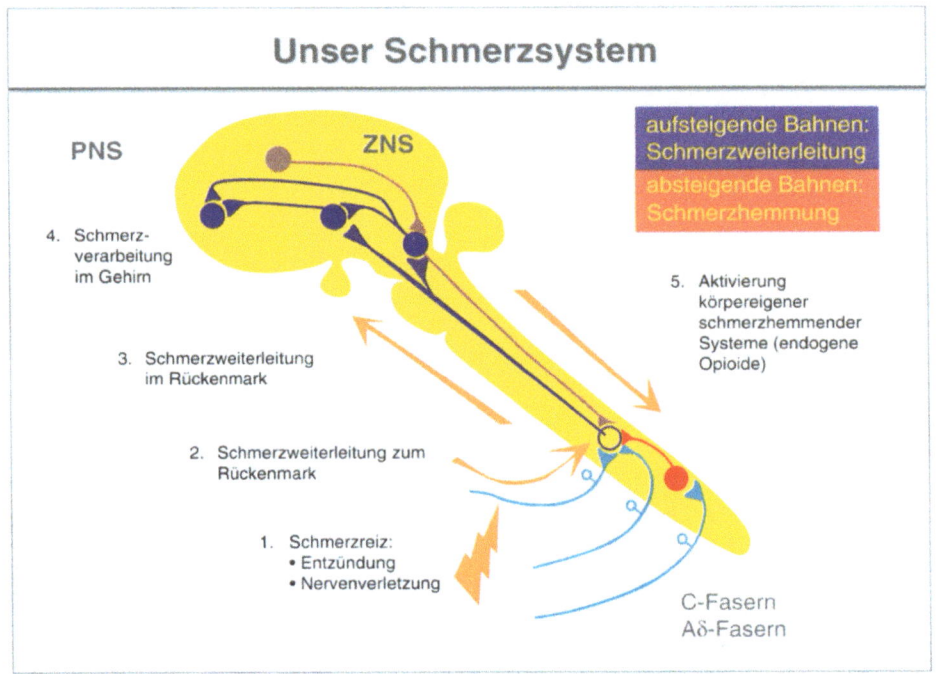

Abb. 1.1. Es gibt viele Ebenen, auf denen in Entstehung, Aufrechterhaltung und Chronifizierung von Schmerzen pharmakologisch eingegriffen werden kann: die primären, afferenten Nervenfasern (C- und Aδ-Fasern) haben die Funktion, die Signale der Rezeptoren an Rückenmark und Gehirn weiterzuleiten. Sie enden an speziellen Nervenzellen im Rückenmark, von wo aus die Weiterleitung von Schmerzimpulsen über aufsteigende Schmerzbahnen erfolgt, die im Rückenmark in Richtung Hirnstamm und Thalamus verlaufen. Mit den vom Rückenmark absteigenden Bahnen und dem endogenen Opioidsystem enthält das Schmerzsystem aber auch körpereigene Mechanismen, die die Schmerzen hemmen

III-Fasern bzw. C- oder Gruppe-IV-Fasern) mit niedrigen Leitungsgeschwindigkeiten (2,5–30 m/s bzw. 0,5–2,5 m/s) in Form von elektrischen Signalen, den Aktionspotentialen, an das Rückenmark weitergeleitet. Dort enden die zentralen Termini der afferenten Neuronen an speziellen Nervenzellen, den Wide-Dynamic-Range-Neuronen, von wo aus die Weiterleitung von Schmerzimpulsen über aufsteigende Schmerzbahnen (z. B. spinothalamische Bahnen) erfolgt, die im Rückenmark in Richtung Hirnstamm verlaufen. Die schnelle synaptische Transmission im Rückenmark erfolgt über Glutamat, wohingegen die ebenfalls aus den Endigungen der primären Schmerzfasern freigesetzten Neuropeptide, wie Substanz P (SP) oder „calcitonin gene-related peptide" (CGRP), für die langsamen synaptischen Potentiale an den Schaltstellen zu den sog. sekundären, den Rückenmarksneuronen, verantwortlich sind. Starke und andauernde Signale der primären Schmerzfasern lösen hier zahlreiche biochemische Veränderungen aus: Es kommt z. B. zu einer vermehrten Expression von Glutamatrezeptoren und infolgedessen zu einer zunehmenden Sensibilisierung dieser Neuronen (Abb. 1.2).

Die Funktion dieser sekundären Neuronen ist die Übertragung des Schmerzsignals vom Rückenmark in den Hirnstamm und zum Thalamus. Der Thalamus spielt dabei eine entscheidende Rolle als „Verteiler", der verschiedene Areale des ZNS in die Schmerzverarbeitung involviert. Hier erfolgt die Umschaltung auf Neuronen, deren Kerne im sensorischen Kortex liegen – also dem Teil der Hirnrinde, mit dem der Ort des Schmerzes lokalisiert wird. Außerdem bestehen Verbindungen zum limbischen System des Großhirns. In dieser Struktur wird die affektiv-emotionale Bewertung des Schmerzes moduliert.

Das Schmerzsystem enthält aber auch körpereigene Mechanismen, die die Schmerzen hemmen. Typische Neurotransmitter sind hierbei endogene Opioide, aber auch Serotonin, Noradrenalin, GABA und Glyzin. So führt beispielsweise experimentell erzeugter Stress bei Tieren zur Verringerung der Schmerzempfindlichkeit u. a. über Aktivierung der vom Rückenmark absteigenden Hemmungssysteme sowie des endogenen Opioidsystems. Solche Mechanismen spielen eine natürliche Rolle, z. B. in lebensbedrohlichen Gefahrensituationen wie einer Verletzung eines Beutetieres durch das Raubtier. Sind diese inhibitorischen, absteigenden Bahnen in ihrer Funktion beeinträchtigt, so unterstützt dies sicher die Entwicklung chronischer Schmerzen (s. Abb. 1.1, Kandel et al. 1999; Meßlinger 1997; Wall u. Melzack 1999; Zimmermann 2001).

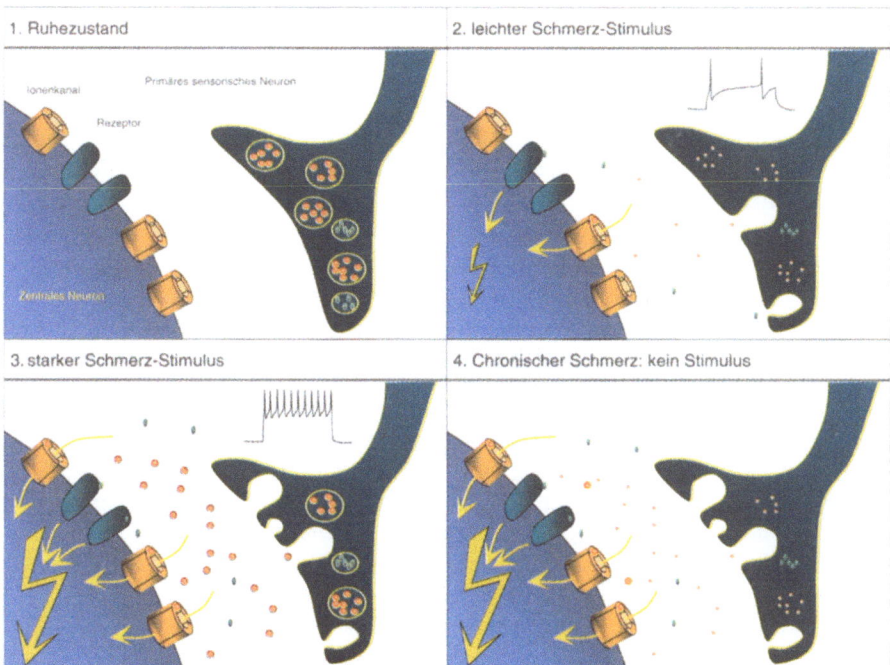

Abb. 1.2. Die schnelle synaptische Transmission an der zentralen Nozizeptorendigung erfolgt über Glutamat, für die langsamen synaptischen Potentiale sind Neuropeptide wie SP oder CGRP verantwortlich. Starke und andauernde Signale der primären Schmerzfasern, die bei chronischen Schmerzen auch nach Abklingen der eigentlichen Schmerzursache aktiv sind, führen bei den nachgeschalteten Rückenmarksneuronen zu zahlreichen biochemischen Veränderungen, wie z. B. zu einer vermehrten Expression von Glutamatrezeptoren und infolgedessen zu einer zunehmenden Sensibilisierung dieser Neuronen

Akute oder chronische Schmerzen?

Schmerz ist definiert als eine unangenehme sensible und emotionale Erfahrung, die von aktueller oder potentieller Schädigung begleitet wird oder in Begriffen einer derartigen Schädigung beschrieben wird. Akuter Schmerz zeigt uns, wo Reizungen, Wunden oder Entzündungen entstanden sind. Wir empfinden Schmerzen beispielsweise bei Schnittverletzungen, Zahnweh oder Sonnenbrand. Sie klingen in der Regel von selbst ab, sobald die auslösende Ursache beseitigt worden ist. Chronische Schmerzen dagegen, die beispielsweise als Rückenschmerzen oder Tumorschmerzen dauerhaft auftreten können, haben keine warnende und schützende Funktion, sondern können sogar ein eigenes Krankheitsbild darstellen. Dabei führen z. B. freigesetztes Bradykinin, Histamin und Prostaglandin mit der Ansäuerung des Gewebes und dem Druck des Exsudats auf Schmerzrezeptoren zu den typischen Entzündungsschmerzen. Wenn dahingegen das Nervensystem selbst primär an der Schmerzentstehung beteiligt ist, spricht man von neuropathischen Schmerzen. Sie können entstehen, nachdem Nervenfasern durchtrennt, komprimiert oder auf andere Art verletzt wurden. Dies kann geschehen durch Unfälle, operative Eingriffe (Amputationen), aber auch nach einem Schlaganfall oder bei Querschnittslähmung (zentrale Schmerzen).

Wie man heute weiß, kommt es sowohl bei chronischen Entzündungsschmerzen als auch bei neuropathischen Schmerzen zu Veränderungen des Rezeptor- und Ionenkanalbesatzes von peripheren oder zentralen Schmerzneuronen. Wird z. B. das periphere Axon der Hinterwurzelganglienneuronen bei Ratten experimentell ligiert und damit durchtrennt, kommt es zu einer reduzierten Expression zweier sog. tetrodotoxininsensitiver Natriumkanäle. Die Gene anderer Natriumkanäle werden wiederum hochreguliert (Cummins u. Waxman 1997), sodass es letztlich zu einer Übererregbarkeit der Nozizeptoren in Form von außergewöhnlichen elektrischen Signalen, sog. ektopischen Entladungen, in den verletzten Nervenfasern kommt, die zu einem Dauerbombardement der nachgeschalteten Rückenmarksneuronen und dort infolgedessen, wie bereits erwähnt, zu langandauernden molekularen Veränderungen führen können.

Eine Schlüsselrolle bei neuropathischen Schmerzen spielt auch das sympathische Nervensystem. Nach einer Nervenverletzung sprossen Fasern des Sympathikus aus und wachsen in die betreffende Nervenregion hinein. Untersuchungen haben gezeigt, dass der Sympathikus in solchen Situationen seine Aktivitäten erhöht und elektrische Signale in die betroffenen Regionen schickt (Treede 1998). Die Gefahr der Chronifizierung droht dann, wenn nach überstandener Verletzung die Rückbildung dieser Ausläufer nicht korrekt funktioniert (Kandel et al. 1999; Meßlinger 1997; Wall u. Melzack 1999; Zimmermann 2001).

Schmerzforschung bei Bayer

Unsere Philosophie ist es, innovative medikamentöse Therapiekonzepte auf möglichst allen Ebenen der Schmerzentstehung und -weiterleitung zu identifizieren, wobei wir uns die Wirkstoffsuche zur Behandlung chronischer Schmerzen zur Hauptaufgabe gemacht haben. Dabei wird zwar auch nach Therapieansatzpunkten, sog. Targets, gesucht, mit deren Hilfe man möglichst frühzeitig (nämlich auf der Ebene der Nozizeptoren) in das Schmerzgeschehen einzugreifen vermag. Aber vor allem Therapien für Patienten, bei denen zentrale Sensibilisierungsvorgänge bereits zu einer Chronifizierung geführt haben, sind dringend gefragt.

Die Suche nach dem Target

Bayer hat im Jahre 1998 mit dem amerikanischen Unternehmen Millennium Pharmaceuticals Inc. eines der weltweit größten Genforschungsabkommen geschlossen, im Rahmen dessen allein für die Indikation Schmerz innerhalb von fünf Jahren ca. 100 Targets identifiziert werden sollen.

Darüber hinaus ist aber auch die wissenschaftliche Literatur eine sprudelnde Quelle für nahezu täglich neue Ideen.

Mithilfe moderner molekularbiologischer Verfahren sind in den vergangenen Jahren neue Impulse in die Erforschung der Mechanismen zur Entstehung und Aufrechterhaltung chronischer Schmerzen gekommen und haben zu einer Fülle von Ideen zu Zielmolekülen für neue Analgetika geführt. Solche pharmakologischen Targets können sich zum Beispiel dadurch zu erkennen geben, dass sie ausschließlich in Geweben exprimiert sind, die für die Schmerzweiterleitung und -aufrechterhaltung verantwortlich sind. Es kann aber auch die Expression ihrer Gene unter bestimmten pathophysiologischen, schmerzauslösenden Bedingungen reguliert werden. So ist für zahlreiche Rezeptoren und Ionenkanäle bekannt, dass ihre Gene bei chronischen Entzündungsschmerzen oder neuropathischen Schmerzen in ihrer Aktivität stark reguliert werden oder gar de novo entstehen können (z. B. Cummins u. Waxman 1997; Siegling et al. 2001; Woolf u. Costigan 1999; Woolf u. Salter 2000). Am interessantesten sind generell Zielmoleküle, die bei verschiedensten Schmerzkonditionen eine Rolle zu spielen scheinen. Sie erwecken die Hoffnung, mit ihrer Hilfe Arzneimittel finden zu können, die Patienten mit sehr unterschiedlichen Schmerzsymptomen und -ursachen helfen können. Das Target sollte natürlich möglichst ausschließlich oder in besonders hoher Dichte in den für das Schmerzgeschehen relevanten Geweben exprimiert sein, um die Gefahr unerwünschter Arzneimittelwirkungen möglichst gering zu halten.

Screening

Da die Entwicklung eines Arzneimittels heute auf den molekularen Mechanismen des zu Grunde liegenden Krankheitsbildes basiert, lässt sich die Wirkung der Substanzen auch in vitro, d. h. an Zellkulturen oder isolierten Geweben, untersuchen. Ausgangspunkt unserer Forschung ist unsere ca. eine Million unterschiedliche Wirkstoffe umfassende Substanzbank, aus der durch eine geeignete Screeningkaskade diejenigen Substanzen herausgefiltert werden, die das Target in der gewünschten Weise beeinflussen, also z. B. einen an der Schmerzweiterleitung beteiligten Ionenkanal oder ein an intrazellulären Prozessen beteiligtes Enzym blockieren. Dieses Hochdurchsatzscreening (HTS, „high throughput screening") erfolgt beispielsweise mithilfe eines zellulären Biolumineszenzassays. Hier wird die intrinsische Signaltransduktionskaskade einer Empfängerzelle genutzt, um das Signal eines stabil exprimierten rekombinanten Rezeptors mit einem biolumineszenten Reportergen zu koppeln, das in der gleichen Zelle koexprimiert wird. Bei den GPCRs (G-Proteingekoppelten Rezeptoren), die cAMP-gekoppelt sind, wird hierbei die Abnahme oder die

Zunahme intrazellulären cAMPs über einen cAMP-sensitiven Promotor gemessen, der die Expression eines Luziferasegens steuert. Je mehr cAMP in der Zelle ist, desto stärker die Expression des Reportergens und folglich die Biolumineszenz. In diesem Fall korreliert also die Menge der gebildeten Luziferase mit der Stärke der agonistischen Stimulation.

Ein anderes Beispiel sind Gq-gekoppelte GPCRs. Hier wird bei agonistischer Stimulation nicht cAMP, sondern die IP3 gesteuerte Erhöhung intrazellulären Kalziums gemessen. Das Read-out-System ist hier ein konstitutiv koexprimiertes kalziumsensitives biolumineszentes Protein (Aequorin), das ein zur Kalziummenge proportionales Lumineszenzsignal aussendet. Die Expression des Reportergens ist (im Gegensatz zum ersten Beispiel) hier also konstant und die Lichtmenge ist nur von der Kalziummenge abhängig, die wiederum von der Höhe der agonistischen Stimulation abhängt (Abb. 1.3).

Wirksame Substanzen würden in diesen Testsystemen also z. B. ein Lichtsignal erzeugen oder modifizieren. Binnen weniger Tage können auf diese Weise Hunderttausende von Substanzen auf ihre Wirkung am Zielmolekül geprüft werden. Nur die Strukturklassen, die in anderen Screenings an anderen Zielmolekülen keine Aktivität gezeigt haben, werden weiterverfolgt. Häufig kommt es vor, dass bestimmte Rezeptorsubtypen zwar ausschließlich auf für die Schmerzweiterleitung relevanten Strukturen, also z. B. den C-Fasern, exprimiert sind, weitere Subtypen desselben Rezeptors aber in anderen Geweben, wie z. B. Herz, Niere, Lunge oder Skelettmuskel vorkommen. Die Wahrscheinlichkeit wäre dann groß, dass eine Wirksubstanz nicht nur Erregungsprozesse im Schmerzsystem beeinflusst, sondern, wenn auch mit niedrigerer Potenz, die anderen Rezeptorsubtypen

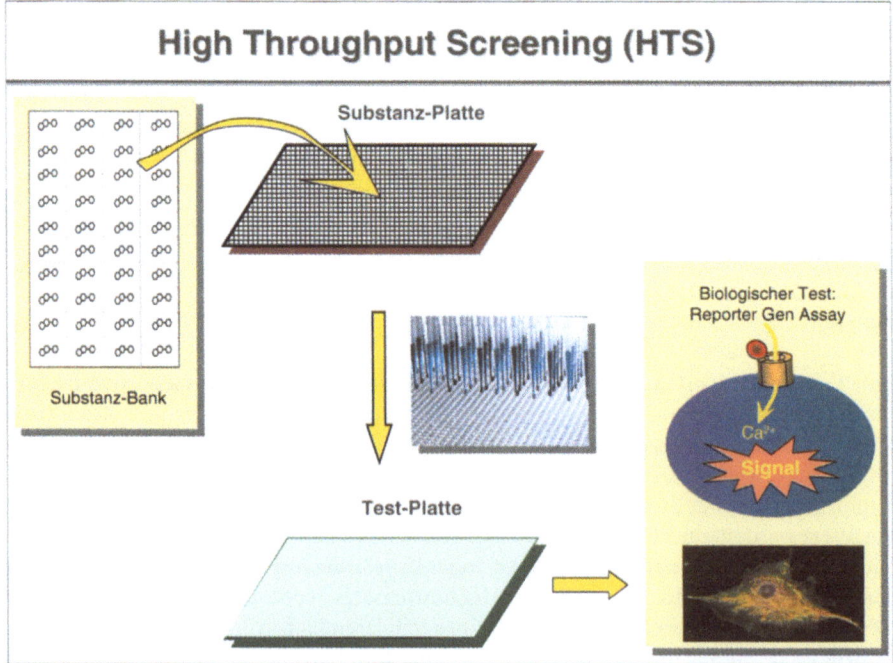

Abb. 1.3. Mithilfe des Hochdurchsatzscreenings über zelluläre Biolumineszenzassays werden bei Bayer innerhalb von wenigen Tagen aus der ca. eine Million unterschiedliche Wirkstoffe umfassenden Substanzbank selektive und spezifische Liganden am gewünschten Rezeptor identifiziert

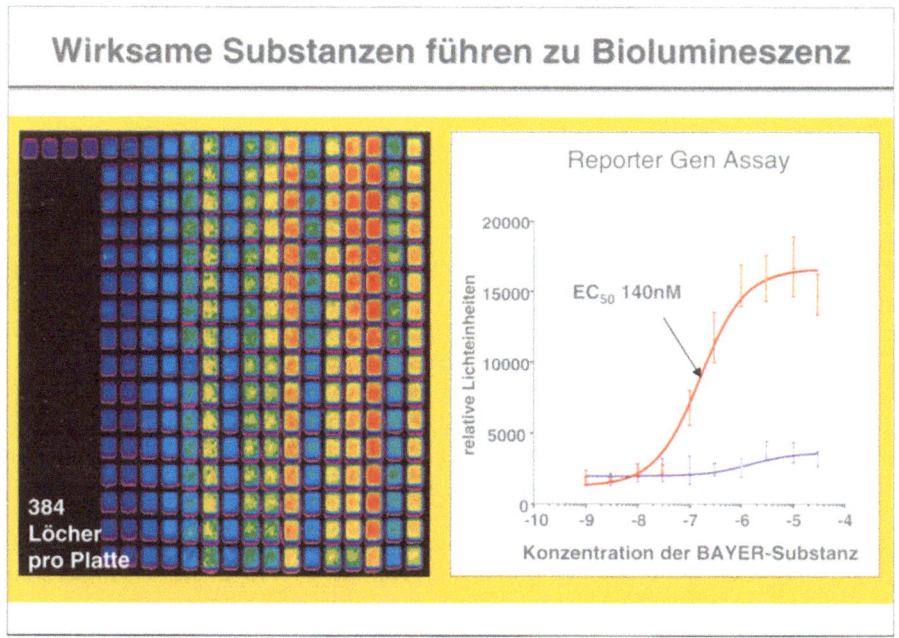

Abb. 1.4. Für jede wirksame Prüfsubstanz kann eine genaue Dosis-Wirkungs-Kurve erstellt werden, aus der sich die Gleichgewichtskonstanten als Maß für deren Aktivität am jeweiligen Rezeptor ermitteln lassen

aktiviert oder hemmt und so zu unerwünschten, z. B. kardiovaskulären Nebenwirkungen führt. Hier ist ein gezieltes Überprüfen der im HTS identifizierten Substanzen auf Subtypselektivität also unausweichlich. Dies erfolgt in der Regel nach derselben Methode, die bereits für das HTS angewandt wurde, jedoch werden diesmal nur sehr wenige Substanzen umso detaillierter getestet, sodass für jede Wirksubstanz eine genaue Dosiswirkungskurve erstellt werden kann, aus der sich die Gleichgewichtskonstanten als Maß für deren Aktivität am jeweiligen Rezeptor ermitteln lassen (Abb. 1.4). Beträgt beispielsweise der Abstand zweier Gleichgewichtskonstanten einer Substanz für die Aktivität am „Schmerzsubtyp" und am „Herzsubtyp" mehrere Größenordnungen, so kann man davon ausgehen, dass die Substanz in der Prüfung am Tier über ein ausreichendes therapeutisches Fenster (d. h. genügend Abstand zwischen Wirkung und Nebenwirkungen) verfügt.

Um eine spätere Übertragung des potentiellen Therapiekonzeptes auf den Menschen zu gewährleisten, muss die Wirkung der Substanzen sowohl am humanen Rezeptor als auch am Rattenrezeptor nachgewiesen werden. Häufig unterscheiden sich beide Rezeptoren nur in wenigen Aminosäuren, dennoch können bereits geringfügige Unterschiede zwischen beiden massive Einflüsse auf Potenz und Effizienz einer Prüfsubstanz haben. Daher wird das HTS in der Regel an Zellsystemen mit rekombinant exprimierten humanen Targets durchgeführt; die Überprüfung der Wirkung von Screeninghits am Rattentarget schließt sich aber unmittelbar an.

Prüfsubstanzen, die ausreichend selektiv für den Targetrezeptor sowie den „erwünschten" Subtyp sind (z. B. Faktor 100), am Ratten- und humanen Rezeptor vergleichbare

Wirksamkeit zeigen, ausreichend Möglichkeiten für chemische Derivatisierungen bieten und nicht patentgeschützt sind, werden jetzt in schmerzrelevanten In-vitro-Tests weiterverfolgt.

In-vitro- oder Sekundärassays

Sekundärassays erfassen z. B. die Reizweiterleitung der primären afferenten Neuronen zum Rückenmark, die in Form von elektrischen Signalen, den Aktionspotentialen, erfolgt. Sie übermitteln schwachen oder starken Schmerz durch entsprechend niedrigere oder höhere Impulsfrequenzen. Diese Aktivität der sensorischen Neuronen im Hinterwurzelganglion kann sehr genau mit elektrophysiologischen Methoden erfasst werden. Die Patch-Clamp-Technik ermöglicht es, von isolierten Zellkörpern einzelner C-Fasern (man erkennt sie an ihrem sehr kleinen Zellkörper von nur 17–25 μm Durchmesser) elektrische Signale abzuleiten. Eine mit Intrazellulärlösung gefüllte Glaspipette mit einem Spitzendurchmesser von nur 0,5–1 μm wird auf die Zelle aufgesetzt, durch kurze Unterdruckapplikation die unter der Pipettenöffnung liegende Membran durchbrochen und auf diese Weise ein Zugang zum Inneren der Zelle geschaffen. Über eine sich in der Glaspipette befindende Elektrode ist es nun möglich, die durch Erregung, also Schmerz, aus-

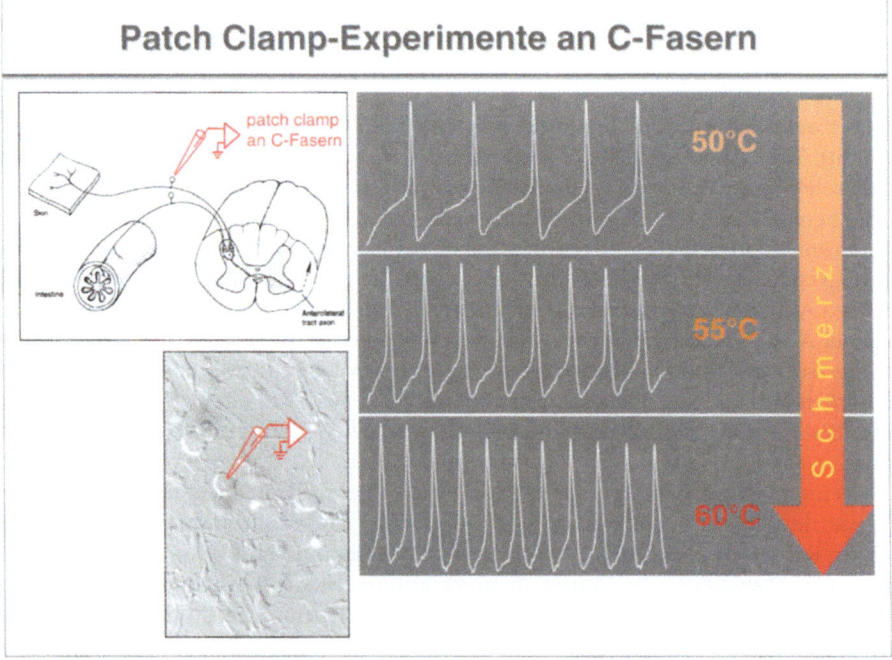

Abb. 1.5. Mithilfe der Patch-Clamp-Technik werden von Zellkörpern einzelner C-Fasern elektrische Signale erfasst. In der Current-Clamp-Konfiguration ist es möglich, die durch Schmerzreize, beispielsweise Hitze, ausgelösten Aktionspotentiale des Neurons abzuleiten, deren Frequenz mit der Intensität des Reizes zunimmt

gelösten Aktionspotentiale des Neurons abzuleiten. Während das unerregte Neuron in der Regel keine Aktionspotentiale „feuert", löst ein schwacher, aber bereits schmerzhafter Reiz einige wenige Aktionspotentiale aus, deren Frequenz mit der Reizintensität zunimmt (Abb. 1.5). Typische schmerzhemmende Substanzen, die ihren Angriffspunkt im peripheren Nervensystem haben, können z. B. dadurch charakterisiert werden, dass sie die Aktionspotentialfrequenz der C-Fasern bei konstant bleibendem Stimulus erniedrigen oder gar hemmen können.

Mit der Patch-Clamp-Methode können nicht nur die Aktionspotentiale selbst, sondern auch die elektrischen Ströme erfasst werden, die hierzu über die Zellmembran fließen oder die durch noxische Reizung eines Nozizeptors ausgelöst werden. Capsaicin, der Hauptinhaltsstoff der Chilischote, wirkt beispielsweise dadurch nozizeptiv, dass Vanilloidrezeptoren (Caterina et al. 1997) aktiviert und infolgedessen unselektive Kationenkanäle geöffnet werden. Aufgrund des Einstroms von Natrium- und Kalziumionen in die Nervenzelle kommt es daraufhin zunächst zu einer langsamen Depolarisation der peripheren Nozizeptorendigung (im Bereich von Sekunden) und schließlich, sofern der Schmerzreiz stark genug war, zu einer Weiterleitung des Signals zum Rückenmark in Form von Aktionspotentialen. Einige unserer Testsubstanzen, die im Vanilloid-Rezeptor-HTS die capsaicininduzierte Biolumineszenz dosisabhängig reduzieren oder gar vollständig

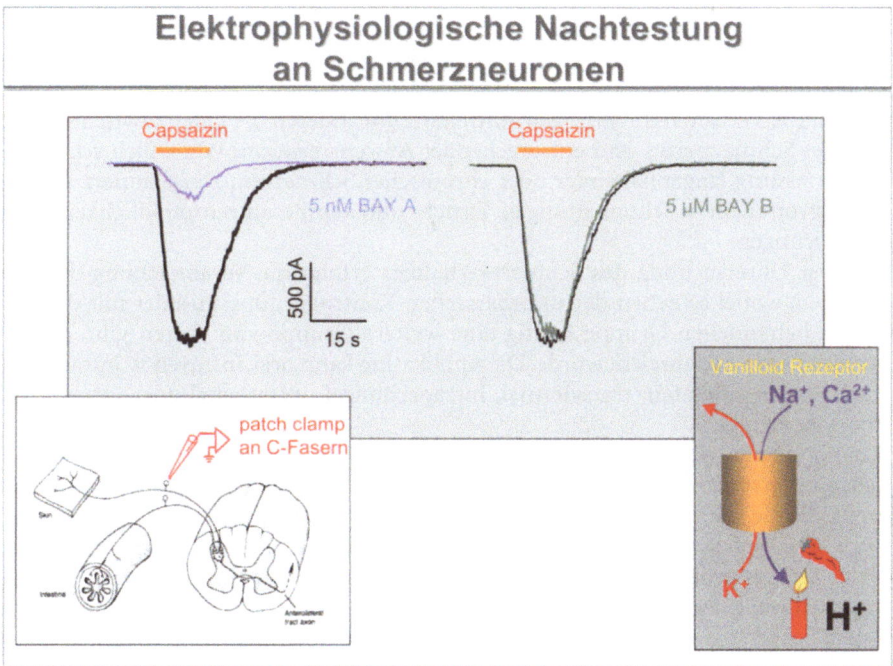

Abb. 1.6. In der Voltage-Clamp-Konfiguration können mit der Patch-Clamp-Methode die elektrischen Ströme erfasst werden, die durch noxische Reizung eines Nozizeptors ausgelöst werden: Capsaicin aktiviert die auf den Hinterwurzelganglien der Ratte exprimierten Vanilloidrezeptoren, infolgedessen unselektive Kationenkanäle geöffnet und ein Einstrom positiver Ionen abgeleitet werden kann. Während Blocker dieser VR-Rezeptoren (Bay A) den Strom reduzieren oder hemmen, bleiben andere Substanzen (Bay B) ohne Effekt

hemmen konnten, führten bei vergleichbaren Konzentrationen zu einer Reduktion oder Inhibition der capsaicininduzierten Einwärtsströme an den Zellkörpern von C-Fasern (Abb. 1.6).

Die Freisetzung von Neurotransmittern (wie Glutamat) oder Neuromodulatoren (wie Substanz P oder „calcitonin gene-related peptide" [CGRP]) aus den zentralen Endigungen der primären Afferenzen ist ein anderes Maß für die Aktivität eines Nozizeptors und kann daher ebenfalls zur sekundären Substanzcharakterisierung beitragen.

In-vivo-Untersuchungen

Ausschlaggebend für den weiteren Erfolg eines Wirkstoffes auf dem Weg in die klinische Entwicklung ist seine Wirksamkeit in indikationsrelevanten Tiermodellen. Die Ratte, deren neuroanatomische Strukturen und neurophysiologische Mechanismen des Schmerzgeschehens durchaus vergleichbar mit denen des Menschen sind, hat sich hierfür als geeignetes Versuchstier herausgestellt.

Ergebnisse aus Studien über experimentellen Schmerz lassen sich zwar nicht unbedingt 1:1 auf die klinische Situation und den chronischen Schmerz selbst übertragen. Trotzdem sind Tiermodelle von großem Wert, um z. B. die an der Reaktion beteiligten Mechanismen aufzuklären und um medikamentöse Maßnahmen zu prüfen.

Bei Tieren gelten Abwehrreaktionen (z. B. Wegziehreflex der Pfote oder des Schwanzes) und Lautäußerung als geeignete Verhaltensparameter zur Feststellung und Quantifizierung akut ausgelöster Schmerzen. Bestimmt werden kann zum einen eine Schmerzschwelle, bei der solche Verhaltensäußerungen auftreten, zum anderen die Latenz zwischen Applikation des Schmerzreizes und entsprechender Abwehrreaktion. Wesentlich schwieriger ist die Erfassung langanhaltender oder chronischer Schmerzen. Der Schmerzcharakter zeigt sich vor allem in Schonhaltungen, Druck- und Temperaturempfindlichkeit und in Lautäußerungen.

Vor der Untersuchung des Schmerzverhaltens erfolgt die Verabreichung der Prüfsubstanzen, wobei es neben der unbehandelten Kontrollgruppe und der mit der Prüfsubstanz behandelten Gruppe häufig eine weitere Gruppe von Tieren gibt, der eine Referenzsubstanz verabreicht wurde. Die Applikation kann oral, intravenös, intraarteriell, intramuskulär, subkutan, transdermal, intraperitoneal, intrathekal oder intrazerebroventrikulär erfolgen.

Häufig dienen wenig aufwändige Tests zur Erfassung der Nozizeption als geeignete Einstiegsuntersuchungen für die Vorcharakterisierung von Substanzen, in denen an wachen Ratten die Wirkung noxischer Reize vor allem an Wegziehreaktionen gemessen wird.

So wird beispielsweise im Hot-plate-Test das Tier nach Verabreichung der Prüfsubtanz auf eine temperierbare Platte gesetzt, deren Anfangstemperatur deutlich unterhalb der Schmerzschwelle liegt (ca. 42 °C). Die Temperatur wird nun graduell erhöht, bis das Tier mit dem Lecken einer Hinterpfote das Erreichen der Schmerzschwelle anzeigt. Hier wird deutlich, dass eine Reaktion erst ab etwa 45 °C auftritt, also bei einer Schwelle für Hitzeschmerz beim Menschen. Alternativ wird das Tier auf eine Platte mit konstanter Temperatur gesetzt (52–56 °C), und es wird die Latenzzeit bis zum Auftreten nozifensiven Verhaltens gemessen. Sollte bis zu einer Temperatur von 50–52 °C oder, in der zweiten Variante des Tests, bis zum Erreichen einer Latenzzeit von 40 Sekunden keine nozifensive Reaktion des Tieres erfolgen, wird der Versuch beendet.

Der Tail-flick-Test bewertet ebenfalls eine nozifensive Reaktion des Tieres. Hier wird auf den Schwanz des Tieres mittels einer starken Lichtquelle Strahlungswärme (ca. 55 °C) fokussiert, bis dieses seinen Schwanz ruckartig durch einen Schwanzschlag aus dem Wärmestrahl bewegt. Dieser Schutzreflex oder „tail flick" kann durch Messung der Latenz vom Beginn des Hitzereizes bis zur Wegziehbewegung quantifiziert werden. Die Latenzzeit für diesen ist ein Maß für die nozizeptive Empfindlichkeit; sie wird durch analgetisch wirkende Substanzen verlängert.

Die Versuchsanordnung des Formalintests erlaubt neben einer initialen oder akuten Phase der Schmerzreaktion (5–10 min Dauer) die Beobachtung einer zweiten Phase, die bereits auf entzündlich-chronische Prozesse zurückzuführen ist (ca. 20–70 min nach Formalininjektion). Die beiden Phasen sind durch eine kurze Ruhephase getrennt und pharmakologisch klar voneinander abgrenzbar. Dem Tier werden nach Verabreichung der Prüfsubstanz 50 µl einer 1–5 %igen Formalinlösung in die Oberseite einer Hinterpfote injiziert. Danach werden Zucken und Lecken der behandelten Pfote als nozifensive Reaktionen registriert und quantifiziert (Dubuisson u. Dennis 1977).

Relevanter für chronische Schmerzindikationen sind aber Entzündungs- und Nervenläsionsmodelle, bei denen zentrale Prozesse beteiligt und bei denen die Schmerzreaktionen auch nach Tagen oder Wochen noch messbar sind. Diese werden in Form von Allodynie, d. h. Schmerz auf Reize hin, die normalerweise nicht schmerzhaft sind, und Hyperalgesie, d. h. verstärkte Schmerzantworten auf schon normalerweise schmerzhafte Reize, erfasst.

In Ratten lassen sich neuropathische Schmerzen durch Ligaturen des Ischias- oder der Spinalnerven nachstellen. Durch die unilaterale chronische Ligatur des Nervus ischiadicus ist es möglich, eine Neuropathie mit Symptomen chronischer Schmerzzustände zu erzeugen. Die Neuropathie kann unter Narkose auf unterschiedliche Weisen erzeugt werden: Nach der „Bennett-Methode" wird der Ischiasnerv proximal seiner Trifurkation durch vier lockere Ligaturen im Abstand von 1 mm abgebunden (Bennett u. Xie 1988). Bei der zweiten Methode, dem „Seltzer-Modell", erfolgt an gleicher Stelle eine feste Konstriktion durch Ligatur von einem Drittel bis der Hälfte des Nervendurchmessers (Seltzer et al. 1990). In der dritten Operationsvariante („Chung-Modell", Kim u. Chung 1992) werden die Spinalnerven L5 und L6 mit festen Ligaturen konstringiert. Darüber hinaus können der N. ischiadicus oder seine Verzweigungen mittels Durchtrennung bzw. durch kurzzeitige Vereisung mit einer Kältesonde (–60 °C) lädiert werden (Abb. 1.7). Nach Setzen der Ligaturen bzw. nach Scheinoperation der kontralateralen Seite zur Kontrolle werden die Wunden verschlossen.

Nach ca. 10 bis 20 Tagen post operationem entwickeln die Tiere eine neuropathische Symptomatik mit Allodynie und Hyperalgesie, die in verschiedenen Versuchsanordnungen bewertet werden kann. Da die neuropathische Symptomatik – gemessen an der Allodynie – ca. 60 Tage post operationem andauert, können Substanztests mehrfach an einmal operierten Tieren durchgeführt werden, sofern angemessene Eliminationsperioden (ca. 14 Tage) eingehalten werden.

Bei inflammatorischen Modellen wird durch Injektion von z. B. Carragenin, einem Extrakt aus der roten Seealge, komplettem Freund's Adjuvans (CFA) oder Zymosan in die Hinterpfote der Ratte eine lokale subakute oder chronische Entzündung induziert. Die Tiere können je nach Modell bereits nach einigen Stunden oder erst nach ca. einem Tag zur quantitativen Bewertung des Schmerzverhaltens herangezogen werden (Abb. 1.8, Hargreaves et al. 1988).

Bei der nichtnoxischen mechanischen Reizung der Pfote mit druckgeeichten von-Frey-Filamenten kann die Reaktionsschwelle (Wegziehen des Beines) in Abhängigkeit vom

Berührungsdruck gemessen werden. Alternativ kann untersucht werden, wie lange und wie oft ein Tier das operierte Bein vom Boden abhebt, nachdem der Fuß durch einen die Haut nicht penetrierenden Nadelstich gereizt wurde. Alternativ kann die Schmerzschwelle anhand der Pfotenwegziehreaktion auf einen zunehmenden mechanischen Druck, der mittels eines stumpfen Kegels auf die entzündete Pfote ausgeübt wird, bestimmt werden. Bei der thermischen Reizung durch Wärmebestrahlung kann die Latenzzeit der nozifensiven Reaktion oder die Schwellentemperatur als Maß für die Hyperalgesie herangezogen werden. Bei der thermischen Reizung durch Kälte kann gemessen werden, wie lange oder wie oft ein Tier das operierte Bein von einer kühlen Oberfläche (ca. 4 °C) abhebt. Alternativ kann gemessen werden, wie lange und wie oft ein Tier das operierte Bein vom Boden abhebt, nachdem durch Applikation von Aceton auf den Fuß Verdunstungskälte erzeugt wurde (s. Abb. 1.7 und 1.8).

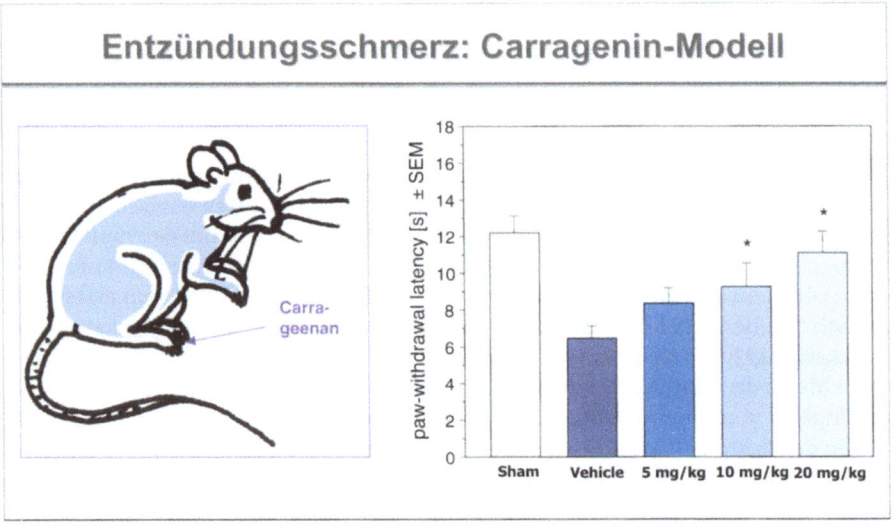

Abb. 1.7. Bei inflammatorischen Modellen wird durch Injektion von z. B. Carragenin, einem Extrakt aus der roten Seealge, in die Hinterpfote der Ratte eine lokale subakute Entzündung induziert. Die Tiere können dann nach einigen Stunden zur quantitativen Bewertung des Schmerzverhaltens herangezogen werden. Eine unserer Testsubstanzen führt in diesem Modell zur dosisabhängigen Verminderung der thermischen Hyperalgesie

Die klinische Prüfung

Wirkstoffe, die im Vergleich mit den derzeit verfügbaren Analgetika eine höhere Effizienz in den relevanten Schmerzmodellen oder – bei vergleichbarer Wirkung – ein verbessertes Nebenwirkungsprofil zeigen und zudem toxikologisch unbedenklich sind, sind interessante Kandidaten für die klinische Entwicklung.

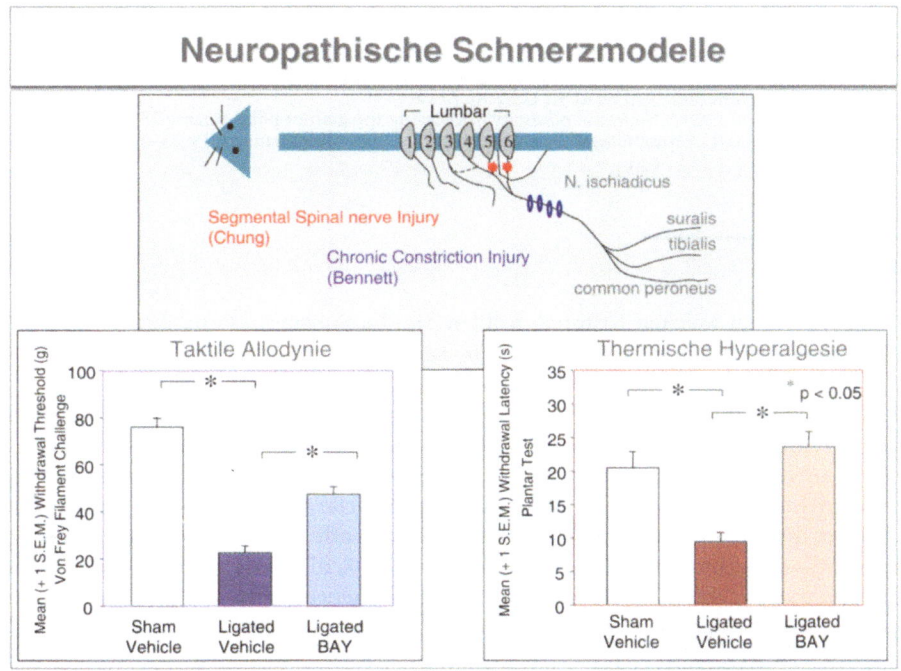

Abb. 1.8. In Ratten lässt sich durch die unilaterale chronische Ligatur des Nervus ischiadicus eine Neuropathie mit Symptomen chronischer Schmerzzustände erzeugen. Nach der „Bennett-Methode" wird der Ischiasnerv proximal seiner Trifurkation mittels vier lockeren Ligaturen im Abstand von 1 mm abgeschnürt. Eine unserer Testsubstanzen vermindert in diesem Modell die taktile Allodynie und verhindert die thermische Hyperalgesie.

Anmerkung: Alle gezeigten Daten stammen aus der Forschung der Bayer-AG.

Literatur

Bennett GJ, Xie Y-K (1988) A peripheral mononeuropathy in rat that produced disorders of pain sensation like those seen in man. Pain 33: 87–107
Caterina MJ, Schumacher MA, Tominaga M, Rosen TA, Levine JD, Julius D (1997) The capsaicin receptor: a heat-activated ion channel in the pain pathway. Nature 389: 816–824
Cummins TR, Waxman SG (1997) Downregulation of tetrodotoxin-resistant sodium currents and upregulation of a rapidly repriming tetrodotoxin-sensitive sodium current in small spinal sensory neurons following nerve injury. J. Neurosci. 17: 3503–3514
Dubuisson D, Dennis SG (1977) The formalin test: A quantitative study of the analgesic effects of morphine, meperidine and brain stem stimulation in rats and cats. Pain 4: 161–174
Hargreaves K, Dubner R, Brown F, Flores C, Joris J (1988) A new and sensitive method for measuring thermal nociception in cutaneous hyperalgesia. Pain 32: 77–88
Kandel EJ, Schwartz MD, James H, Jessell TM (1999) Principles of Neural Science. McGraw-Hill Education, New York
Kim SH, Chung JM (1992) An experimental model for peripheral neuropathy produced by segmental spinal nerve ligation in the rat. Pain 50: 355–363
Meßlinger K (1997) Was ist ein Nozizeptor. Anaesthesist 46: 142–153
Seltzer Z, Dubner R, Shir Y (1990) A novel behavioral model of neuropathic pain disorders produced in rats by partial sciatic nerve injury. Pain 43: 205–218
Siegling A, Hofmann HA, Denzer D, Mauler F, De Vry J (2001) Cannabinoid CB(1) receptor upregulation in a rat model of chronic neuropathic pain. Eur J Pharmacol 415: R5–7

Treede R-D (1998) Pathophysiologie und Diagnostik von sensiblen Störungen bei sympathikusabhängigen Schmerzen. Schmerz 4: 250–260
Wall PD, Melzack R (1999) Textbook of pain. Harcourt Publishers Ltd
Woolf CJ, Costigan M (1999) Transcriptional and post-translational plasticity and the generation of inflammatory pain. Proc Natl Acad Sci USA 96: 7723–7730
Woolf CJ, Salter MW (2000) Neuronal plasticity: increasing the gain of pain. Science 288: 1765–1769
Zimmermann M (2001) Pathobiology of neuropathic pain. Emur J Pharmacol 19: 23–37

Diskussion

EINHÄUPL: Nach welchen Kriterien wählen Sie die Substanzen aus, die Sie im High-throughput-Screening testen?

NOPPER: Ein Gesichtspunkt sind z. B. Gene, die für bestimmte Ionenkanäle, Rezeptoren oder Enzyme exprimiert sind, oder etwa solche, die nur in den C-Fasern exprimiert sind bzw. unter Bennett-Bedingungen hochreguliert werden. Darüber hinaus recherchieren wir natürlich in der Literatur. Wir suchen beispielsweise nach gängigen Targets auf den C-Fasern, die unter inflammatorischen Bedingungen offenbar aktiviert werden, wie z. B. den Vanilloidrezeptor, verschiedene ASIC-Kanäle (Acid-Sensing Ion Channels), oder Purinrezeptoren. Diese Kanäle scheinen sich unter neuropathischen Bedingungen umzuorganisieren. Von großem Nutzen ist dabei auch unsere Kollaboration mit Millennium Pharmaceuticals.

KAPITEL 2

Pathophysiologie des Schmerzes

HANS-GEORG SCHAIBLE

Schmerzen sind ein begleitendes Symptom vieler Erkrankungen. Häufig ist es gerade der Schmerz, der den Patienten am meisten beeinträchtigt. Andererseits sind manche Erkrankungen deshalb besonders gefährlich, weil sie nicht mit Schmerzen verbunden sind und daher zunächst unentdeckt bleiben, z. B. Krebserkrankungen. Der Schmerz hat also eine mannigfaltige Bedeutung, von der Alarmierung über eine drohende oder vorhandene Körperschädigung bis zur Hauptursache der Beeinträchtigung. Besonders in chronischen Fällen kann sich der Schmerz als Symptom verselbständigen und den Bezug zur auslösenden Erkrankung verlieren.

Da die Ursachen für Schmerzen äußerst vielfältig sind, wird versucht, Schmerzen unabhängig von der speziellen Erkrankung nach ätiopathogenetischen Mechanismen zu klassifizieren. Derzeit werden Schmerzen häufig in drei Kategorien eingeteilt:
1. der akute Warnschmerz, der bei Einwirkung noxischer (potentiell oder aktuell gewebeschädigender) Reize auf das gesunde Gewebe auftritt. Er ist für die Unversehrtheit des Körpers erforderlich;
2. der Entzündungsschmerz, der bei Verletzung oder Entzündung eines Organs auftritt. Er äußert sich als Spontanschmerz und/oder als Hyperalgesie (erhöhte Schmerzempfindung bei noxischen Reizen) und Allodynie (Senkung der Schmerzschwelle, so dass normalerweise nicht schmerzhafte Reize Schmerzen auslösen). Hierbei ist das Gewebe pathologisch verändert, aber das Nervensystem selbst ist intakt;
3. der neuropathische Schmerz, der bei Verletzungen oder Schädigungen des Nervensystems auftritt. Er äußert sich als Spontanschmerz, häufig von brennendem Charakter, als Hyperalgesie und als Allodynie. Die neuropathisch bedingte Allodynie ist z. B. dadurch gekennzeichnet, daß Berührung der Haut mit einem Wattebausch Schmerzen auslöst. Der neuropathische Schmerz ist abnormal, weil er keine Warnfunktion hat und keine Gewebeschädigung anzeigt.

Bei Schädigung zentralnervöser Neurone kann ein zentraler Schmerz entstehen. Möglicherweise haben manche Schmerzen (z. B. Krebsschmerz) sowohl Elemente des Entzündungs- als auch des neuropathischen Schmerzes (Basbaum u. Jessell 1999; Handwerker 1999; Schaible u. Schmidt 2000).

Der Schmerz ist aber nicht nur ein sensorisches Ereignis. Seit langem ist bekannt, dass das Nervensystem auf das innervierte Gewebe rückwirken kann. So kann bei schmerzhaften Reizen eine sog. neurogene Entzündung ausgelöst werden, d. h., das Nervensystem kann durch eine efferente Funktion an der Entstehung und Ausprägung von Entzündungssymptomen beteiligt sein. Die neurogene Entzündung wird durch sensorische Primärafferenzen vermittelt, aber auch das sympathische Nervensystem kann auf die Schmerzentstehung Einfluss nehmen (Handwerker 1999; Jänig et al. 1996).

Grundlagen des Entzündungsschmerzes: die periphere Sensibilisierung

Der Warnschmerz entsteht, wenn hochschwellige, häufig polymodale Nozizeptoren durch mechanische, thermische oder chemische Reize überschwellig erregt werden (Handwerker 1999; Mense 1993; Schaible u. Grubb 1993; Willis 1985). Dagegen ist die Grundlage des Entzündungsschmerzes die periphere Sensibilisierung, d. h. die Sensibilisierung von Nozizeptoren für mechanische und thermische Reize, verbunden mit zentraler Sensibilisierung (s. unten). Die Sensibilisierung von Primärafferenzen ist in Abb. 2.1 dargestellt. Während ein klassischer Nozizeptor im normalen Gewebe nur durch noxische Reize erregt wird, also durch Reize hoher Intensität, die beim wachen Menschen Schmerzen verursachen (z. B. Kneifen der Haut, Hitzeapplikation auf die Haut, Überdrehung eines Gelenks), sind Nozizeptoren nach Sensibilisierung durch nichtnoxische, normalerweise nicht schmerzhafte Reize erregbar (z. B. durch leichten Druck oder Wärme). Die Konsequenz

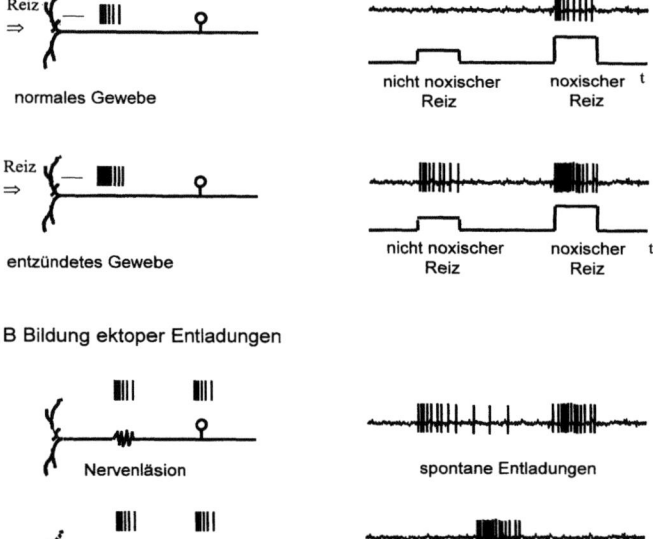

Abb. 2.1a,b. Periphere Mechanismen der Schmerzentstehung. **a** Sensibilisierung eines Nozizeptors bei Entzündung (periphere Sensibilisierung). Bei intaktem Gewebe ist der Nozizeptor nur durch noxische Reize, nicht jedoch durch nichtnoxische Reize zu aktivieren. Im *rechten Teil des Bildes* sind Aktionspotentiale des Nozizeptors nur bei Reizung mit noxischer Intensität zu sehen. Die Aktionspotentiale entstehen in der Transduktionszone in der Nähe der sensorischen Endigung im Gewebe. Nach Entzündung des Gewebes werden Aktionspotentiale sowohl durch nichtnoxische als auch durch noxische Reize ausgelöst. **b** Neuropathischer Schmerz: Bildung ektoper Entladungen nach Nervenläsionen mit oder ohne Bildung eines Neuroms. Die Aktionspotentiale entstehen an der Stelle der Nervenläsion oder im Neurom und in den Hinterwurzelganglienzellen. Die Entladungen treten spontan oder nach Druck auf das Neurom auf. (Aus Fölsch et al. 2000)

ist, dass das nozizeptive System bereits durch Reize niederer Reize aktiviert wird und dass dadurch Schmerzen ausgelöst werden (Handwerker 1999; Mense 1993; Schaible u. Grubb 1993; Schaible u. Schmidt 2000). Neben der Sensibilisierung klassischer hochschwelliger Nozizeptoren (die meisten sind C-Fasern und Aδ-Fasern) führt eine Entzündung auch zur Rekrutierung primär mechanoinsensitiver Afferenzen. Letztere sind vor allem C-Fasern, die im normalen Gewebe weder durch nichtnoxische noch durch noxische mechanische und thermische Reize erregt werden. Deshalb werden sie auch „silent nociceptors" genannt. Bei Entzündung oder nach chemischer Stimulation werden diese Neurone soweit sensibilisiert, dass auch sie auf mechanische Reize antworten. Durch diese Rekrutierung wird der gesamte nozizeptive Eingang in das Rückenmark verstärkt (Grigg et al. 1986; Schaible u. Schmidt 1988a; Schmidt et al. 1994). Neben den Nozizeptoren und den primär mechanoinsensitiven Primärafferenzen werden bei Entzündung auch manche niederschwellige Mechanorezeptoren sensibilisiert (Schaible u. Schmidt 1985).

Die Sensibilisierung bei Entzündung kommt durch die Wirkung von Entzündungsmediatoren auf die sensorischen Endigungen zustande. Entzündungsmediatoren werden in verschiedenen Phasen einer Entzündung gebildet oder freigesetzt (Moncada et al. 1979; Salmon u. Higgs 1987; Sedgwick u. Willoughby 1989). Sie bewirken einerseits die Symptome der Entzündung (Schwellung, Rötung, Überwärmung), und andererseits lösen sie Schmerzen aus. Abbildung 2.2 zeigt schematisch die sensorische Endigung einer nozizeptiven Nervenfaser. Oben sind Rezeptoren für Mediatoren dargestellt, unten Ionen-

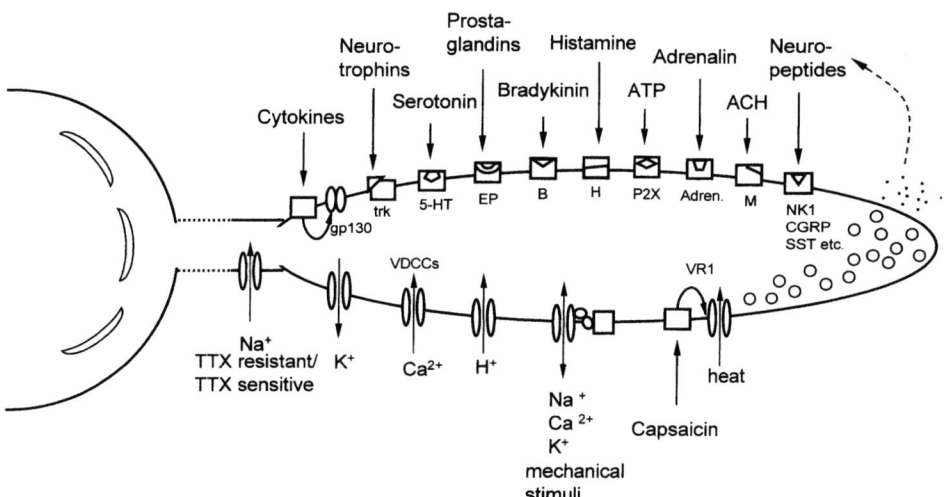

Abb. 2.2. Modell einer nozizeptiven Primärafferenz mit ihrem Zellkörper und einer sensorischen Endigung. *Oben:* Darstellung der Rezeptoren für Mediatoren. *Unten:* Darstellung der vermuteten Ausstattung an Ionenkanälen. Die *Kreise* in der Endigung stellen mit Botenstoffen gefüllte Vesikel dar. Auf die Rezeptoren in der Endigung wirken Mediatoren, die aus verschiedenen Zellen freigesetzt werden. *Gp 130* Glycoprotein 130; *Trk* Tyrosinkinaserezeptor; *5-HT* Serotoninrezeptor; *EP* Prostaglandin E-Rezeptor; *B* Bradykininrezeptor; *NK1* Neurokinin-1-Rezeptor für Substanz P; *CGRP* Calcitonin-gene-related-peptide-Rezeptor; *SST* Somatostatinrezeptor; *P2X* purinerger Rezeptor für ATP; *H* Histaminrezeptor; *Adren* adrenerger Rezeptor; *TTX* Tetrodotoxin; *VR1* Vanilloid-1-Rezeptor; *VDCCs* spannungsgesteuerte Kalziumkanäle. Zu beachten: Die meisten Endigungen besitzen nur einen Teil der dargestellten Rezeptoren

kanäle (McCleskey u. Gold 1999; Senba u. Kashiba 1996). Nicht alle Rezeptoren und Kanäle sind in jeder Faser ausgeprägt (es gibt also Subklassen von Fasern), und die meisten Rezeptor- und Kanalmoleküle wurden nicht an der Endigung selbst, sondern am Zellkörper der Primärafferenz identifiziert. Ionenkanäle umfassen einen vermuteten Kationenkanal für die Transduktion mechanischer Reize. Ein anderer Ionenkanal ist assoziiert mit dem Vanilloid-1-Rezeptor (VR1) für die algetische Substanz Capsaicin (Caterina et al. 1997; Kress u. Zeilhofer 1999). Dieser Rezeptorkomplex wird nicht nur durch Capsaicin aktiviert, sondern er ist auch eine Grundlage für die entzündungsbedingte thermische Hyperalgesie, d. h. die thermische Überempfindlichkeit wird über den Capsaicinrezeptor vermittelt (Caterina et al. 2000; Davis et al. 2000). Offensichtlich kann der VR1-Rezeptor durch den Entzündungsmediator Bradykinin (s. unten) beeinflusst werden. Zum einen wurde berichtet, dass der VR1-Rezeptor unter der Kontrolle intrazellulärer Phosphatidylinositol-4,5-bisphosphate steht, die ihrerseits durch Bradykinin reguliert werden (Chuang et al. 2001), zum anderen wurde gezeigt, dass Bradykinin zur Erhöhung der Proteinkinase C (PKC) führt und dass PKC den VR1-Rezeptor aktivieren kann (Premkumar u. Ahern 2000).

In Abb. 2.2 sind, wie schon erwähnt, zahlreiche Rezeptoren für Mediatoren in der sensorischen Endigung dargestellt. Hierzu gehören Rezeptoren für die klassischen Entzündungsmediatoren Bradykinin, Prostaglandine, Serotonin und Histamin. Rezeptoren in Primärafferenzen wurden ebenfalls nachgewiesen für ATP und für Neuropeptide wie Substanz P, „calcitonin gene-related peptide" (CGRP), Somatostatin und andere. Hinzu kommen Rezeptoren für Zytokine und Neurotrophine, insbesondere für „nerve growth factor" (NGF). Es muss festgehalten werden, dass diese Rezeptoren nur in unterschiedlich großen Anteilen der Fasern enthalten sind, d. h. nicht jede sensorische Endigung ist mit demselben Satz an Rezeptoren ausgestattet. So exprimieren unter normalen Umständen nur 10–20 % der Hinterwurzelganglienzellen Rezeptoren für Substanz P und CGRP (Segond von Banchet et al. 1999; 2000). Die Aktivierung von Rezeptoren für Prostaglandine (Schaible u. Schmidt 1988b; Schepelmann et al. 1992), Bradykinin (Kress u. Reeh 1996; Neugebauer et al. 1989), Serotonin und Histamin (Kress u. Reeh 1996) führt zur Erregung und/oder Sensibilisierung von Primärafferenzen für mechanische und thermische Reize. „Nerve growth factor" kann Fasern einerseits aktivieren, andererseits reguliert NGF die Synthese von Neuropeptiden (Dimitrieva et al. 1997; Koltzenburg et al. 1999; Rueff u. Mendell 1996; Shu u. Mendell 1999).

Die oben beschriebene Sensibilisierung von Nozizeptoren durch Mediatoren ist ein Vorgang, der innerhalb von Minuten nach Applikation der Substanzen nachweisbar ist, d. h. die Mediatoren wirken auf vorhandene Rezeptoren und aktivieren in der Folge Second-messenger-Systeme (Bevan 1996). Bei dauerhaften noxischen Reizen wie Entzündung können zusätzlich Veränderungen in der Expression von Rezeptoren in den Primärafferenzen auftreten. Untersuchungen zur Expression von Neurokinin-1-Rezeptoren (für Substanz P) und Bradykininrezeptoren in Hinterwurzelganglienzellen haben gezeigt, dass es im Rahmen einer antigeninduzierten Monoarthritis der Ratte zu einer Hochregulation der Expression beider Rezeptoren kommt. In den ersten beiden Wochen nach Entzündungsinduktion ist der Entzündungsprozess besonders aktiv (Einwanderung von Granulozyten etc.) und die Ratten zeigen deutlich ausgeprägtes Schonverhalten des Beines mit dem entzündeten Kniegelenk. In dieser Zeit exprimieren signifikant mehr Hinterwurzelganglienzellen Neurokinin-1- und Bradykininrezeptoren. Beim Übergang in die chronische Phase, die durch Pannusbildung gekennzeichnet ist und in der die Ratten eine weniger deutliche Hyperalgesie aufweisen, normalisiert sich die Expression der

Neurokinin-1-Rezeptoren, während die Expression der Bradykininrezeptoren erhöht bleibt (Segond von Banchet et al. 2000).

Grundlagen des neuropathischen Schmerzes

Der neuropathische Schmerz kann je nach Erkrankung durch verschiedene pathogenetische Mechanismen entstehen. In experimentellen Modellen sind am besten neuropathische Schmerzen untersucht, die durch Verletzungen von peripheren Nerven (von der Axotomie bis zur Kompression eines Nervs) zustande kommen. Bei Nervenverletzungen werden besonders pathologische ektopische Entladungen in den Nervenfasern als Auslöser für Schmerzen angesehen (s. unten). Bei Neuropathien im Laufe einer Diabetes mellitus wurde eher eine erhöhte Entladungsrate von Clustern von C-Fasern bei noxischen Reizen beschrieben, ohne dass deren Erregungsschwellen verändert sind. Es handelt sich bei dieser Form also um eine Sensibilisierung ohne Senkung der Erregungsschwelle (Chen u. Levine 2001). Diese Daten weisen darauf hin, dass es eine generelle Ursache bzw. einen generellen Mechanismus des neuropathischen Schmerzes nicht gibt.

Ektopische Entladungen sind Aktionspotentiale, die an der verletzten oder geschädigten Stelle entstehen. Interessanterweise neigen geschädigte Nervenfasern auch zur ektopischen Impulsbildung im Spinalganglion (s. Abb. 2.1). Die ektopischen Entladungen können verschiedene Muster aufweisen, von regelmäßigen Impulsen bis hin zu intermittierenden Impulssalven (Han et al. 2000; Liu et al. 2000). Die ektopischen Entladungen sind allerdings nicht nur in nozizeptiven Fasern zu sehen. Im Vordergrund stehen eher ektopische Entladungen in dick myelinisierten Axonen, also in Berührungsrezeptoren. Dies scheint auf den ersten Blick der Ansicht zu widersprechen, dass Schmerzen durch die Aktivierung von nozizeptiven Aδ- und C-Fasern ausgelöst werden. Es ist dennoch erklärbar, wenn man die Verschaltung der Afferenzen mit Second-order-Zellen betrachtet. Die meisten nozizeptiven Neurone des Rückenmarks erhalten konvergenten Einstrom von nichtnozizeptiven dick myelinisierten Aβ-Fasern und von Aδ-Fasern und C-Fasern, und sie verhalten sich als sog. Wide-dynamic-range-Neurone, die normalerweise durch nicht noxische Reize wenig und durch noxische Reize stark erregt werden. Diese Nervenzellen arbeiten mit einer Frequenzkodierung, wobei die Aktivierung der Neurone durch Aβ-Fasern nur Antwortfrequenzen auslöst, die zentral nicht zu einer Schmerzempfindung führt (Willis 1985). Wenn nozizeptive Zellen des Rückenmarks sensibilisiert sind (zentrale Sensibilisierung, s. unten), reicht vermutlich der Antrieb durch Aβ-Fasern aus, um das Rückenmarkneuron soweit zu depolarisieren, dass eine „schmerztypische" Entladungsfrequenz entsteht. So wäre es zu erklären, dass bei Neuropathien manchmal Berührungsreize ausreichen, um Schmerzen zu bewirken. In jüngster Zeit richtet sich das Augenmerk auf Nervenwurzeln, die der verletzten Nervenwurzel benachbart sind. Es wurde gefunden, dass nach einer Läsion von L5 in vielen C-Fasern der intakten Wurzel L4 Spontanentladungen auftreten (Wu et al. 2001). Möglicherweise ist die Aktivität in den benachbarten Segmenten wichtiger für die Schmerzentstehung als die ektopischen Entladungen in direkt verletzten Fasern. Als Ursache für die pathologischen Entladungen werden Auswirkungen der Waller-Degeneration auf gesunde Nervenfasern angenommen (Wu et al. 2001).

Für die Entstehung ektopischer Entladungen werden drei Mechanismen verantwortlich gemacht, nämlich die Veränderung der Expression von Ionenkanälen, die Wirkung von Entzündungsmediatoren und sympathische Einflüsse auf die verletzten Nervenfasern. Die Ionenkanäle betreffend, werden Veränderungen der Expression von Natriumkanälen als besonders bedeutsam angesehen. In Primärafferenzen kommen mindestens sechs verschiedene Typen von Natriumkanälen vor, wobei zwei von ihnen Tetrodotoxin (TTX)-resistent sind (McCleskey u. Gold 1999). Die Öffnung TTX-sensitiver Natriumkanäle bewirkt einen Natriumeinstrom, der schnell inaktiviert, während die Öffnung TTX-resistenter Natriumkanäle zu Natriumströmen mit langsamerer Inaktivierung führt (Cummins et al. 2000). In der Folge einer Nervenverletzung wird ein TTX-sensitiver Natriumkanal vermehrt exprimiert, während die Expression von TTX-resistenten Natriumkanälen herunterreguliert wird. Hierdurch soll das Neuron besser erregbar werden und besser dazu in der Lage sein, repetitiv zu feuern (Cummins et al. 2000). Beschrieben wurden auch Veränderungen in den Kaliumkanälen (Everill u. Kocsis 1999). Im Wesentlichen bewirkt eine Reduktion von Kaliumströmen, dass Neurone nach einem Aktionspotential weniger stark hyperpolarisiert werden.

Wie oben beschrieben, sind viele Nozizeptoren chemosensitiv. Wenn Nervenfasern verletzt sind, können verschiedene Mediatoren an den Verletzungsorten Aktionspotentiale auslösen. Beschrieben wurden erregende Effekte von klassischen Entzündungsmediatoren (z. B. Bradykinin), und NO (Levy et al. 2000; Liu et al. 2000; Michaelis et al. 1998; Perkins u. Tracey 2000; Ramer et al. 1998). In manchen Fällen beeinflusst das sympathische Nervensystem afferente Nervenfasern. Normale Primärafferenzen werden durch die Reizung des sympathischen Nervensystems nicht aktiviert. Verletzte Nervenfasern besitzen dagegen häufig Sensitivität für adrenerge Mediatoren (Kingery et al. 2000; Lee et al. 1999; Moon et al. 1999). Für diese Interaktionen werden verschiedene Interaktionsorte für relevant angesehen. Adrenerge Rezeptoren können in der sensorischen Endigung der Faser exprimiert werden. Diskutiert wurde ferner, ob nach einer Nervenverletzung direkte Verbindungen zwischen afferenten und efferenten Fasern geschaffen werden (sog. Ephapsen). Schließlich wurde gefunden, dass es nach Verletzung eines Nerven zu einer vermehrten Expression sympathischer Endigungen im Spinalganglion kommt. Um die Zellkörper verletzter Nervenfasern herum bilden sich sog. „Körbe", die aus sympathischen Fasern bestehen (s. Jänig et al. 1996).

Zentrale Sensibilisierung

Die Sensibilisierung nozizeptiver Primärafferenzen, die das Gewebe innervieren, wird als *periphere Sensibilisierung* bezeichnet (s. oben). Dem wird die *zentrale Sensibilisierung* gegenübergestellt, bei der Neurone im Zentralnervensystem, vor allem spinale Neurone, übererregbar werden. Die periphere Sensibilisierung von nozizeptiven Afferenzen kann die erhöhte Schmerzempfindlichkeit im geschädigten Gewebe (*primäre Hyperalgesie*) erklären. Häufig weist jedoch auch das gesunde Gewebe um eine Läsion herum eine erhöhte Schmerzempfindlichkeit auf. Diese *sekundäre Hyperalgesie* des normalen Gewebes kann nur durch einen zentralnervösen Mechanismus erklärt werden (Woolf 1983; Schaible et al. 1987).

Die neuronale Sensibilisierung, die im Rückenmark bei einer peripheren Entzündung im Gewebe entsteht, ist in Abb. 2.3 dargestellt. Sie hat mehrere Merkmale. Abbildung 2.3a zeigt die Rückenmarkzelle mit ihrem Eingang von der Peripherie im Normalzustand. Wenn das Areal gereizt wird, das durch den Kreis dargestellt ist, dann wird das Rückenmark-

Sensibilisierung eines Rückenmarkneurons

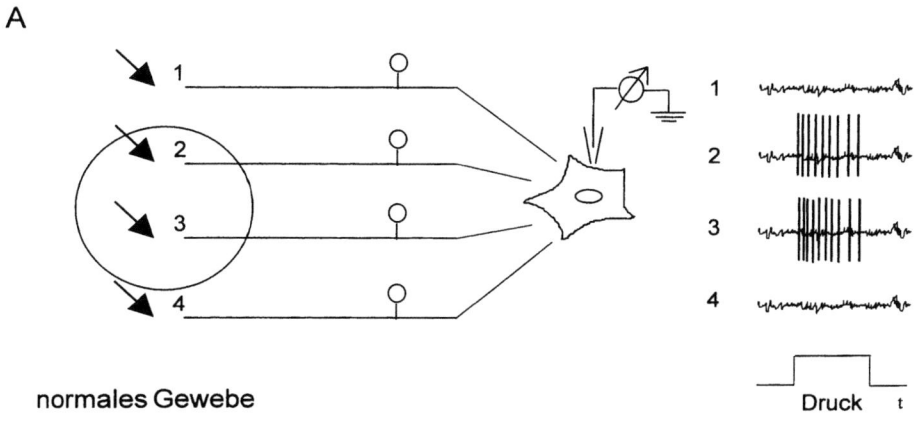

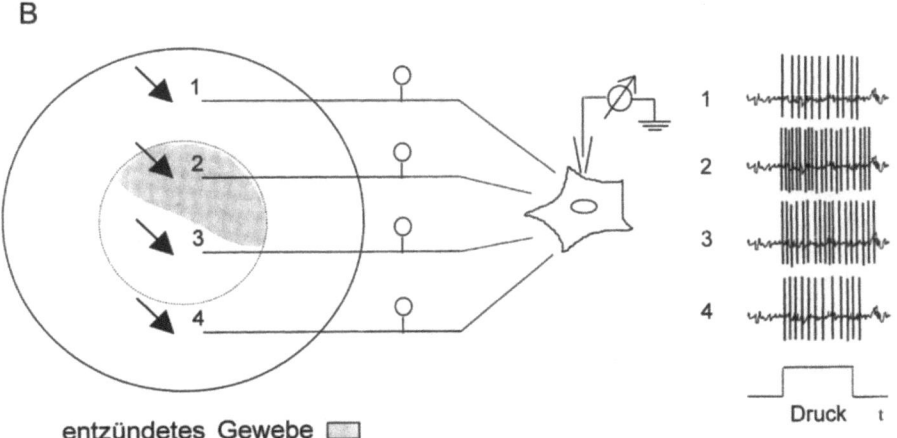

Abb. 2.3a,b. Sensibilisierung eines nozizeptiven Neurons des Rückenmarks (zentrale Sensibilisierung). Bei normalem Gewebe (**a**) ist die dargestellte Nervenzelle des Rückenmarks nur von dem mit einem *Kreis* gekennzeichneten Areal (dem rezeptiven Feld des Neurons) zu erregen (bei Druck auf die Stellen 2 und 3 treten Aktionspotentiale auf). Die Aktivierung der umgebenden Zone (Stimulation der Stellen 1 und 4) führt nicht zu Aktionspotentialen. **b** Nach Ausbildung einer Entzündung im rezeptiven Feld (*gepunktetes Areal*) nimmt die Antwort auf mechanische Reizung des entzündeten Areals zu (s. Antwort bei Reizung an Stelle 2). Darüber hinaus werden die Antworten auf angrenzendes Gewebe verstärkt (Reiz an Stelle 3), und auch bei Reizung des umgebenden Gewebes (Reizung an Stellen 1 und 4) werden Antworten ausgelöst: Das rezeptive Feld zeigt eine Expansion. (Aus Fölsch et al. 2000)

neuron erregt. Reizung an den Orten 2 und 3 führt zu Entladungen der Rückenmarkzelle (rechts). Bei Reizung der Orte 1 und 4 wird keine Aktivität im Rückenmark ausgelöst. Anders ist das Entladungsverhalten, wenn das Gewebe entzündet ist (Abb. 2.3b). Jetzt nehmen die Antworten von Rückenmarkzellen bei Reizung des entzündeten Gewebes zu. Zusätzlich lassen sich jetzt bei Reizung der Orte 1 und 4 Antworten in der Rückenmarkzelle auslösen. Das rezeptive Feld der Zelle zeigt also eine Expansion. Diese zentralen Veränderungen entstehen innerhalb weniger Stunden (Neugebauer u. Schaible 1990; Schaible et al. 1987; Woolf 1983). Sie können bei einer chronischen Entzündung über Wochen persistieren (Grubb et al. 1993). Diese Phänomene erklären nach heutiger Auffassung das Zustandekommen der sekundären Hyperalgesie, also Schmerzempfindlichkeit des gesunden Gewebes um den Entzündungsherd herum. Gesamt betrachtet stellen die periphere und zentrale Sensibilisierung eine funktionelle Plastizität des nozizeptiven Systems dar, die die Schmerzhaftigkeit bei Gewebeläsionen erklärt (Handwerker 1999; McMahon et al. 1993; Mense 1993; Schaible u. Grubb 1993).

Die zentrale Sensibilisierung kann durch supraspinale Einflüsse partiell reduziert, aber nicht verhindert werden. Eine vorübergehende Blockade der Entladungen in absteigenden Fasern kann zu einer Akzentuierung der zentralen Sensibilisierung führen. Die Entladungen von Rückenmarkzellen stehen daher unter dem Einfluss von Primärafferenzen und von deszendierenden Bahnen (Schaible et al. 1991).

Von Interesse ist die Frage, ob die zentrale Sensibilisierung von einem kontinuierlichen primärafferenten Eingang abhängt, oder ob die zentrale Sensibilisierung auch nach „Abschalten" der Peripherie bestehen bleiben kann. Die Persistenz einer zentralen Sensibilisierung wird als ein Mechanismus in den Fällen diskutiert, in denen Schmerzen persistieren, nachdem die periphere Läsion bereits ausgeheilt ist. Experimentell lassen sich sowohl eine vom peripheren Eingang abhängige zentrale Sensibilisierung als auch eine vom peripheren Eingang unabhängige Sensibilisierung zeigen. Möglicherweise hängt die Persistenz davon ab, durch welche Mechanismen die zentrale Sensibilisierung in Gang gesetzt wird. Bei einigen Entzündungsmodellen geht die zentrale Sensibilisierung zurück, wenn der erhöhte periphere Eingang beseitigt wird, dagegen führt zum Beispiel eine Injektion von Capsaicin in das Gewebe zu einer zentralen Sensibilisierung, die auch dann bestehen bleibt, wenn die durch Capsaicin hervorgerufenen Entladungen in den Primärafferenzen abgeklungen sind.

Der letzte Absatz legt nahe, dass verschiedene Mechanismen zu einer Erregbarkeitssteigerung spinaler Neurone führen können. Seit langem bekannt ist das Phänomen des „wind-up". Werden in einem peripheren Nerven die C-Fasern repetitiv gereizt, dann zeigen manche spinale Neurone bei jedem weiteren Reiz einer Reizserie eine erhöhte Antwort. Allerdings geht diese Steigerung der Antworten nach Sistieren der Reizung schnell zurück, ist also nicht permanent (Herrero et al. 2000). Wird der periphere Nerv statt mit Einzelreizen mit einer Salve von Reizen stimuliert, kann unter Umständen eine sog. „long term potentiation" auftreten. Nach der Reizung ist die synaptische Antwort über Stunden erhöht, auch ohne dass ein permanenter Eingang besteht. Dieser letzte Mechanismus ist wahrscheinlich auf eine Empfindlichkeitssteigerung im postsynaptischen Neuron zurückzuführen (Sandkühler u. Liu 1997). In vielen Fällen ist jedoch davon auszugehen, dass die zentrale Sensibilisierung durch prä- und postsynaptische Mechanismen entsteht bzw. aufrechterhalten wird. Dies ist wahrscheinlich dann der Fall, wenn z. B. bei einer peripheren Entzündung primär afferente Fasern sensibilisiert werden, mehr Transmitter freisetzen und infolgedessen postsynaptische Neurone stärker antreiben. Der Freisetzungsmechanismus aus Primärafferenzen kann bei Entzündung folglich verändert sein. Wenn das periphere Gewebe gesund ist, lassen sich die Antworten von Rückenmarkzellen auf noxische Reize nur durch Substanzen reduzieren, die präsynaptisch lokalisierte N-Typ-Kalziumkanäle blockieren (Schaible et al. 2000). Wenn entzündetes

Gewebe mechanisch gereizt wird, dann reduzieren sowohl N-Typ-Kalziumkanalblocker als auch P/Q-Typ-Kalziumkanalblocker die Antworten auf noxische Reize (Nebe et al. 1997). In Verhaltensversuchen am Tier lassen sich analgetische Effekte der Kalziumkanalblockade nachweisen (Vanegas u. Schaible 2000).

Die zellulären Mechanismen der zentralen Sensibilisierung sind Gegenstand intensiver Forschung. Es ist davon auszugehen, dass mehrere Transmitter-/Rezeptorsysteme bei der Induktion und Aufrechterhaltung der zentralen Sensibilisierung beteiligt sind (Millan 1999). Mediatoren lassen sich in klassische Transmitter, Neuropeptide und Mediatoren mit komplexer Wirkung einteilen. Der wichtigste klassische Transmitter ist Glutamat (Fundytus 2001). Diese exzitatorische Aminosäure kann verschiedene Rezeptoren aktivieren, nämlich ionotrope N-methyl-D-Aspartat-(NMDA-)Rezeptoren, ionotrope non-NMDA-Rezeptoren und metabotrope Glutamatrezeptoren. Wenn Glutamat in niedriger Dosis freigesetzt wird, werden vorwiegend non-NMDA-Rezeptoren aktiviert. Nach Bindung von Glutamat an den Rezeptor werden Ionenkanäle geöffnet, die einen Natriumeinstrom in die Zelle und einen Kaliumstrom aus der Zelle und damit ein exzitatorisches postsynaptisches Potential (EPSP) bewirken. Bei höherer Glutamatkonzentration (sie wird bei Freisetzung von Glutamat aus nozizeptiven Afferenzen erreicht) und gleichzeitiger Depolarisation des Neurons (z. B. über non-NMDA-Kanäle) öffnen sich auch NMDA-Rezeptoren. Sie sind normalerweise durch ein Magnesiumion verschlossen. Durch den NMDA-Kanal fließen Kalziumionen in die Zelle, und durch diese intrazelluläre Kalziumerhöhung werden sekundäre Prozesse getriggert, die die Erregbarkeit steigern. Experimentell lässt sich zeigen, dass die zentrale Sensibilisierung durch Antagonisten am NMDA-Rezeptor verhindert werden kann (Neugebauer et al. 1993). Aber auch die bereits vorhandene Übererregbarkeit kann durch NMDA-Antagonisten reduziert werden, was darauf schließen lässt, dass NMDA-Rezeptoren für die Induktion und die Aufrechterhaltung der zentralen Sensibilisierung wichtige Schlüsselrezeptoren sind (Neugebauer et al. 1993).

Andere Mediatoren sind ebenfalls beteiligt. Dazu gehören Neuropeptide und auch spinale Prostaglandine. Viele Neurone des Rückenmarks exprimieren Rezeptoren für die Tachykinine Substanz P (NK1-Rezeptoren), Neurokinin B (Neurokinin 3-, NK3-Rezeptoren) und CGRP (s. Millan 1999). Neurokinin 2-Rezeptoren, für Neurokinin A, wurden aufgrund pharmakologischer Studien postuliert, wurden aber histochemisch nicht im Hinterhorn nachgewiesen (Trafton et al. 2001). Bei peripherer Entzündung werden Substanz P, Neurokinin A und CGRP vermehrt im Rückenmark freigesetzt (Hope et al. 1990; Schaible et al. 1990, 1994). Die spinale Applikation von Antagonisten an den entsprechenden Rezeptoren führt dazu, dass die entzündungsbedingte Übererregbarkeit weniger stark ausgeprägt ist (Neugebauer et al. 1995, 1996a,b). Diese Neuropeptide führen demnach zu einer erhöhten spinalen Übererregbarkeit. Vermutlich kommt ihre sensibilisierungsfördernde Wirkung zum Teil über die Interaktion mit den Rezeptoren für exzitatorische Aminosäuren zustande (Ebersberger et al. 2000; Urban et al. 1994). Allerdings lässt sich die spinale Übererregbarkeit nur teilweise durch diese Antagonisten reduzieren, woraus sich nur eine eingeschränkte therapeutische Wirksamkeit eines einzigen Rezeptorantagonisten ergibt.

In letzter Zeit wird vermehrt die Rolle spinaler Prostaglandine untersucht. Dass Prostaglandine in der Peripherie wichtige Entzündungsmediatoren sind, ist seit langem akzeptiert (s. oben). Die Applikation von Prostaglandinsynthesehemmern reduziert die Aktionspotentiale in sensibilisierten Afferenzen, und dies ist die Grundlage der peripheren analgetischen Komponente der nichtsteriodalen antiinflammatorischen Analgetika

(Heppelmann et al. 1986). Cyclooxygenasen I und II, die prostaglandinbildenden Enzyme, werden aber auch sowohl in Hinterwurzelganglienzellen als auch in Zellen des Rückenmarks exprimiert. Rezeptoren für Prostaglandine werden in Primärafferenzen und in spinalen Zellen gefunden. Prostaglandine können demnach als Mediatoren die synaptische Aktivität beeinflussen, wobei sie prä- und postsynaptische Angriffspunkte besitzen können (Vanegas u. Schaible 2001). Prostaglandin E2 (PGE2) wird im Rückenmark bei Entzündung im peripheren Gewebe freigesetzt (Ebersberger et al. 1999). Die topische Applikation von PGE2 auf das Rückenmark löst in wachen Tieren nozizeptive Reaktionen aus. Bei Ableitungen von Hinterhornzellen zeigte sich, dass PGE2 zu einer ähnlichen Zunahme der Antworten auf Reize wie eine periphere Entzündung führt. Wenn der Prostaglandinsynthesehemmer Indomethacin vor Entzündung eines Gelenks spinal appliziert wird, dann ist die Entwicklung der entzündungsbedingten Übererregbarkeit sehr viel weniger ausgeprägt als in vergleichbaren Kontrollversuchen. Daraus wird geschlossen, dass endogenes PGE2 eine Rolle bei der Erzeugung der spinalen Übererregbarkeit spielt (Vasquez et al. 2001). Wird Indomethacin erst nach Etablierung der peripheren Entzündung und Entwicklung der Übererregbarkeit auf das Rückenmark appliziert, dann werden die Antworten der Neurone auf Reizung des Gelenks nicht reduziert. Sie werden aber progredient abgeschwächt, wenn Indomethacin systemisch gegeben wird. Diese Daten lassen vermuten, dass spinale Prostaglandine zwar für die Erzeugung der spinalen Übererregbarkeit von Bedeutung sind, dagegen nicht für deren Aufrechterhaltung (Vasquez et al. 2001).

Schlussbemerkungen

Dieser Beitrag befasst sich hauptsächlich mit den primär afferenten und spinalen Grundlagen des Schmerzes. Nozizeptive Vorgänge auf dieser Ebene sind die Grundlage vieler klinisch relevanter Schmerzen. Für die „Ausgestaltung" des Schmerzerlebnisses ist zudem die supraspinale Aktivität von entscheidender Bedeutung. Nur wenn das thalamokortikale System aktiviert wird, entsteht der bewusste Schmerz mit seinen sensorisch-diskriminativen und affektiv-emotionalen Komponenten. Letztere lassen sich am Menschen mit Hilfe bildgebender Verfahren darstellen. Es hat sich gezeigt, dass viele Hirnareale im Rahmen einer Schmerzempfindung aktiviert sind, wobei einzelne Areale unterschiedliche Funktionen wahrnehmen (Treede et al. 1999). Durch den Fortschritt der neurobiologischen Forschungen auf allen Ebenen wird es immer besser gelingen, die neuronalen Grundlagen klinisch relevanter Schmerzen zu definieren und zu therapieren.

Literatur

Basbaum AI, Jessell TM (1999) The perception of pain. In: Kandel ER, Schwartz JH, Jessell TM (eds) Principles of Neural Science, 4th edn. McGraw-Hill. New York, pp 472–491
Bevan S (1996) Signal transduction in nociceptive afferent neurons in inflammatory conditions. In: Kumazawa T, Kruger L, Mizumura K (eds) The polymodal receptor: a gateway to pathological pain, progress in brain research, vol 113. Elsevier Science BV, Amsterdam, pp 201–213
Caterina MJ, Schumacher MA, Tominaga M, Rosen TA, Levine JD, Julius D (1997) The capsaicin receptor: a heat-activated ion channel in the pain pathway. Nature 389: 816–824
Caterina MJ, Leffler A, Malmberg AB, Martin WJ et al. (2000) Impaired Nociception and Pain Sensation in mice lacking the capsaicin receptor. Science 288: 306–313

Chen X, Levine JD (2001) Hyperresponsivity in a subset of C-fiber nociceptors in a model of painful diabetic neuropathy in the rat. Neuroscience 102: 185–129

Chuang H, Prescott ED, Kong H, Shields S, Jordt SE, Basbaum AI, Chao MV, Julius D (2001) Bradykinin and nerve growth factor release the capsaicin receptor from PtdIns(4,5)P2-mediated inhibition. Nature 411: 957–962

Cummins TR, Black JA, Dib-Hajj SD, Waxman SG (2000) Glial-derived neurotrophic factor upregulates expression of functional SNS and NaN sodium channels and their currents in axotomized dorsal root ganglion neurons. J Neurosci 20: 8754–8761

Davis JB, Gray J, Gunthorpe MJ et al. (2000) Vanilloid receptor-1 is essential for inflammatory thermal hyperalgesia. Nature 405: 183–187

Dimitrieva N, Shelton D, Rice ASC, McMahon SB (1997) The role of nerve growth factor in a model of visceral inflammation. Neuroscience 78: 449–459

Ebersberger A, Grubb BD, Willingale HL, Gardiner NJ, Nebe J, Schaible HG (1999) The intraspinal release of prostaglandin E2 in a model of acute arthritis is accompanied by an upregulation of cyclooxygenase-2 in the rat spinal cord. Neuroscience 93: 775–781

Ebersberger A, Charbel Issa P, Vanegas H, Schaible HG (2000) Differential effects of CGRP and CGRP 8–37 upon responses to NMDA and AMPA in spinal nociceptive neurons with knee input in the rat. Neuroscience 99: 171–178

Everill B, Kocsis JD (1999) Reduction in potassium currents in identified cutaneous afferent dorsal root ganglion neurons after axotomy. J Neurophysiol 82: 700–708

Fölsch UR, Kochsiek K, Schmidt RF (2000) Pathophysiologie. Springer, Berlin Heidelberg New York Tokyo

Fundytus ME (2001) Glutamate receptors and nociception. CNS Drugs 15: 29–58

Grigg P, Schaible HG, Schmidt RF (1986) Mechanical sensitivity of group III and IV afferents from posterior articular nerve in normal and inflamed cat knee. J Neurophysiol 55: 635–643

Grubb BD, Stiller RU, Schaible HG (1993) Dynamic changes in the receptive field properties of spinal cord neurons with ankle input in rats with unilateral adjuvant-induced inflammation in the ankle region. Exp Brain Res 92: 441–452

Han HC, Lee DH, Chung JM (2000) Characteristics of ectopic discharges in a rat neuropathic pain model. Pain 84: 253–261

Handwerker HO (1999) Einführung in die Pathophysiologie des Schmerzes. Springer, Berlin Heidelberg New York Tokyo

Heppelmann B, Pfeffer A, Schaible HG, Schmidt RF (1986) Effects of acetylsalicylic acid (ASA) and indomethacin on single groups III and IV units from acutely inflamed joints. Pain 26: 337–351

Herrero JF, Laird JMA, Lopez-Gacia JA (2000) Wind-up of spinal cord neurones and pain sensation: much ado about something? Progr Neurobiol 61: 169–203

Hope PJ, Jarrott B, Schaible HG, Clarke RW, Duggan AW (1990) Release and spread of immunoreactive neurokinin A in the cat spinal cord in a model of acute arthritis. Brain Res 533: 292–299

Jänig W, Levine JD, Michaelis M (1996) Interactions of sympathetic and primary afferent neurons following nerve injury and tissue trauma. In: Kumazawa T, Kruger L, Mizumura K (eds) The polymodal receptor: a gateway to pathological pain, progress in brain research, vol 113. Elsevier Science, Amsterdam, pp 161–184

Kingery WS, Guo TZ, Davies MF, Limbird L, Maze M (2000) The a_{2A} adrenoceptor and the sympathetic postganglionic neuron contribute to the development of neuropathic heat hyperalgesia in mice. Pain 85: 345–358

Koltzenburg M, Bennett DLH, Shelton DL, McMahon SB (1999) Neutralization of endogenous NGF prevents the sensitization of nociceptors supplying inflamed skin. Eur J Neurosci 11: 1698–1704

Kress M, Reeh PW (1996) Chemical excitation and sensitization in nociceptors. In: Belmonte C, Cervero F (eds) Neurobiology of nociceptors. Oxford University Press, Oxford New York Tokyo, pp 258–297

Kress M, Zeilhofer HU (1999) Capsaicin, protons and heat: new excitement about nociceptors. TiPS 20: 112–118

Lee DH, Liu X, Kim HT, Chung K, Chung JM (1999) Receptor subtype mediating the adrenergic sensitivity of pain behavior and ectopic discharges in neuropathic lewis rats. J Neurophysiol 81: 2226–2233

Levy D, Tal M, Hoke A, Zochodne DW (2000) Transient action of the endothelial constitutive nitric oxide synthase (ecNOS) mediates the development of thermal hypersensitivity following peripheral nerve injury. Eur J Neurosci 12: 2323–2332

Liu CN, Michaelis M, Amir R, Devor M (2000) Spinal nerve injury enhances subthreshold membrane potential oscillations in DRG neurons: relation to neuropathic pain. J Neurophysiol 84: 205–215

Liu T, van Rooijen N, Tracey DJ (2000) Depletion of macrophages reduces axonal degeneration and hyperalgesia following nerve injury. Pain 86: 25–32

McCleskey EW, Gold MS (1999) Ion channels of nociception. Annu Rev Physiol 61: 835–856

McMahon SB, Lewin GR, Wall PD (1993) Central hyperexcitability triggered by noxious inputs. Curr Opin Neurobiol 3: 602–610

Mense S (1993) Nociception from sceletal muscle in relation to clinical muscle pain. Pain 54: 241–289

Michaelis M, Vogel C, Blenk KH, Arnarson A, Jänig W (1998) Inflammatory mediators sensitize acutely axotomized nerve fibers to mechanical stimulation in the rat. J Neurosci 18: 7581–7587

Millan MJ (1999) The induction of pain: an integrative review. Progr Neurobiol 57: 1–164

Moncada S, Ferreira SH, Vane JR (1979). Pain and inflammatory mediators. In: Vane JR, Ferreira SH (eds) Handbook of experimental pharmacology, vol 50, Part I: Inflammation. Springer, Berlin Heidelberg New York, pp 588–616

Moon DE, Lee DH, Han HC, Xie J, Coggeshall RE, Chung JM (1999) Adrenergic sensitivity of the sensory receptors modulating mechanical allodynia in a rat neuropathic pain model. Pain 80: 589–595

Nebe J, Vanegas H, Neugebauer V, Schaible HG (1997) ω-Agatoxin IVA, a P-type calcium channel antagonist, reduces nociceptive processing in spinal cord neurons with input from the inflamed but not from the normal joint – an electrophysiological study in the rat in vivo. Eur J Neurosci 9: 2193–2201

Neugebauer V, Schaible HG, Schmidt RF (1989) Sensitization of articular afferents for mechanical stimuli by bradykinin. Pflügers Arch 415: 330–335

Neugebauer V, Schaible HG (1990) Evidence for a central component in the sensitization of spinal neurons with joint input during development of acute arthritis in cat's knee. J Neurophysiol 64: 299–311

Neugebauer V, Lücke T, Schaible HG (1993) N-methyl-D-aspartate (NMDA) and non-NMDA receptor antagonists block the hyperexcitability of dorsal horn neurons during development of acute arthritis in rat's knee joint. J Neurophysiol 70: 1365–1377

Neugebauer V, Weiretter F, Schaible HG (1995) The involvement of substance P and neurokinin-1 receptors in the hyperexcitability of dorsal horn neurons during development of acute arthritis in rat's knee joint. J Neurophysiol 73: 1574–1583

Neugebauer V, Rümenapp P, Schaible HG (1996a) The role of spinal neurokinin-2 receptors in the processing of nociceptive information from the joint and in the generation and maintenance of inflammation-evoked hyperexcitability of dorsal horn neurons in the rat. Eur J Neurosci 8: 249–260

Neugebauer V, Rümenapp P, Schaible HG (1996b) Calcitonin gene-related peptide is involved in the generation and maintenance of hyperexcitability of dorsal horn neurons observed during development of acute inflammation in rat's knee joint. Neuroscience 71: 1095–1109

Perkins NM, Tracey DJ (2000) Hyperalgesia due to nerve injury: role of neutrophils. Neuroscience 101: 745–757

Premkumar LS, Ahern GP (2000) Induction of vanilloid receptor channel activity by protein kinase C. Nature 408: 985–989

Ramer MS, Murphy PG, Richardson PM, Bisby MA (1998) Spinal nerve lesion-induced mechanoallodynia and adrenergic sprouting in sensory ganglia are attenuated in interleukin-6 knockout mice. Pain 78: 115–121

Rueff A, Mendell LM (1996) Nerve growth factor and NT-5 induce increased thermal sensitivity of cutaneous nociceptors In vitro. J Neurophysiol 76: 3593–3596

Salmon JA, Higgs GA (1987) Prostaglandins and leukotrienes. In: Willoughby DA (ed) Inflammation-mediators and mechanisms, British Medical Bulletin, vol 2. Churchill Livingstone, Edinburgh, pp 285–296

Sandkühler J, Liu XG (1997) Induction of long-term potentiation at spinal synapses by noxious stimulation of nerve injury. Eur J Neurosci 10: 2476–2480

Schaible HG, Schmidt RF (1985) Effects of an experimental arthritis on the sensory properties of fine articular afferent units. J Neurophysiol 54: 1109–1122

Schaible HG, Schmidt RF, Willis WD (1987) Enhancement of the responses of ascending tract cells in the cat spinal cord by acute inflammation of the knee joint. Exp Brain Res 66: 489–499

Schaible HG, Schmidt RF (1988a) Time course of mechanosensitivity changes in articular afferents during a developing experimental arthritis. J Neurophysiol 60: 2180–2195

Schaible HG, Schmidt RF (1988b) Excitation and sensitization of fine articular afferents from cat's knee joint by prostaglandin E2. J Physiol 403: 91–104

Schaible HG, Jarrott B, Hope PJ, Duggan AW (1990) Release of immunoreactive substance P in the cat spinal cord during development of acute arthritis in cat's knee: A study with antibody bearing microprobes. Brain Res 529: 214—223

Schaible HG, Neugebauer V, Cervero F, Schmidt RF (1991) Changes in tonic descending inhibition of spinal neurons with articular input during the development of acute arthritis in the cat. J Neurophysiol 66: 1021–1032

Schaible HG, Grubb BD (1993) Afferent and spinal mechanisms of joint pain. Pain 55: 5–54

Schaible HG, Freudenberger U, Neugebauer V, Stiller U (1994) Intraspinal release of immunoreactive calcitonin gene-related peptide during development of inflammation in the joint in vivo – a study with antibody microprobes in cat and rat. Neuroscience 62: 1293–1305

Schaible HG, Schmidt RF (2000) Pathophysiologie von Nozizeption und Schmerz. In: Fölsch UR, Kochsiek K, Schmidt RF (Hrsg) Pathophysiologie. Springer, Berlin Heidelberg New York Tokyo, pp 55–68

Schaible HG, Nebe J, Neugebauer V, Ebersberger A, Vanegas H (2000) The role of high-threshold calcium channels in the spinal neuronal hyperexcitability induced by knee inflammation. In: Sandkühler J, Bromm B, Gebhart GF (eds) Progress in brain research, vol 129. Elsevier Science, Amsterdam, pp 173–190

Schepelmann K, Messlinger K, Schaible HG, Schmidt RF (1992) Inflammatory mediators and nociception in the joint: Excitation and sensitization of slowly conducting afferent fibers of cat's knee by prostaglandin I2. Neuroscience 50: 237–247

Schmidt RF, Schaible HG, Messlinger K, Heppelmann B, Hanesch U, Pawlak M (1994) Silent and active nociceptors: structure, functions and clinical implications. In: Gebhart GF, Hammond DL, Jensen TS (eds) Proceedings of VII World Congress on Pain. Progress in Pain Research and Management, vol 2. IASP Press, Seattle, pp 213–250

Sedgwick AD, Willoughby DA (1989) Initiation of the inflammatory response and its prevention. In: Bonta IL, Bray MA, Parnham MJ (eds) Handbook of inflammation. The pharmacology of inflammation, vol 5. Elsevier, Amsterdam, pp 27–47

Segond von Banchet, G, Petersen M, Schaible HG (1999) Expression of neurokinin 1 receptors on cultured dorsal root ganglion neurons form the adult rat. Neuroscience 90: 677–684
Segond von Banchet G, Petrow PK, Bräuer P, Schaible HG (2000) Monoarticular antigen-induced arthritis leads to pronounced bilateral upregulation of the expression of neurokinin 1 and bradykinin 2 receptors in dorsal root ganglion neurons of rats. Arthritis Res 2: 424–427
Segond von Banchet G, Pastor A, Biskup C, Schlegel C, Benndorf K, Schaible HG (2002) Localisation of functional calcitonin gene-related peptide binding sites in a subpopulation of cultured dorsal root ganglion neurons. Neuroscience, in press.
Senba E, Kashiba H (1996) Sensory afferent processing in multi-responsive DRG neurons. In: Kumazawa T, Kruger L, Mizumura K (eds) The polymodal receptor: a gateway to pathological pain, progress in brain research, vol 113. Elsevier Science, Amsterdam, pp 387–310
Shu XQ, Mendell LM (1999) Neurotrophins and hyperalgesia. Proc Natl Acad Sci 96: 7693–7696
Trafton JA, Abbadie C, Basbaum AI (2001) Differential contribution of substance P and neurokinin A to spinal cord neurokinin-1 receptor signaling in the rat. J Neurosci 21: 3656–3664
Treede RD, Kenshalo DR, Gracely RH, Jones AKP (1999) The cortical representation of pain. Pain 79: 105–111
Urban L, Thompson SWN, Dray A (1994) Modulation of spinal excitability: cooperation between neurokinin and excitatory amino acid transmitters. Trends Neurosci 17: 432–438
Vanegas H, Schaible HG (2000) Effects of antagonists to high-threshold calcium channels upon spinal mechanisms of pain, hyperalgesia and allodynia. Pain 85: 9–18
Vanegas H, Schaible HG (2001) Prostaglandins and cyclooxygenases in the spinal cord. Progr Neurobiol 64: 327–363
Vasquez E, Bär KJ, Ebersberger A, Klein B, Vanegas H, Schaible HG (2001) Spinal prostaglandins are involved in the development but not the maintenance of inflammation-induced spinal hyperexcitability. J Neurosci 21: 9001–9008
Willis WD (1985) The pain system. The neural basis of nociceptive transmission in the mammalian nervous system. Karger, Basel
Woolf CJ (1983) Evidence for a central component of post-injury pain hypersensitivity. Nature 306: 686–688
Wu G, Ringkamp M, Hartke TV, Murinson BB, Campbell JN, Griffin JW, Meyer RA (2001) Early onset of spontaneous activity in uninjured C-fiber nociceptors after injury to neighbouring nerve fibers. J Neurosci 21, RC140: 1–5

Diskussion

N.N.: Betrifft die Hochregulierung von Bradykininrezeptoren alle Subtypen oder ist sie subtypspezifisch?

SCHAIBLE: In unserem Ansatz wird nur der B2-Rezeptor hochreguliert, der B1-Rezeptor spielt keine Rolle. Es gibt pharmakologische Daten, wonach unter diesen Bedingungen de novo ein B1-Rezeptor exprimiert wird. Wir konnten das nur bei Neuropathie beobachten, nicht bei Entzündungen.

HAAS: Nach Ihrem Vortrag stellt sich die Frage, ob die Suche nach einem einzigen Schmerzmittel überhaupt sinnvoll ist. Demnach braucht man bei Neuropathien wahrscheinlich andere Analgetika als etwa bei Verletzungen, bei chronischen Schmerzen andere als bei akuten.

SCHAIBLE: Diese Frage lässt sich sowohl mit Ja als auch mit Nein beantworten. Wie die Erfahrung zeigt, setzt man beispielsweise bei Entzündungsschmerzen im Allgemeinen andere Medikamente ein als bei neuropathischen Schmerzen. Bei Letzteren bevorzugt man hauptsächlich erregbarkeitsmindernde Substanzen, die man prinzipiell auch bei Entzündungen einsetzen könnte. Hier steht aber ein anderer Mechanismus im Vordergrund, nämlich die periphere Entzündung. Dabei spielen Prostaglandine eine große Rolle. Die Hemmung der peripheren Prostaglandinsynthese ist daher zweifellos ein adäquater Therapieansatz.

Allerdings sind Prostaglandine auch im zentralen Nervensystem anzutreffen. Es ist daher durchaus vorstellbar, dass ein zentral wirksamer Prostaglandinsynthesehemmer möglicherweise auch dann einen Effekt zeigt, wenn die periphere Prostaglandinsynthese pathogenetisch keine wesentliche Rolle spielt. Vielleicht ist es also nicht einmal unbedingt erforderlich, streng getrennt zu therapieren, eben weil die betreffenden Mediatoren in unterschiedlichen Organsystemen auftreten.

NEBE: Neben der von Ihnen dargestellten Intensitätstheorie, die Schmerz im Wesentlichen als ein frequenzkodiertes, also in der somatosensiblen Wahrnehmung angesiedeltes Phänomen begreift, gibt es ja auch die Spezifitätstheorie, wonach Schmerz eine ganz eigene Sinnesqualität verkörpert. Wenn man dieser Theorie folgt, auf welcher Ebene und in welcher Weise vollzieht sich dann die Umschaltung von intensitätskodiert und spezifisch?

SCHAIBLE: Unter normalen Umständen geht man davon aus, dass in der Peripherie eine Kodierung durch verschiedene Fasertypen vorliegt. Eine Stimulation des Mechanorezeptors löst normalerweise keinen Schmerz aus, auch wenn sie noch so hochfrequent ist. Dies als Beispiel für Spezifität in der Peripherie. Im Rückenmark besteht dagegen das Problem, dass die Afferenzen konvergieren. Bei nichtnoxischen Reizen wird die Zelle relativ schwach aktiviert, was für eine Berührungssensation ausreichen mag. Dagegen ist bei schmerzhaften Reizen die Entladungsfrequenz wesentlich höher. Hier besteht gewissermaßen ein Übergang von der Spezifitäts- zur Intensitätskodierung.

Zu bedenken ist auch, dass sich die Aktivität der bereits erwähnten nozizeptiv-spezifischen Zellen nicht gut mit der Psychophysiologie deckt. Im Grunde ist überhaupt nicht bekannt, wie sich nozizeptiv-spezifische und Wide-dynamic-range-Zellen funktionell genau unterscheiden. Fest steht jedoch: Provoziert man eine periphere Entzündung und beobachtet die zentrale Sensibilisierung, dann verändern sich beide Zelltypen in gleicher Weise.

EINHÄUPL: Beim akuten Schmerz machen wir oft die Erfahrung, dass Medikamente nicht mehr wirken, wenn man sie zu spät einnimmt. Das wirft die Frage auf, wie schnell die periphere und die zentrale Sensibilisierung einsetzt und was die Grundlage des zentralen Sensibilisierungsprozesses ist. Und schließlich: Wie schnell wird diese Sensibilisierung wieder abgebaut?

SCHAIBLE: Das hängt vom verwendeten Modell ab. Nach Induktion einer peripheren Entzündung finden sich erste Anzeichen einer zentralen Sensibilisierung bereits innerhalb einer Stunde, also relativ schnell. Bei hochfrequenter elektrischer Reizung, wie sie z. B. Herr Sandkühler durchführt, ist die zentrale Sensibilisierung praktisch sofort präsent. Ob sich die zentrale Sensibilisierung wieder umkehren lässt, hängt von der Art des primären Reizes ab. Bei einem peripheren Entzündungsreiz geht die zentrale Sensibilisierung in der Tat wieder zurück, sobald man den Input unterdrückt.

EINHÄUPL: Wie schnell?

SCHAIBLE: Innerhalb von Sekunden bis Minuten. Sobald man aber die Hemmung fortnimmt, tritt die zentrale Sensibilisierung wieder in Erscheinung. Noch ist nicht ganz klar, welche Prozesse für die Aufrechterhaltung der zentralen Sensibilisierung von Bedeutung sind. Den Begriff „Schmerzgedächtnis" verwende ich eher zurückhaltend. Wir beobachten z. B. immer wieder, dass jahrelange Schmerzen, etwa aufgrund einer Hüftgelenksproblematik, häufig verschwinden, sobald die Ursache beseitigt wird. Das heißt, selbst bei langjährigen chronischen Schmerzzuständen lässt sich das sog. Schmerzgedächtnis noch löschen, wenn auch nicht immer. Ich glaube, hier müssen wir jeden Einzelfall viel differenzierter betrachten.

EINHÄUPL: Mich interessiert jetzt nicht so sehr der chronische Schmerz, sondern in erster Linie der akute Vorgang. Wir machen beispielsweise immer wieder die Erfahrung, dass es gelingt, eine Migräneattacke zu stoppen, wenn der Patient schon bei den ersten Anzeichen sofort sein Aspirin nimmt. Nimmt er es dagegen drei Stunden später, dann gelingt es nicht mehr. Das könnte an der zentralen Sensibilisierung liegen. Wenn aber der Abbauprozess nur Sekunden bis Minuten dauert, dann müsste es doch trotzdem noch wirken, obwohl er es erst nach drei Stunden nimmt. Es wirkt dann aber nicht mehr. Wie ist dieser Widerspruch zu erklären?

SCHAIBLE: Mit Indomethacin lässt sich die Entwicklung einer zentralen Sensibilisierung in der Tat verhindern oder doch zumindest stark reduzieren. Wir haben allerdings folgende erstaunliche Beobachtung gemacht: Gibt man Indomethacin einige Stunden nach Induktion einer peripheren Entzündung auf das Rückenmark, dann zeigt es keinerlei antinozizeptive Wirkung mehr. In der Peripherie wirkt es dagegen durchaus. Wir haben daher unter anderem Prostaglandine als Substanzen im Verdacht, die zwar für die Induktion dieser Übererregbarkeit eine Rolle spielen, dagegen für die Aufrecht-erhaltung der Entzündung offensichtlich nicht von Bedeutung sind. In diesem Fall greift also der zentrale Angriffspunkt von Indomethacin – und vielleicht auch der von anderen NSAIDs – nicht mehr, eben weil dieser Mechanismus zu diesem Zeitpunkt gar nicht mehr aktiv ist.

KAPITEL 3

Kortikale Reorganisation und Schmerz: Empirische Befunde und therapeutische Implikationen

Herta Flor

Zusammenfassung

Die neurowissenschaftliche Forschung der letzten Jahre erbrachte den Nachweis, dass im adulten menschlichen Gehirn erhebliche neuroplastische Veränderungen auftreten können. Am Beispiel des Phantomschmerzes wird die funktionelle kortikale Reorganisation im somatosensorischen und motorischen System beschrieben. Nach Deafferenzierung tritt bei Amputierten mit Phantomschmerzen eine mittels nichtinvasiver bildgebender Verfahren nachweisbare Verschiebung benachbarter Repräsentationen des sensomotorischen Homunkulus in die deafferenzierte Kortexregion auf. Diese Umorganisation funktioneller Hirnkarten lässt sich nicht bei schmerzfreien Amputierten und Personen mit kongenitalem Verlust von Gliedmaßen nachweisen. Bei chronischen Schmerzen führt der vermehrte sensorische Einstrom zu einer Vergrößerung des Repräsentationsareals des betroffenen Körperteils. Es entsteht so eine Art implizites somatosensorisches Schmerzgedächtnis, das mit zunehmender Chronifizierung zunimmt. Es wird ein Modell der Entstehung von Phantomschmerz dargestellt, bei dem vorhergehende chronische Schmerzzustände eine wichtige Rolle spielen. Die Modulation von Plastizität und Phantomschmerz durch anästhesiologische sowie pharmakologische Interventionen und Verhaltenstraining wird beschrieben und Hinweise für die weitere Forschung werden gegeben.

Einleitung

Die neurowissenschaftliche Forschung der letzten Jahre hat gezeigt, dass die primären sensorischen kortikalen Areale und der primäre motorische Kortex nicht nur während der Gehirnentwicklung, sondern auch im Erwachsenenalter plastisch sind und sich durch Verletzung oder Stimulation verändern (Kaas 2000; Recanzone 2000). So führt z. B. die Amputation des Mittelfingers dazu, dass neuronale Zuflüsse des zweiten und vierten Fingers die vom Input befreite Zone in Areal 3b des somatosensorischen Kortex des Affen „besetzen" (vgl. Merzenich et al. 1984). Die „Verschiebung" der benachbarten Areale um 1–2 mm in die Amputationszone hinein entwickelt sich innerhalb von wenigen Wochen und dürfte auf der Demaskierung normalerweise gehemmter wie auch auf der Aussprossung neuer axonaler Verbindungen (Florence et al. 1998) beruhen. Eine noch umfangreichere „kortikale Reorganisation" wurde von Pons et al. (1991) bei Affen zwölf Jahre nach dorsaler Rhizotomie (C2–T4) beschrieben. Hier kam es zu einer Einwanderung des kortikalen Gesichtsareals in die vormals die Hand und den Arm repräsentierende deafferenzierte Zone – eine Verschiebung im Bereich von mehreren Zentimetern, die vermutlich auf veränderte thalamokortikale Zuflüsse (Jones u. Pons 1998) zurückzuführen ist. Kortikale Repräsentationsareale verändern sich jedoch nicht nur durch Verletzung, sondern auch durch verhaltensrelevante Stimulation und Training. So fanden z. B. Jenkins et al. (1990), dass ein sensorisches Diskriminationstraining einzelner Finger beim Affen zu einer Ausweitung des kortikalen Repräsentationsareals der verhaltensrelevant stimulierten Finger führte. Passive Stimulation hingegen hatte keinen Effekt. Vergleichbare sensomotorische Trainingseffekte fanden sich in magnetoenzephalographischen (MEG-) Studien bei Berufsgeigern mit einer signifikanten Zunahme der kortikalen Reorganisation und verstärkten Repräsentation der Finger der linken Hand im somatosensorischen Kortex im Vergleich zu Kontrollpersonen ohne Fähigkeit, Violine zu spielen. Das Ausmaß des Trainings einzelner Finger (besonders D5) spiegelte sich in der entsprechenden Zunahme einer Vergrößerung der kortikalen Repräsentation der trainierten Körperregion (Elbert et al. 1995).

Phantomschmerz als Korrelat kortikaler Reorganisation beim Menschen

Die erste Studie (Elbert et al. 1994) wurde durch anekdotische Berichte von Ramachandran et al. (1992) angeregt, in denen Amputierte nach Reizung im Gesicht übertragene Empfindungen im Phantomglied beschrieben. In dieser Untersuchung zeigte sich, dass bei einem armamputierten Patienten durch Stimulation des Kinns und der Wange topographische Empfindungen im Phantomglied auslösbar waren. Die Autoren beobachteten eine Punkt-zu-Punkt-Zuordnung zwischen den Stimulationsorten im Gesicht und den Orten der übertragenen Empfindung im Phantomarm und postulierten, dass dieses sog. „facial remapping" der topographischen übertragenen Empfindungen das Wahrnehmungskorrelat der tierexperimentell beobachteten Reorganisation im SI-Kortex sein könnte.

Mittels einer Kombination von magnetoenzephalographischen und kernspintomographischen Messungen konnten Elbert et al. (1994) und Yang et al. (1994) zeigen, dass es bei unilateral amputierten Patienten zu vergleichbaren Veränderungen im primären somatosensorischen Kortex kommt. Mit Hilfe repetitiver pneumatischer Reizung wurden kortikale magnetische Felder induziert und deren Quellen bestimmt. Zur Lokalisation der Stimulationsorte im somatosensorischen Kortex wurden dann die Quellen der magnetischen Aktivität mit strukturellen Magnetoresonanztomogrammen überlagert. Bei den Amputierten kam es zu einer Verschiebung des kortikalen Mundareals um durchschnittlich 1,5 cm in die Region des primären somatosensorischen Kortex (SI), die vor der Amputation die Hand und/oder den Arm repräsentierte. Jedoch fanden Elbert et al. (1994) keinen Zusammenhang zwischen übertragenen topographischen Empfindungen und kortikaler Reorganisation.

Eine spätere Studie (Flor et al. 1995) zeigte, dass das Wahrnehmungskorrelat der kortikalen Reorganisation beim Menschen der Phantomschmerz und nicht die übertragenen Empfindungen sind. Patienten mit Phantomschmerz wiesen eine signifikant höhere kortikale Reorganisation auf als Patienten ohne Phantomschmerz (Abb. 3.1). Die Intensität des Phantomschmerzes korrelierte hoch positiv mit der Verschiebung des Mundareals in das Areal der amputierten Hand.

Repliziert wurden diese Ergebnisse in Folgestudien, in denen Phantomschmerzpatienten mit einer Gruppe von Patienten mit einer kongenitalen Aplasie der oberen Extremität

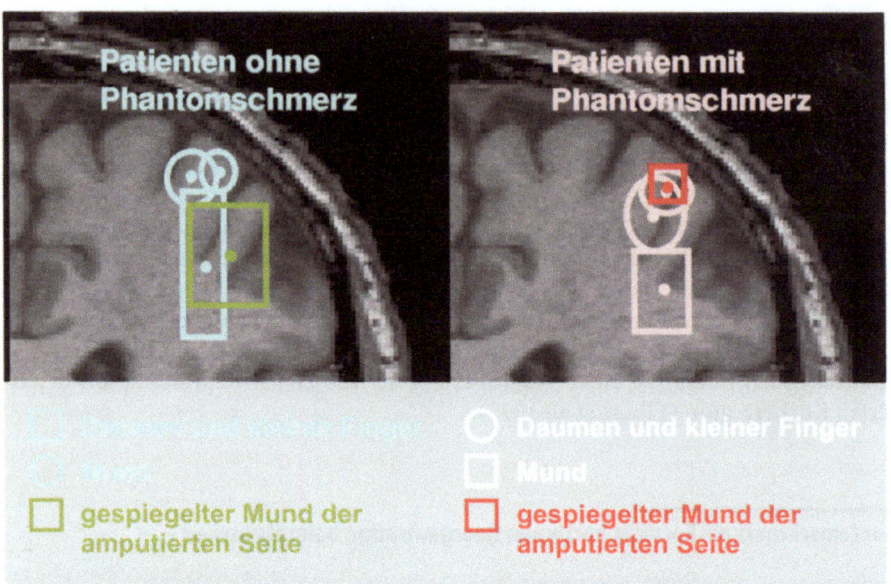

Abb. 3.1. Die Repräsentation des Daumens, Zeigefingers und Mundwinkels im primären somatosensorischen Kortex wurde mit Hilfe neuroelektrischer Quellenlokalisation bestimmt. Dargestellt werden die gesunden Hemisphären von Patienten mit Amputation einer oberen Extremität ohne (*links*) und mit (*rechts*) Phantomschmerzen. Die Lippenrepräsentation auf der amputierten Seite wurde in die gesunde Hemisphäre gespiegelt. Die *Punkte* geben den Mittelwert, die *Rechtecke* oder *Kreise* die Standardabweichungen wieder. Während die Mund- und Handregion bei Patienten ohne Phantomschmerz klar getrennt repräsentiert sind, überlappen sich diese bei den Patienten mit Phantomschmerzen

und gesunden Kontrollpersonen verglichen wurden. Hier zeigte sich erneut eine signifikante Verschiebung der kortikalen Repräsentationszone der Lippe in die Amputationszone kontralateral zur Amputationsseite. Personen mit einer kongenitalen Atrophie der oberen Extremität sowie die Kontrollpersonen wiesen keinerlei hemisphärische Unterschiede hinsichtlich der Repräsentationszonen der Lippe auf (Flor et al. 1998; Montoya et al. 1998). Darüber hinaus wurden von den Personen mit kongenitalem Verlust der oberen Extremität keine Phantomsensationen oder Phantomschmerzen berichtet. Diese Befunde legten die Hypothese nahe, dass Phantomschmerz eine Konsequenz dieser kortikalen Umorganisationsprozesse sein könnte (Flor et al. 2000; Flor 2000; Flor u. Birbaumer 2000). Alternativ könnte das Erleben von Schmerz im Phantom zu einer verstärkten Reorganisation führen (vgl. Knecht u. Ringelstein 1999). Dann müsste jedoch das Auftreten von Phantomschmerz durch andere Mechanismen erklärt werden.

Den engen Zusammenhang von kortikalen Mechanismen und Phantomschmerz belegen weitere Studien. So verwendeten Birbaumer et al. (1997) eine Regionalanästhesie des Plexus brachialis, um jeglichen sensorischen Einstrom vom Amputationsstumpf auszuschalten. Es wurde geprüft, wie sich diese Manipulation auf den Phantomschmerz und die kortikale Reorganisation auswirkte. Bei 50 % der armamputierten Patienten führte die Anästhesie zu einer kompletten Reduktion der kortikalen Reorganisation – bei diesen Patienten wurde auch der Phantomschmerz eliminiert. Bei der anderen Hälfte der Patienten kam es weder zu einer Veränderung der kortikalen Reorganisation noch zu einer

Verringerung des Phantomschmerzes. Diese Ergebnisse legen nahe, dass bei einem Teil der Patienten mit Phantomschmerz periphere Faktoren den Schmerz und die Reorganisation mit aufrechterhalten, während bei einem anderen Teil der Patienten der Schmerz und die kortikale Reorganisation sich auf zentraler Ebene verselbständigt haben. Hieraus lässt sich die Schlussfolgerung ableiten, dass irreversible, nicht beeinflussbare neuroplastische Hirnveränderungen vermutlich für die häufig beobachtbare Therapieresistenz von Phantomschmerzen mit verantwortlich sein könnten.

Es wurde jedoch auch gezeigt, dass chronische Schmerzen mit einer allgemeinen Erregungssteigerung im Kortex einhergehen (Flor et al. 1997a, b) und dass die assoziative Verknüpfung neutraler Reize mit Schmerz zu einer verstärkten kortikalen Verarbeitung dieser Reize führen kann (Birbaumer et al. 1995; Montoya et al. 1997). Patienten mit Phantomschmerz reagieren auch auf akustische Reize mit einer erhöhten P300 Amplitude (Karl et al. 2002). Die diffuse kortikale Erregbarkeitssteigerung spricht dafür, dass neben spezifischen Umbauprozessen im primären somatosensorischen Kortex auch generelle Erregbarkeitssteigerungen mit Phantomschmerz assoziiert sind, die wiederum begünstigend auf die Reorganisation wirken können.

Reorganisation im Motorkortex

Bei chronischen Phantomschmerzpatienten ließ sich parallel zur sensorischen Reorganisation eine Reorganisation im primären motorischen Kortex (MI) nachweisen. In fMRI-Untersuchungen wurden kortikale Reorganisationsphänomene anhand der Verschiebung von Aktivierungsmustern von Fuß- und Lippenbewegungen, die dem deafferenzierten Hirnareal benachbart liegen, erfasst (Lotze et al. 1999; Lotze et al. 2001). Patienten mit Phantomschmerzen zeigten bei Bewegung der Lippe wie in den oben bereits zitierten auf sensorischer Stimulation basierenden MEG- und EEG-Experimenten eine signifikante Verlagerung der Lippenbewegung in der kontralateral zur Amputation liegenden Hemisphäre in Richtung der ehemaligen Handrepräsentation. Schmerzfreie Amputierte sowie gesunde Kontrollpersonen zeigten hingegen eine symmetrische Lippenrepräsentation beider Hemisphären. Ähnliche Befunde ergab auch eine Studie, die transkranielle Magnetstimulation mit somatosensorisch evozierten Potentialen verband (Karl et al. 2001). Hier zeigte sich auch eine hohe Übereinstimmung zwischen motorischer und somatosensorischer Reorganisation. Diese Befunde bestätigten erneut den Zusammenhang von Phantomschmerz und kortikaler Reorganisation und zeigten überdies, dass neuroplastische Veränderungen auch im primären Motorkortex auftreten. Darüber hinaus ließ sich demonstrieren, dass Phantomschmerzpatienten mit häufigem Gebrauch (>8 h täglich) einer myoelektrischen Prothese im Vergleich zu geringerem Gebrauch einer myoelektrischen Prothese, einer kosmetischen Prothese oder keinem Prothesengebrauch weder Phantomschmerzen noch eine kortikale Reorganisation in SI und MI aufwiesen (Lotze et al. 1999). Diese Ergebnisse verdeutlichen, dass häufiges Tragen einer myoelektrischen Prothese günstige Effekte bei Phantomschmerzpatienten erzielt und über die Zeit positiv mit einer Abnahme von Phantomschmerzen korreliert (vgl. auch Weiss et al. 1999). Der vermutete Mechanismus, der diesen Veränderungen zugrunde liegen dürfte, ist die „Neubesetzung" des deafferenzierten kortikalen Areals durch Afferenzen, die von der Stimulation durch die Prothese herrühren.

Kortikale Reorganisation bei chronischen Rückenschmerzen

Im Tiermodell wurde vielfach nachgewiesen, dass langandauernde und/oder intensive Schmerzzustände – u. a. wenn eine Entzündung vorliegt – zur Sensibilisierung spinaler Neurone (Woolf u. Salter 2000) wie auch zu einer vergrößerten Repräsentation des schmerzenden Areals im Thalamus (Vos et al. 2000) und im Kortex (Benoist et al. 1999) führen. Auch bei chronischen Schmerzpatienten wurde eine Hyperreagibilität auf taktile bzw. noxische Reize beobachtet (Kleinböhl et al. 1999; Lorenz et al. 1996). Flor et al. (1997a) untersuchten Patienten mit chronischen Rückenschmerzen, eine subchronische Gruppe mit Rückenschmerzen und parallelisierte gesunde Kontrollen magnetoenzephalographisch hinsichtlich ihrer Reaktion auf schmerzhafte und nichtschmerzhafte elektrische Reize, die am Finger oder am Rücken appliziert wurden. Bei den Patienten mit chronischen Rückenschmerzen zeigte sich eine signifikant erhöhte kortikale Reaktion im Zeitfenster <100 ms, die dem primären somatosensorischen Kortex zuzuordnen ist. Diese Reaktion war auf die Stimulation des Rückens beschränkt. Fingerstimulation ergab in diesem früheren Zeitfenster keinerlei Unterschiede zwischen den Gruppen. Eine Lokalisation der SI-Aktivität zeigte, dass die Fingerrepräsentation bei allen drei Gruppen vergleichbar war, dass jedoch die Rückenrepräsentation nach superior und medial in die Nähe der Fuß-

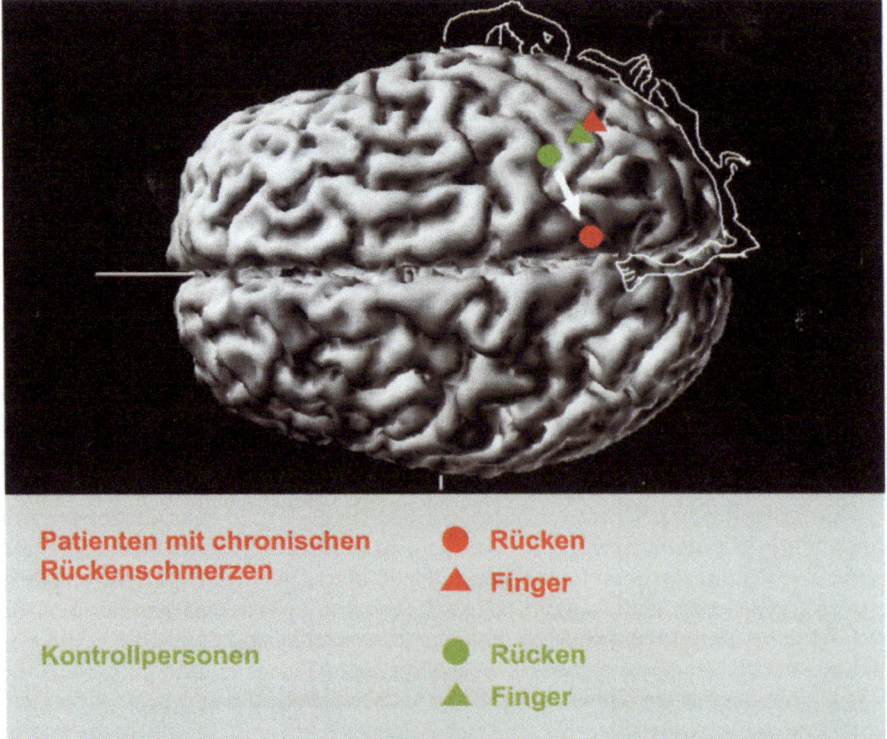

Abb. 3.2. Repräsentation des Zeigefingers (*Dreiecke*) und des Rückens (*Kreise*) bei Patienten mit chronischen Rückenschmerzen und Gesunden. Die Daten basieren auf einer neuromagnetischen Quellenanalyse

und Beinrepräsentation verschoben war (Abb. 3.2). Diese Verschiebung nahm linear mit zunehmender Chronizität der Schmerzen zu. Der konstante noxische Einstrom dürfte – vergleichbar zu verhaltensrelevanter Stimulation im Tierversuch – zu einer Expansion des betroffenen Repräsentationsareals führen. Da eine größere Repräsentationszone auch mit einer höheren Empfindlichkeit des korrespondierenden peripheren Areals einhergeht, könnten Hyperalgesie und Allodynie zumindest teilweise auch auf diese zentralen Veränderungen zurückzuführen sein. Diese Veränderungen dürften das neuronale Substrat des bereits vor Jahren von Melzack postulierten somatosensorischen Schmerzgedächtnisses sein.

Ein Modell der Entstehung des Phantomschmerzes

Welche Konsequenzen ergeben sich nun aus den Befunden für den Phantomschmerz? Katz u. Melzack (1990) wie auch Jensen et al. (1985) haben darauf hingewiesen, dass der Phantomschmerz häufig – insbesondere initial – dem der Amputation vorausgegangenen Schmerz im amputierten Glied ähnelt. Katz u. Melzack (1990) sprachen hier wie bereits oben erwähnt von einem „somatosensorischen Schmerzgedächtnis". Ergebnisse aus einer kürzlich abgeschlossenen Studie zum Verlauf des Phantomschmerzes nach Amputation zeigen, dass der chronische besser als der akute Schmerz vor der Amputation den Phantomschmerz ein Jahr nach der Amputation vorhersagt (Huse et al. 2001b).

Wie könnten sich Schmerzen, die vor der Amputation bestehen, auf die kortikale Reorganisation und den Phantomschmerz auswirken? Hinweise darauf ergeben sich aus den oben genannten Untersuchungen zum chronischen Schmerz. Der Aufbau eines kortikalen somatosensorischen Schmerzgedächtnisses durch Sensibilisierungsprozesse im Rahmen einer Chronifizierung von Schmerz dürfte dazu führen, dass die Areale in SI, die Schmerz kodieren (Kenshalo u. Douglass 1995), sich besonders ausweiten. Nach der Amputation kommt es in diesem Fall zu einer besonders dramatischen Umorganisation, da das „amputierte Areal" hemmendes Potential verliert. Zusätzlich werden mehr schmerzkodierende Areale durch benachbarte Zuflüsse erregt als bei Patienten, die vor der Amputation schmerzfrei waren. Periphere Faktoren dürften das Ausmaß der Reorganisation und des Phantomschmerzes auch beeinflussen (Larbig et al. 1996, Flor et al. 2000; Abb. 3.3). Dabei ist wichtig festzuhalten, dass es sich beim somatosensorischen Schmerzgedächtnis um Veränderungen handelt, die vornehmlich impliziter Natur sein dürften und dem Patienten nicht unbedingt bewusst sein müssen. Der Phantomschmerz muss folglich nicht notwendigerweise dem vorausgegangenen Schmerz ähnlich sein, obwohl ein kleiner Prozentsatz der Patienten über eine solche Ähnlichkeit berichtet (Jensen et al. 1985).

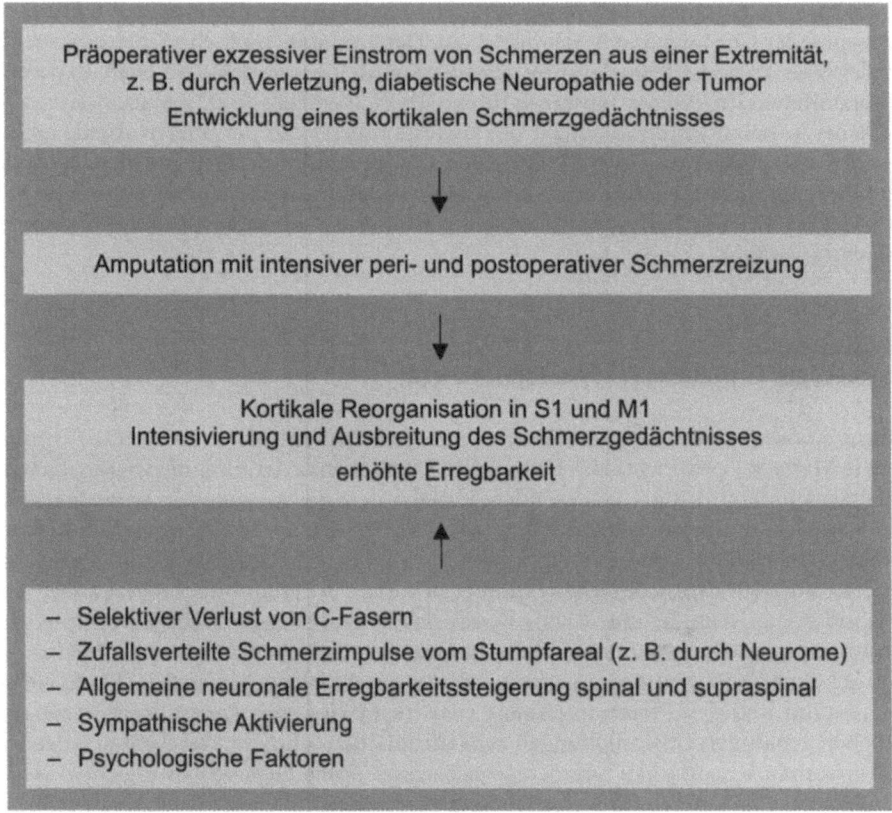

Abb. 3.3. Modell der Entstehung des Phantomschmerzes

Therapie und Prävention von Phantomschmerz und chronischen Schmerzen

Der Phantomschmerz gehört bislang zu den therapieresistenten Schmerzstörungen. Aus den oben dargestellten Befunden lässt sich ableiten, dass Verfahren, die die kortikale Schmerzverarbeitung beeinflussen, auch den Phantomschmerz beseitigen sollten. Dies wurde zunächst für Opioide überprüft.

In einer plazebokontrollierten doppelblinden Cross-over-Studie bei Patienten mit Phantomschmerzen bewirkte die Opioidgabe (Morphinsulfat) eine signifikante Reduktion der Schmerzen und der damit assoziierten kortikalen Reorganisation (Huse et al. 2001a). In dieser Studie wurden retardiertes Morphinsulfat bzw. Plazebo (Traubenzucker) in randomisierter Reihenfolge einer Gruppe von zwölf Patienten mit chronischen Phantomschmerzen nach unilateraler Gliedmaßenamputation verabreicht. Nach Abschluss der Opioid- und Plazebotestphase wurde eine Langzeitopioidtherapie eingeleitet, falls ein ausreichender analgetischer Effekt bei erträglichen unerwünschten Nebenwirkungen in der Opioidphase erreicht werden konnte. Katamnesen wurden nach sechs Monaten und einem Jahr erhoben. Schmerzen waren an den Unterlippen bei Armamputierten bzw. an der Leiste beidseitig bei Beinamputierten evoziert. Unter der Behandlung mit Morphinsulfat war die Intensität der Phantomschmerzen signifikant niedriger als in der Baseline und ebenso im Vergleich zur Plazebophase. Diese Effekte blieben bei den Katamnesen erhalten. In der Verumphase war der Anteil an „Respondern" (Schmerzreduktion größer 50 %) mit 42 % signifikant höher als in der Plazebophase. In beiden Katamnesen erhöhte sich die Anzahl der „Responder" auf 50 % (Abb. 3.4). Von drei magnetoenzephalographisch untersuchten Patienten zeigten zwei Patienten mit stärkeren Schmerzen in der Baselinemessung auch eine deutliche Reorganisation, während ein Patient mit schwächeren Schmerzen keine Reorganisation aufwies (s. Abb. 3.4).

Neben einer Opioidtherapie, die eher unspezifisch wirkt, sollten kortikale Reorganisationsprozesse auch durch die Verstärkung kortikaler Hemmung (z. B. mittels GABA-Agonisten, Jones 2000) oder durch die Verhinderung der Reorganisation (z. B. mittels NMDA-Antagonisten, Garraghty et al. 1991) beeinflussbar sein. Untersuchungen zur Wirksamkeit dieser Substanzen wurden sowohl in der perioperativen Phase im Sinne einer präemptiven Maßnahme wie auch bei chronischen Patienten durchgeführt. In der Studie an chronischen Patienten mit Phantomschmerz nach Amputation der oberen Extremität (Fritzsche et al. 2002) wurde vier Wochen lang Memantine oder Plazebo im Crossover-Verfahren randomisiert doppelblind gegeben. In der Memantine-, nicht jedoch in der Plazebophase, ergaben sich signifikante Abnahmen sowohl im Phantomschmerz wie auch in der kortikalen Reorganisation.

Noch günstiger als die Behandlung des Phantomschmerzes wäre die Verhinderung seines Auftretens durch präventive Maßnahmen. Die Ergebnisse verschiedener kontrollierter prospektiver Studien zum Effekt einer mindestens 24 Stunden vor der Amputation eingeleiteten präemptiven Analgesie auf die Inzidenz von Phantomschmerzen sind jedoch uneinheitlich. Während ein selteneres Auftreten von Phantomschmerzen nach Amputation in den Studien von Bach et al. (1988), Jahangiri et al. (1994), Schug et al. (1995) und Katsuly-Liapis et al. (1996) berichtet wird, konnten Nikolajsen et al. (1997) diese Resultate in einer umfangreichen und gut kontrollierten Studie nicht replizieren. Ausgehend von der Hypothese, dass Schmerzen vor und um den Zeitpunkt der Amputation ein Prädiktor für Phantomschmerzen sind, sollte mittels Periduralanästhesie der Aufbau eines Schmerzgedächtnisses und damit das Auftreten von Phantom- und Stumpfschmerzen verhindert werden. Die Ergebnisse einer prospektiven Operationsstudie deuten jedoch daraufhin, dass Methoden der präemptiven prä-, peri- und postoperativen Schmerzkontrolle keinen Einfluss auf Postamputationsschmerzen haben (Huse et al. 2001b). Allerdings führten die Anästhesiemaßnahmen nicht zu befriedigender Schmerzreduktion, sodass unklar bleibt, welche Dosierung und Zeitdauer für die präemptive Analgesie notwendig ist, um postoperative Schmerzfreiheit zu erzielen. Wesentliches Ergebnis der Studie war jedoch, dass die Phantomschmerzen ein Jahr nach der Amputation signifikant durch den chronischen Schmerz vor der Amputation vorhergesagt werden konnten.

Es ist möglich, dass eine Periduralanästhesie zum Zeitpunkt der Amputation das vorbestehende chronische Schmerzgedächtnis nicht löscht und die mangelnden Erfolge der präemptiven Analgesie darauf zurückzuführen sind. Wir führten deshalb eine Studie durch, in der in der perioperativen Phase Memantine verabreicht wurde. Hier ergab sich eine besonders deutliche Abnahme der Inzidenz von Phantomschmerz von 72 % auf 20 % (Wiech et al. 2001; Abb. 3.5). Personen mit Finger- und Handamputationen erhielten in der perioperativen Phase Memantine im Vergleich zu Plazebo doppelblind randomisiert. Memantine veränderte hier vorzugsweise die Inzidenz, die Schwere der Phantomschmerzen war in dieser Studie sehr gering, was möglicherweise auf die bei allen Patienten (auch der Plazebogruppe) durchgeführte Regionalanästhesie zurückzuführen war.

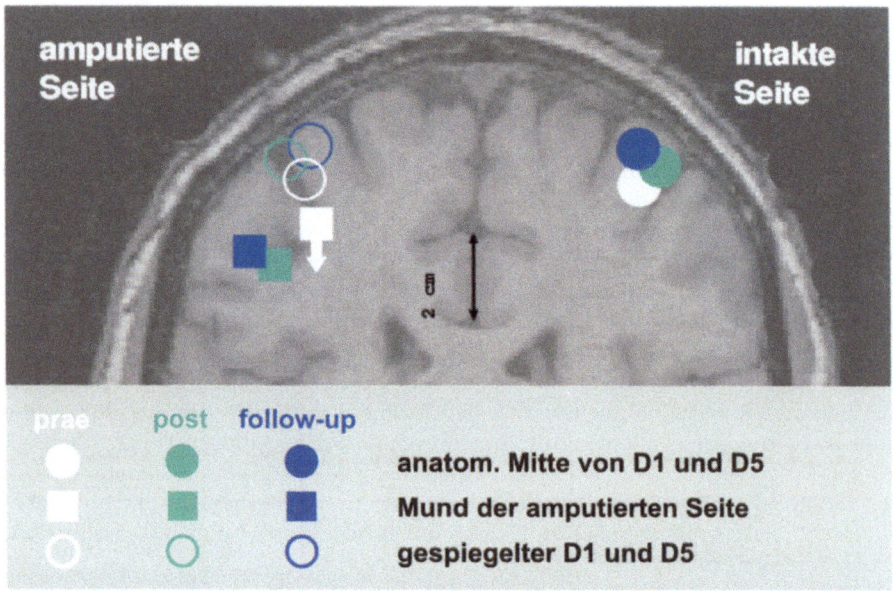

Abb. 3.4. Kortikale Repräsentation der Unterlippe der amputierten Seite vor (*weiß*) und nach (*grau*) einem sensorischen Diskriminationstraining. Die *Kreise* bilden die entsprechende Handrepräsentation auf der intakten Seite (*gefüllt*) und auf der Amputationsseite (*gespiegelt, offen*) ab

Die Arbeiten von Jenkins et al. (1990b) legen nahe, dass auch eine verhaltensrelevante Stimulation effektiv die kortikale Reorganisation und den Phantomschmerz beeinflussen könnte. Hinweise darauf ergaben sich bereits auch aus der fMRI-Untersuchung von Lotze et al. (1999) bei Amputierten, die zeigte, dass intensive funktionelle Stimulation des Stumpfes, wie sie bei einer myoelektrischen Prothese auftritt, die kortikale Reorganisation und den Phantomschmerz vermindern kann.

In einer weiteren Studie (Flor et al. 2001) nahmen fünf Patienten mit Phantomschmerz an einem sensorischen Diskriminationstraining am Stumpf teil, bei dem mit hoher Intensität gereizt wurde und die Patienten die zeitliche Folge und den Ort der Reizung der elektrischen Impulse von acht Elektroden diskriminieren sollten. Das Training erstreckte sich über eine Phase von zwei Wochen mit einer täglichen 90-minütigen Trainingssitzung, in der die Teilnehmer Rückmeldung über ihre Diskriminationsleistung erhielten. Im Vergleich zu einer medizinisch behandelten Kontrollgruppe zeigen die Patienten nicht nur eine deutliche Verbesserung der Diskriminationsfähigkeit, sondern auch eine Abnahme des Phantomschmerzes von mehr als 60 % sowie eine Reduktion der kortikalen Reorganisation von ca. 1,5 cm. Die Veränderungen in der Diskriminationsfähigkeit, dem Schmerz und der Reorganisation waren hoch signifikant korreliert.

In einer vergleichbaren Studie sollte durch eine taktile asynchrone Langzeitreizung (Huse et al. 2001c) die Repräsentation des Stumpfes und der ipsilateralen Unterlippe wieder von der Repräsentation des Arm- und Handareals getrennt werden. Das Training bewirkte eine signifikante, klinisch eher geringe Schmerzreduktion. Nach der Behandlung wurde eine Vergrößerung des Repräsentationsareals der Unterlippe bei fünf Patienten beobachtet. Diese Veränderungen standen aber in keinem systematischen Zusammen-

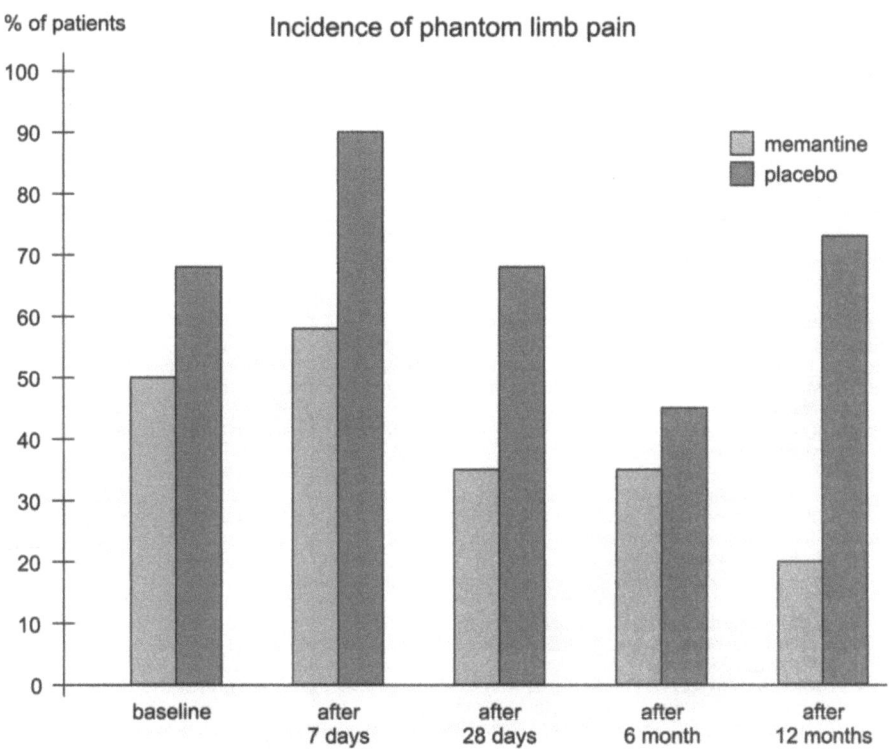

Abb. 3.5. Veränderung der Inzidenz des Phantomschmerzes bei präventiver Memantinegabe versus Plazebo

menhang mit der Schmerzreduktion. Die Ergebnisse der experimentellen Therapiestudien dokumentieren, dass eine Beeinflussung der kortikalen Reorganisation durch pharmakologische oder verhaltenstherapeutische Maßnahmen zu einer signifikanten Reduktion des Phantomschmerzes auch bei bislang behandlungsresistenten Patienten führt.

Die oben diskutierten Befunde legen nahe, dass neuroplastische Veränderungen im ZNS eine wesentliche Rolle bei der Entstehung und Aufrechterhaltung von Phantomschmerz spielen dürften. Ungeklärt ist bislang, in welchem Umfang Veränderungen im Rückenmark, dem Hirnstamm und im Thalamus zu den kortikalen Veränderungen beitragen oder von diesen beeinflusst werden (Davis et al. 1998; Ergenzinger et al. 1998). Auch fehlen Studien, die im Längsschnitt differenziert die Entwicklung von Phantomschmerz und plastischen Veränderungen untersuchen. Erste therapeutische Anwendungen des Modells der Entstehung von Phantomschmerz sind vielversprechend und umfassen pharmakologische wie auch verhaltensorientierte Interventionen. Wir vermuten, dass ähnliche Interventionen auch bei Patienten mit chronischen Schmerzen effektiv wären.

Literatur

Bach S, Noreng MF, Tjéllden NU (1988) Phantom limb pain in amputees during the first 12 months following limb amputation, after preoperative lumbar epidural blockade. Pain 33: 297–301

Benoist JM, Gautron M, Guilbaud G (1999) Experimental model of trigeminal pain in the rat by constriction of one infraorbital nerve: changes in neuronal activities in the somatosensory cortices corresponding to the infraorbital nerve. Exp Brain Res 126: 383–398

Birbaumer N, Flor H, Lutzenberger W, Elbert T (1995) The corticalization of chronic pain. In: Bromm B, Desmendt JE (eds) Advances in pain research and therapy, vol 22. Raven Press, New York, pp 331–343

Birbaumer N, Lutzenberger W, Montoya P et al. (1997) Effects of regional anesthesia on phantom limb pain are mirrored in changes in cortical reorganization. J Neurosci 17: 5503–5508

Davis KD, Kiss ZH, Luo L, Tasker RR, Lozano AM, Dostrovsky JO (1998) Phantom sensations generated by thalamic microstimulation. Nature 391: 385–387

Elbert T, Flor H, Birbaumer N, Knecht S, Hampson S, Larbig W, Taub E (1994) Extensive reorganization of the somatosensory cortex in adult humans after nervous system injury. NeuroReport 5: 2593–2597

Elbert T, Pantev C, Wienbruch C, Rockstroh B, Taub E (1995) Increased cortical representations of the fingers of the left hand in string players. Science 270: 305–307

Ergenzinger ER, Glasier MM, Hahm JO, Pons TP (1998) Cortically induced thalamic plasticity in the primate somatosensory system. Nat Neurosci 1: 226–229

Flor H, Elbert T, Knecht S, Wienbruch C, Pantev C, Birbaumer N, Larbig W, Taub E (1995) Phantom-limb pain as a perceptual correlate of cortical reorganization following arm amputation. Nature 375: 482–484

Flor H, Braun C, Elbert T, Birbaumer N (1997a) Extensive reorganization of primary somatosensory cortex in chronic back pain patients. Neurosci Lett 224: 5–8

Flor H, Knost B, Birbaumer N (1997b) Processing of pain- and body-related verbal material in chronic pain patients: central and peripheral correlates. Pain 73: 413–421

Flor H, Elbert T, Mühlnickel W, Pantev C, Wienbruch C, Taub E (1998) Cortical reorganization and phantom phenomena in congenital and traumatic upper-extremity amputees. Exp Brain Res 119: 205–212

Flor H (2000) The functional organization of the brain in chronic pain. Prog Brain Res 129: 313–322

Flor H, Birbaumer N (2000) Phantom limb pain: Cortical plasticity and novel therapeutic approaches. Curr Opin Anesth 13: 561–564

Flor H, Sherman RA, Birbaumer N (2000) Phantom limb pain. Pain Clinical Updates 3: 1–4

Flor H, Denke C, Schaefer M, Grüsser S (2001) Sensory discrimination training alters both cortical reorganization and phantom limb pain. Lancet 357: 1763–1764

Flor H (2002) Phantom limb pain. In: Ramachandran VS (ed). Encyclopedia of the human brain. Academic Press, New York, 831–841

Florence SL, Taub HB, Kaas JH (1998) Large-scale sprouting of cortical connections after peripheral injury in adult macaque monkeys. Science 282: 1117–1121

Fritzsche K, Grüsser S, Schäfer M, Flor H (2002) Effects of the NMDA antagonist memantine on chronic phantom limb pain. Submitted for publication

Garraghty PE, LaChica EA, Kaas JH (1991) Injury-induced reorganization of somatosensory cortex is accompanied by reductions in GABA staining. Somatosens Mot Res 8: 347–354

Huse E, Larbig W, Flor H, Birbaumer N (2001a) The effects of opioids on phantom limb pain and cortical reorganization. Pain 90: 47–55

Huse E, Larbig W, Montoya P, Gerstein J, Lukaschewski T, Flor H, Birbaumer N (2001b) The effects of preemptive analgesia, preoperative pain and other preoperative predictors on phantom limb pain. Submitted for publication

Huse E, Preissl H, Larbig W, Birbaumer N (2001c) Phantom limb pain. Lancet 358: 1015

Jahangiri M, Bradley JWP, Jayatunga AP, Dark CH (1994) Prevention of phantom pain after major lower limb amputation by epidural infusion of diamorphine, clonidine and bupivacaine. Ann R Coll Surg Engl 76: 324–326

Jenkins WM, Merzenich MM, Ochs MT, Allard T, Guic-Robles E (1990a) Functional reorganization of primary somatosensory cortex in adult owl monkeys after behaviorally controlled tactile stimulation. J Neurophysiol 63: 82–104

Jenkins WM, Merzenich MM, Recanzone G (1990b) Neocortical representational dynamics in adult primates: implications for neuropsychology. Neuropsychologia 28: 573–582

Jensen TS, Krebs B, Nielsen J, Rasmussen P (1985) Immediate and long-term phantom limb pain in amputees: incidence, clinical characteristics and relationship to pre-amputation limb pain. Pain 21: 267–278

Jones EG, Pons TP (1998) Thalamic and brainstem contributions to large-scale plasticity of primate somatosensory cortex. Science 282: 1121–1125

Jones EG (2000) Cortical and subcortical contributions to activity-dependent plasticity in primate somatosensory cortex. Annu Rev Neurosci 23: 1–37

Kaas JH (2000) The reorganization of sensory and motor maps after injury in adult mammals. In: Gazzaniga MS (ed) The new cognitive neurosciences. The MIT Press, Cambridge London, pp 223–236

Karl A, Birbaumer N, Lutzenberger W, Cohen L, Flor H (2001) Reorganization of motor and somatosensory cortex in upper extremity amputees with phantom limb pain. J Neurosci 21: 3609–3618

Karl A, Birbaumer N, Flor H (2002) Enhanced P3-amplitudes in upper limb amputees with phantom limb pain in a visual oddball paradigm. Submitted for publication

Katsuly-Liapis I, Geogakis P, Tierry C (1996) Pre-emptive extradural analgesia reduces the incidence of phantom pain in lower limb amputees. Br J Anaesth 76S2: A401

Katz J, Melzack R (1990) Pain 'memories' in phantom limbs: review and clinical observations. Pain 43: 319–336

Kenshalo DR, Douglass DK (1995) The Role of the Cerebral Cortex in the Experience of Pain. In: Bromm B, Desmedt JE (eds) Pain and the Brain, vol 22. Raven Press, New York, pp 21–34

Kleinböhl D, Hölzl R, Möltner A, Rommel C, Weber C, Osswald PM (1999) Psychophysical measures of sensitization to tonic heat discriminate chronic pain patients. Pain 81: 35–43

Knecht S, Ringelstein EB (1999) Neuronale Plastizität am Beispiel des somatosensorischen Systems. Nervenarzt 70: 889–898

Larbig W, Montoya P, Flor H, Bilow H, Weller S, Birbaumer N (1996) Evidence for a change in neural processing in phantom limb pain patients. Pain 67: 275–283

Lorenz J, Grasedyck K, Bromm B (1996) Middle and long latency somatosensory evoked potentials after painful laser stimulation in patients with fibromyalgia syndrome. Electroencephalogr Clin Neurophysiol 100: 165–168

Lotze M, Grodd W, Birbaumer N, Erb M, Huse E, Flor H (1999) Does use of a myoelectric prosthesis reduce cortical reorganization and phantom limb pain? Nat Neurosci 2: 501–502

Lotze M, Flor H, Grodd W, Larbig W, Birbaumer N (2001) Phantom movements and pain. An fMRI study in upper limb amputees. Brain 124: 2268–2277

Merzenich MM, Nelson RJ, Stryker MP, Cynader MS, Schoppman A, Zook JM (1984) Somatosensory cortical map changes following digit amputation in adult monkeys. J Comp Neurol 224: 591–605

Montoya P, Larbig W, Pulvermüller F, Flor H, Birbaumer N (1996) Cortical correlates of classical semantic conditioning of pain. Psychophysiologie 33: 644–649

Montoya P, Larbig W, Grulke N, Flor H, Taub E, Birbaumer N (1997) The relationship of phantom limb pain to other phantom limb phenomena in upper extremity amputees. Pain 72: 87–93

Montoya P, Ritter K, Huse E, Larbig W, Braun C, Töpfner S, Lutzenberger W, Grodd W, Flor H, Birbaumer N (1998) The cortical somatotopic map and phantom phenomena in subjects with congenital limb atrophy and traumatic amputees with phantom limb pain. Eur J Neurosci 10: 1095–1102

Nikolajsen L, Ilkjaer S, Christensen JH, Kröner K, Jensen TS (1997) Randomised trial of epidural bupivacaine and morphine in prevention of stump and phantom pain in lower-limb amputation. Lancet 350: 1353–1357

Pons TP, Garraghty PE, Ommaya AK, Kaas JH, Taub E, Mishkin M (1991) Massive cortical reorganization after sensory deafferentation in adult macaques. Science 252: 1857–1860

Ramachandran VS, Steward M, Rogers-Ramachandran DC (1992) Perceptual correlates of massive cortical reorganization. NeuroReport 3: 583–586

Recanzone GH (2000) The cerebral cortical plasticity: perception and skill acquisition. In: Gazzaniga MS (ed) The new cognitive neurosciences. The MIT Press, Cambridge London, pp 237

Schug SA, Burrell R, Payne J, Tester P (1995) Pre-emptive epidural analgesia may prevent phantom limb pain. Reg Anesth 20: 256

Vos BP, Benoist JM, Gautron M, Guilbaud G (2000) Changes in neuronal activities in the two ventral posterior medial thalamic nuclei in an experimental model of trigeminal pain in the rat by constriction of one infraorbital nerve. Somatosens Mot Res 17: 109–122

Weiss T, Miltner WHR, Adler T, Brückner L, Taub E (1999) Decrease in phantom limb pain associated with prosthesis-induced increased use of an amputation stump in humans. Neurosci Lett 272: 131–134

Wiech K, Töpfner S, Kiefer RT, Preissl H, Braun C, Haerle M, Schaller HE, Larbig W, Unertl K, Flor H, Birbaumer N (2001) Effects of early postoperative regional analgesia and memantine on phantom limb pain and cortical reorganization. Submitted for publication

Woolf CJ, Salter MW (2000) Neuronal plasticity: increasing the gain in pain. Science 288: 1765–1769

Yang TT, Gallen C, Schwartz B, Bloom FE, Ramachandran VS, Cobb S (1994) Sensory maps in the human brain. Nature 368: 592–593

Diskussion

SCHAIBLE: Sie haben bei Ihren Untersuchungen den Schwerpunkt auf die kortikalen Areale gelegt. Wie stellt sich denn die Situation bei anderen Hirnregionen dar, wie etwa dem Cingulum? Gibt es da auch relevante Veränderungen?

FLOR: Die mir bekannten Studien zur Frage, welche kortikalen Areale bei der Schmerzperzeption eine Rolle spielen, betreffen durchweg akute Schmerzen. Entsprechende Untersuchungen an chronischen Schmerzpatienten beginnen aber gerade. Es gibt bisher nur tierexperimentelle Arbeiten, die zeigen, dass auch im Cingulum Reorganisationsprozesse nach Deafferenzierung stattfinden.

N. N.: Ist die Entwicklung von Phantomschmerz abhängig von der Händigkeit der amputierten Gliedmaße?

FLOR: Das vermuten wir zwar, können es aber bislang nicht belegen. Allerdings sind unsere Fallzahlen noch sehr klein, weil die Untersuchungen relativ aufwendig sind.

MEYER: Was hat die Umorganisation des motorischen bzw. somatosensorischen Kortex eigentlich mit dem Schmerz zu tun? Eine Umorganisation des motorischen Kortex ist auch durch Training zu erzielen. Beispielsweise vergrößert sich bei Badminton-Spielern das Areal für die betroffenen Muskelgruppen. Eine somatosensorische Umorganisation lässt sich z. B. erzeugen, indem man kurzfristig die Afferenzen ausschaltet. Dabei tritt nach etwa zwei Minuten das von Ihnen gemessene Phänomen auf, das jedoch nicht mit dem Schmerz parallel geht. Wo also ist die Verbindung zwischen der motorischen Umorganisation und dem Schmerz?

FLOR: Die motorische Umorganisation ist meiner Ansicht nach eine Konsequenz der somatosensorischen Umorganisation, hier bestehen sehr enge Zusammenhänge. Zur somatosensorischen Umorganisation: Diese Schmerzempfindung tritt offenbar nur dann auf, wenn zuvor Schmerzreize dieses Areal erreicht haben. Beispielsweise zeigt eine Studie von Stefan Knecht, dass solche Veränderungen im somatosensorischen Kortex mit Missempfindungen oder Schmerzempfindungen einhergehen können, wenn man dieses Areal zunächst schmerzhaft stimuliert und anschließend künstlich deafferenziert. Die Umorganisation allein reicht also anscheinend nicht aus. Offenbar müssen vorher bereits Veränderungen stattgefunden haben, die bewirken, dass eine Erregung dieses Areals primär schmerzhafte Empfindungen auslöst. Beides muss zusammenkommen.

LAUTENBACHER: Ein Nachteil der Reorganisation ist nach meinem Verständnis, dass sie die Schmerzentwicklung offenbar begünstigt. Gibt es auch Hinweise auf adaptive Reorganisationsprozesse, die nicht mit der Ausbildung von Phantomschmerzen oder chronischen Schmerzen verbunden sind?

FLOR: Prinzipiell sind Reorganisationsprozesse adaptiv. Beispielsweise lässt sich zeigen, dass das Trainieren motorischer Fähigkeiten mit einer Vergrößerung der entsprechenden Areale einhergeht, was wiederum die motorischen Fähigkeiten fördert. Auch nach einem Schlaganfall kommt es im Verlauf der Rehabilitation zu adaptiven Reorganisationsprozessen, die eine Leistungsverbesserung mit sich bringen. Natürlich sind auch Ausnahmen von dieser Regel möglich. Es gibt Fälle, wo dieser Mechanismus in bestimmten Situationen aus dem Gleichgewicht geraten kann.

EGLE: Bei den Verschiebungen, die Sie beim Phantomschmerz messen, setzen Sie ja im Grunde voraus, dass sich die Hirnhemisphären zueinander spiegelbildlich verhalten. Das ist aber die Frage: Steht es denn fest, dass beide Hirnhemisphären so identisch sind, dass man sie spiegeln darf? Die Unterschiede betreffen ja meist nur einen relativ kleinen Bereich. Gibt es dazu Untersuchungen bei Gesunden ohne Phantomschmerzen?

FLOR: Dazu gibt es magnetoenzephalographische Untersuchungen am somatosensorischen Kortex von Gesunden. Wir haben entsprechende Studien inzwischen auch mit der funktionellen Kernspintomographie durchgeführt. Im Prinzip verhalten sich beide Hirnhemisphären relativ symmetrisch, die Unterschiede betragen maximal nur wenige Millimeter. Es gibt aber erfahrungsbedingte Veränderungen, die durchaus zu Unterschieden zwischen den Hemisphären führen können. Benutzt beispielsweise ein handamputierter Patient seine noch vorhandene Hand vergleichsweise stärker als ein Gesunder, dann ist sie bei ihm auch etwas größer repräsentiert. Diese Veränderungen sind aber meist deutlich geringer als die ausgeprägten Veränderungen bei Phantomschmerz. Man muss aber nicht unbedingt auf die andere Hemisphäre zurückgreifen, wir konnten dieses Phänomen inzwischen auch in Gruppenvergleichen nachweisen. Im intraindividuellen Seitenvergleich ist die Varianz allerdings sehr viel geringer.

II Psychiatrischer Schmerz

KAPITEL 4

Schmerz und Schmerzwahrnehmung bei psychiatrischen Erkrankungen, insbesondere bei Schizophrenie und Depression

STEFAN LAUTENBACHER

Schmerzprobleme bei psychischen Störungen

Schmerzproblemen bei psychischen Störungen ist – trotz einiger Hinweise auf ihr Vorkommen – bislang in der Forschung wenig Beachtung geschenkt worden. Am ehesten wurde noch der Zusammenhang zwischen Depression und chronischem Schmerz gesehen, jedoch meist nur aus der Perspektive, dass chronische Schmerzen gehäuft mit Depressionen einhergehen (Lautenbacher 1999). Delaplaine et al. (1978) beobachteten jedoch auch, dass 40 % ihrer endogen depressiven und 58 % ihrer neurotisch depressiven Patienten unter Schmerzbeschwerden litten. Hier wurde nicht nach der Depression als Folge chronischen Schmerzes, sondern nach dem Schmerz im Rahmen einer Depression gesucht. Diese Zahlen bestätigend fanden von Knorring et al. (1983a, b) in zwei Studien, dass 57 % bzw. 43 % ihrer depressiven Patienten Schmerzbeschwerden hatten. Wiederum litten, wie bei Delaplaine et al. beschrieben, neurotisch depressive Patienten häufiger unter Schmerzbeschwerden als endogen depressive Patienten.

Auch bei Angstpatienten konnte eine hohe Prävalenz von Schmerzbeschwerden nachgewiesen werden. Kuch et al. (1991) fanden in ihrer Stichprobe von Patienten mit Panikstörung 40 %, die unter chronischen Schmerzen litten. Neben multilokulären Schmerzen und Kopfschmerzen ist bei der Panikstörung vor allem der Brustschmerz ohne organische Begründung ein häufiger Befund. Auch bei der Schizophrenie, die irrtümlicherweise mitunter als psychiatrische Analgesievariante eingestuft wird, findet sich eine stattliche Anzahl von Patienten, die über Schmerzen berichten. In der bereits erwähnten Studie von Delaplaine et al. (1978) erlebten sich immerhin 38 % der untersuchten schizophrenen Patienten als schmerzgeplagt.

In einer eigenen Studie wurde der Frage nachgegangen, inwieweit die Schmerzbeschwerden bei psychischen Störungen in ihrer Intensität denen von Schmerzpatienten vergleichbar sind. Hierzu wurden 35 Patienten mit Depression, 25 Patienten mit Angststörung und 28 Patienten mit Schizophrenie (Diagnosen jeweils nach DSM III-R) mit einem Schmerzfragebogen untersucht. Der Körperlandkarten beinhaltende Schmerzfragebogen ermöglichte die Angabe der Häufigkeit von Schmerzorten und der subjektiven Intensität der Schmerzbeschwerden. Verglichen wurden die Patienten mit psychischen Störungen mit Patienten mit chronischen Schmerzsyndromen, wovon 32 an einer Fibromyalgie, 29 an einer Arthritis und 27 an einem Temporomandibularsyndrom litten. Bezogen wurden diese Daten zudem auf die Werte von schmerzfreien Kontrollpersonen.

Sowohl was die Anzahl der Schmerzorte als auch was die Intensität der Schmerzbeschwerden anbelangt ergab sich ein ganz ähnliches Bild (Abb. 4.1 und 4.2). Die Patienten mit psychischen Störungen waren signifikant schmerzgeplagter als die schmerzfreien

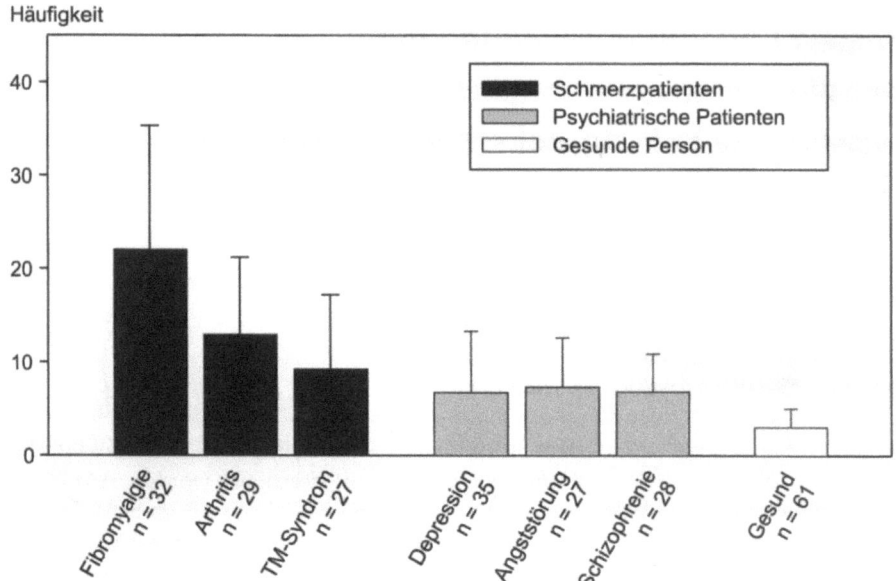

Abb. 4.1. Häufigkeit (Mittelwert und Standardabweichung) von Schmerzorten in den letzten sechs Monaten bei Schmerzpatienten, psychiatrischen Patienten und gesunden Personen

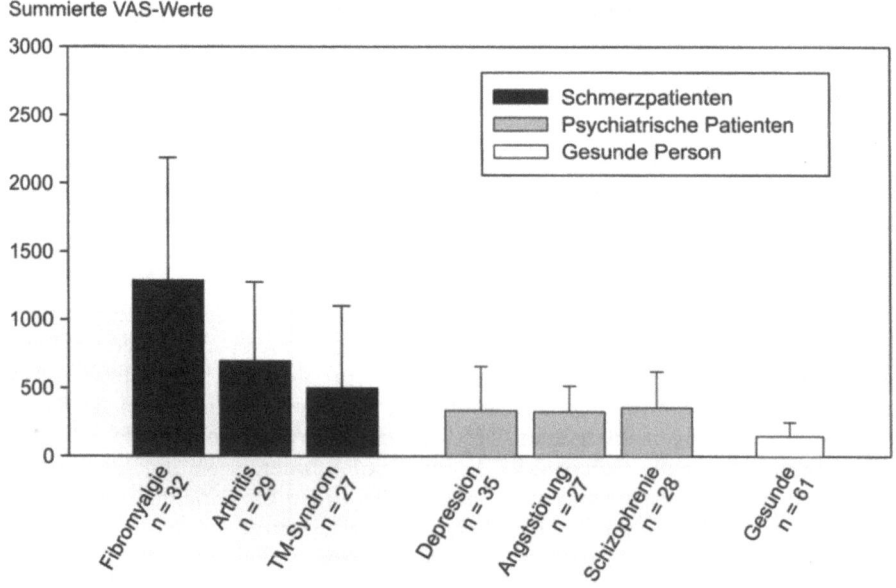

Abb. 4.2. Summenwerte auf einer visuellen Analogskala (VAS) (Mittelwert und Standardabweichung) für die Schmerzintensität in den letzten sechs Monaten bei Schmerzpatienten, psychiatrischen Patienten und gesunden Personen

Kontrollpersonen. Zwischen den einzelnen psychischen Störungen ergaben sich keine Unterschiede. Im Vergleich zu den chronischen Schmerzpatienten waren die Patienten mit psychischen Problemen weniger von Schmerz betroffen, wenn sich der Vergleich auf die Schmerzsyndrome mit multilokulärer Problematik (Fibromyalgie und Arthritis) bezog. Keine Unterschiede ergaben sich jedoch im Vergleich zum Temporomandibularsyndrom. Das Temporomandibularsyndrom gilt allgemein als ein Schmerzsyndrom von mittelgradiger Intensität, das zu leichten bis mittleren Funktionseinschränkungen führt. In diesem Bereich liegen folglich die Schmerzprobleme von Patienten mit Depression, Angststörung und Schizophrenie. Geht man zudem davon aus, dass ein Teil der untersuchten Patienten mit psychischen Störungen schmerzfrei gewesen ist und die Mittelwertstatistik daher verzerrt, darf auch aus unserer Studie der Schluss gezogen werden, dass Schmerz ein häufiges und klinisch relevantes Problem bei einem Teil der Patienten mit psychischen Erkrankungen ist.

Nichts ausgesagt ist bei dieser Betrachtung noch über die Ursachen der bei Patienten mit psychischen Störungen vorfindbaren Schmerzprobleme. Es kann sich hierbei um eine erkrankungsbedingte Häufung von Noxen handeln, wie sie Folgeerscheinung einer erhöhten Unfallneigung und von selbstaggressiven Verhaltensweisen sein könnte. Es könnte alternativ auch eine verstärkte Wirkung sonst kaum noxischer Ereignisse sein, wie sie in Folge vegetativer und neuroendokriner Dysregulationen bei psychischen Erkrankungen auftreten könnte. Eine dritte Erklärungsmöglichkeit läge in veränderten Übertragungs- und Verarbeitungseigenschaften des Schmerzsystems selbst, die Folge der mit psychischen Störungen einhergehenden zentralnervösen Pathophysiologie sein könnten. Letzteres sollte sich auch in einer Veränderung der Schmerzwahrnehmung bei Patienten mit psychischen Störungen ausdrücken. Solche Veränderungen sollen in den folgenden zwei Abschnitten für die Schizophrenie und vertieft für die Depression dargestellt werden.

Störung der Schmerzwahrnehmung bei Schizophrenie

Hall u. Stride (1954) gehörten zu den Ersten, die die Schmerzwahrnehmung schizophrener Patienten systematisch untersuchten. Sie maßen bei 14 Schizophrenen die Schmerz- und Toleranzschwellen für Hitze und fanden starke intra- und interindividuelle Variationen. Im Mittel hatten die Patienten jedoch deutlich erhöhte Schwellen. Merskey et al. (1962) untersuchten die verbalen sowie die nonverbalen Schmerzreaktionen auf einen Nadelstich bei 80 chronischen Schizophrenen. Es zeigte sich, dass die Schmerzreaktionen der Patienten schwächer ausfielen, wenn sie mit Phenothiazinen behandelt wurden. Nicht durch die Medikation zu erklären war jedoch, dass paranoide Schizophrene schmerzunempfindlicher wirkten als hebephrene. Ein weiteres erwähnenswertes Resultat war, dass die als aktivitätsgemindert eingestuften Patienten schmerzsensibler reagierten als die Normalaktiven. Dies widerspricht der Hypothese, dass die Reaktionsarmut während katatoner Zustände Hauptursache der schizophrenen Schmerzunempfindlichkeit sei.

Collins u. Stone (1966) testeten 18 chronische Schizophrene, die zum Zeitpunkt der Untersuchung medikamentenfrei waren. Sie erhoben die Entdeckungs-, Schmerz- und Toleranzschwellen für elektrokutane Reize. Die Schmerz- und Toleranzschwellen der Patienten unterschieden sich nicht von denen einer Kontrollgruppe. Jedoch waren die Entdeckungsschwellen der schizophrenen Patienten signifikant höher. Dies spricht eher für eine generelle Störung der Somatosensibilität als für eine spezifische Störung der

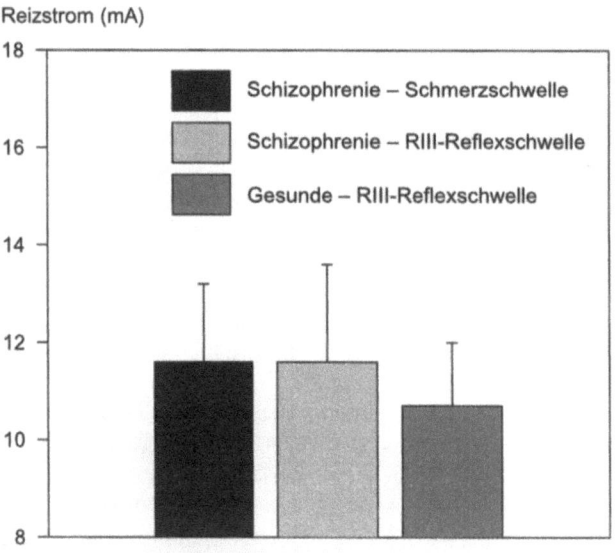

Abb. 4.3. Schmerz- und R-III-Reflexschwellen (Mittelwert und Standardabweichung) bei Patienten mit Schizophrenie und gesunden Personen. (Mod. nach Guieu et al. 1994)

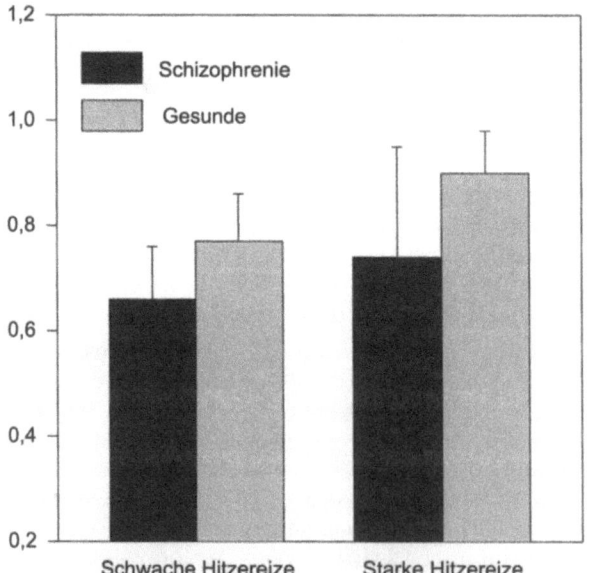

Abb. 4.4. Unterscheidungsfähigkeit für verschieden starke Hitzereize (Mittelwert und Standardabweichung) bei schwacher (nicht schmerzhafter) und bei starker (schmerzhafter) Hitze bei Patienten mit Schizophrenie und bei gesunden Personen. (Mod. nach Dworkin et al. 1993)

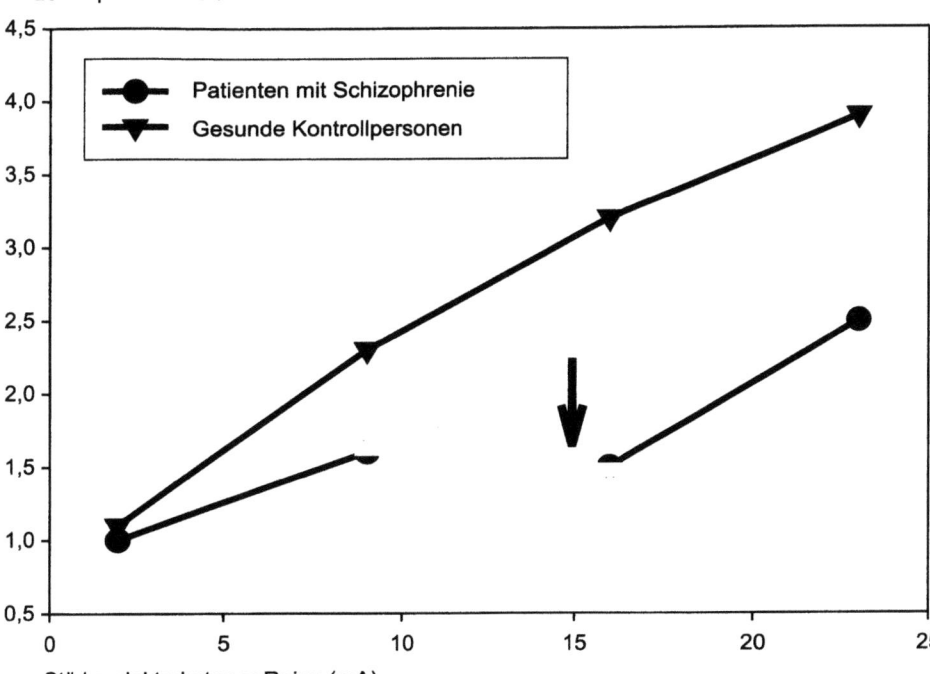

Abb. 4.5. Amplitude der Komponente N120 des somatosensorisch evozierten Potentials in der Ableitung C4 (Mittelwert) bei Patienten mit Schizophrenie und gesunden Personen. (Mod. nach Davis et al. 1980)

Schmerzwahrnehmung. Dies bestätigend fanden Kudoh et al. (2000) bei 50 chronisch schizophrenen Patienten unter Phenothiazinbehandlung eine erhöhte Entdeckungsschwelle für elektrischen Strom im Vergleich zu gesunden Kontrollpersonen. Das Fehlen schmerzspezifischer Befunde wird auch durch eine Untersuchung von Guieu et al. (1994) nahegelegt, die bei zehn schizophrenen Patienten und zehn gesunden Kontrollpersonen keine Unterschiede in den Schwellen zur Auslösung des nozifensiven RIII-Reflexes, der eng mit der Schmerzwahrnehmung korreliert ist, fanden (Abb. 4.3). Des weiteren beobachteten Dworkin und Mitarbeiter (1993), dass schizophrene Patienten in der Unterscheidung verschiedener Temperaturen beeinträchtigt sind. Dieses Defizit trat jedoch gleichermaßen bei nicht schmerzhaften und schmerzhaften Temperaturen auf (Abb. 4.4).

Die intensivsten Untersuchungen zu dieser Thematik wurden von Davis und Kollegen Anfang der 80er-Jahre durchgeführt (Davis 1983; Davis u. Buchsbaum 1981; Davis et al. 1980, 1982). Von Davis et al. wurden in einer Studie 17 medikamentenfreie Patienten untersucht, die entweder unter einer Schizophrenie oder unter einer schizoaffektiven Psychose litten. Die Patientengruppe war also diagnostisch nicht homogen. Die Patienten waren signifikant schlechter in der Unterscheidung von nicht schmerzhaften und schmerzhaften Elektrokutanreizen als die gesunden Kontrollpersonen. Die Schmerzschwellen waren jedoch nicht signifikant unterschiedlich. Zusätzlich maßen Davis und Kollegen somatosensorisch evozierte Hirnpotentiale mittels elektrischer Reize. Die Amplituden der

Patienten waren reduziert; dieses Phänomen trat aber auch bereits bei nicht schmerzhaften Reizstärken auf (Abb. 4.5).

Mit den wenigen kontrollierten Studien zur Schmerzwahrnehmung bei schizophrenen Patienten lassen sich zwar Störungen nahe legen, die jedoch weder dramatisch noch spezifisch für die Schmerzwahrnehmung zu sein scheinen. Wahrscheinlicher ist vielmehr eine Minderung der gesamten Somatosensibilität, die möglicherweise in eine noch umfassendere Störung von Wahrnehmung und Aufmerksamkeit eingebettet ist. Die extremen Analgesien, über die wiederholt in Kasuistiken berichtet wurde, sind sicher eher Raritäten. Bei schizophrenen Patienten kann daher eher mit Veränderungen der Schmerzwahrnehmung als mit derem völligen Fehlen gerechnet werden.

Störung der Schmerzwahrnehmung bei Depression

Bereits Hall u. Stride (1954) beobachteten bei einer großen Zahl von Patienten mit Depression erhöhte Hitzeschmerzschwellen. Besonders deutlich war dieses Phänomen bei Patienten mit sog. endogenen Depressionen. Zu einem ähnlichen Ergebnis kam von Knorring (1978) in einer Untersuchung von insgesamt 100 Patienten mit Depression. Bei einer Unterteilung nach Depressionstypen zeigte sich, dass die depressiven Patienten mit uni- und bipolaren affektiven Psychosen höhere elektrokutane Schmerz- und Toleranzschwellen hatten als solche mit neurotischer Depression (Abb. 4.6). Bei einer Unterteilung bezüglich des Vorhandenseins psychotischer Symptome ergaben sich höhere Schmerz- und Toleranzschwellen bei Patienten mit solcher Symptomatik.

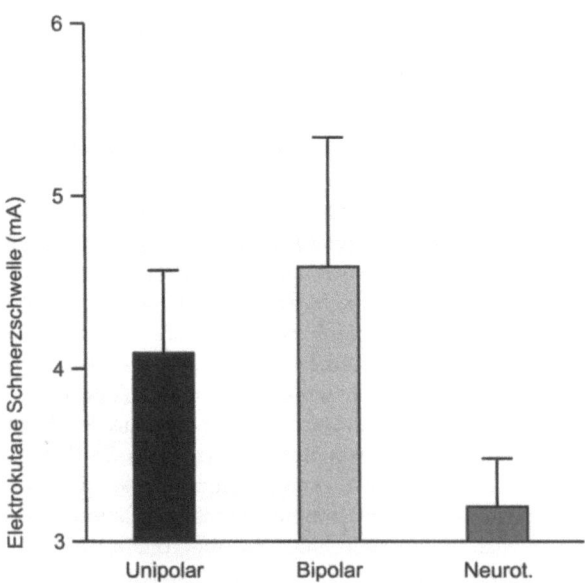

Abb. 4.6. Schmerzschwellen für elektrokutane Reize (Mittelwert und Standardabweichung) bei Patienten mit unipolarer, bipolarer und neurotischer Depression. (Mod. nach von Knorring 1978).

Da die Unterteilung in endogene und neurotische Depression mittlerweile als obsolet gilt, dürfen diese Ergebnisse als interindividuelle Korrelation der Reduktion der Schmerzsensibilität mit der Schwere der Depression gewertet werden. Für entsprechende, auch intraindividuelle Korrelationen sprechen Daten von von Knorring (1974), die zeigen, dass die Schmerzschwellenerhöhung sich nach Remission der depressiven Symptomatik zurückzubilden scheint (Abb. 4.7).

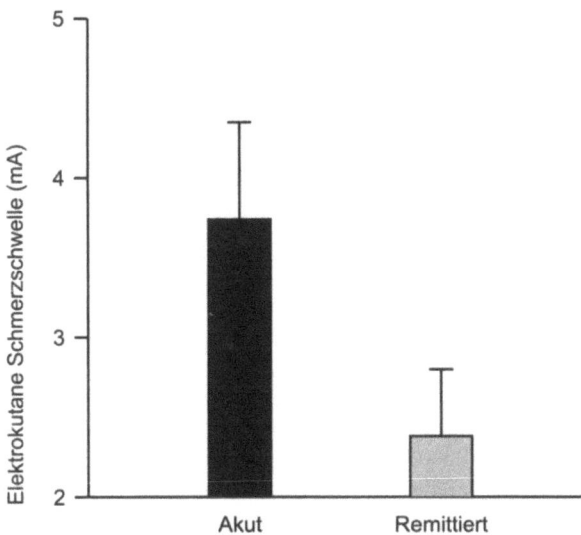

Abb. 4.7. Schmerzschwellen für elektrokutane Reize (Mittelwert und Standardabweichung) bei Patienten mit Akutstadium einer Depression und nach Remission (Mod. nach von Knorring 1974).

In einer eigenen Studie gingen wir der Frage nach, ob die Veränderung der Schmerzsensibilität Teil einer übergreifenden Veränderung der Somatosensibilität ist oder einen spezifischen Befund darstellt (Lautenbacher et al. 1994). An 20 Patienten mit der Diagnose einer Majoren Depression (DSM III-R) und an 20 gesunden Kontrollpersonen wurden Wahrnehmungsschwellen für schmerzhafte Hitzereize, für Warmreize, für Kaltreize und für Vibrationen erhoben. Signifikante Erhöhungen der Schwellen fanden sich nur bei Applikation schmerzhafter Hitzereize, wobei zwei unterschiedliche Methoden – mit und ohne Reaktionszeitabhängigkeit – zu gleichem Ergebnis kamen (Abb. 4.8). Im Gegensatz hierzu waren die Schwellen für nicht schmerzhafte Temperaturen und Vibrationen nur tendenziell, in keinem Fall aber signifikant erhöht. Dieses Ergebnis zeigt, dass depressive Patienten eine spezifische Hypalgesie aufweisen, ohne bei der Verarbeitung nicht schmerzhafter somatosensorischer Reize nennenswert beeinträchtigt zu sein.

Es ließen sich in der eben genannten eigenen Studie keine Korrelationen zwischen verschiedenen psychopathologischen Dimensionen, die mit der „inpatient multidimensional psychiatric scale" (IMPS) erhoben wurden, und den Schmerzschwellen nachweisen. Dies galt auch für den von Bezzi et al. (1981) postulierten Zusammenhang zwischen psychomotorischer Verlangsamung und verminderter Schmerzsensibilität.

Einen besonders interessanten Zusammenhang untersuchten wir in einer weiteren Studie (Lautenbacher et al. 1999), nämlich den zwischen dem Auftreten von klinischen Schmerzproblemen und der Veränderung der Schmerzwahrnehmung bei depressiven Pa-

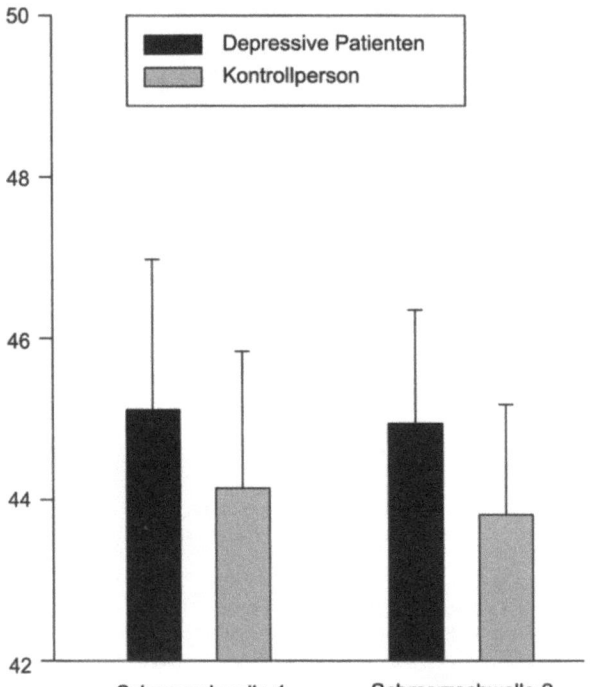

Abb. 4.8. Schmerzschwellen für Hitzereize (Mittelwert und Standardabweichung) erfasst mit zwei Methoden (1 reaktionszeitabhängige Methode, 2 reaktionszeitunabhängige Methode). (Mod. nach Lautenbacher et al. 1994)

tienten. Anlass war unter anderen eine Studie von Merskey (1965), der über ähnliche Schmerz- und Toleranzschwellen für Druck bei schmerzfreien depressiven Patienten und gesunden Personen berichtete. Depressive Patienten mit chronischen Schmerzen hatten hingegen niedrigere Toleranzschwellen als die gesunden Personen. War auch das Veränderungsmuster der Schmerzwahrnehmung konträr zu den anderen Studien, zeigte sich bei Merskey jedoch, dass die Schmerzwahrnehmung bei depressiven Patienten mit Schmerzbeschwerden anders verändert zu sein scheint als bei Patienten ohne Schmerzbeschwerden.

In unserer eigenen Studie untersuchten wir an 13 Patienten mit einer Majoren Depression (DSM IV) deren Schmerzbeschwerden in den letzten sechs Monaten. Hierzu mussten die Patienten die Anzahl schmerzhafter Orte, die Intensität und Aversivität ihrer Schmerzbeschwerden mittels geeigneter Körperlandkarten und visueller Analogskalen (VAS) beurteilen. Wie zu erwarten waren die Schmerzbeschwerden der Patienten mit Depression häufiger und stärker als bei einer Vergleichsgruppe gesunder Personen. Interessanterweise unterschieden sich die Patienten mit Depression nicht von einer ebenfalls untersuchten klinischen Kontrollgruppe von Patienten mit Panikstörung. Bei diesen schmerzgeplagten depressiven Patienten wurden nun die Schmerzschwellen für Druck, Hitze und Kälte erhoben. Paradoxerweise waren die Schmerzschwellen entweder unverändert (Kälte, Hitze) oder sogar erhöht (Druck). Schmerzgeplagte Depressive erwiesen sich folglich tendenziell als schmerzunempfindlich. Alle Korrelationen zwischen den Fragebogenmaßen für die klinischen Schmerzbeschwerden und den experimentellen Maßen für die Schmerzschwellen waren nicht signifikant und von nur geringer Größe. Die Veränderung der Schmerzwahrnehmung bei Patienten mit Depression scheint daher nicht die Ursache für das Mehr an und das Stärker von Schmerzbeschwerden sein zu können.

Es gibt folglich eine Vielzahl von Studien, die eine verringerte Schmerzsensibilität bei Patienten mit Depression nachweisen konnten. Jüngst gelang dies auch wieder Marazziti et al. (1998). Gegenteilige Befunde sind selten, sollen jedoch nicht unerwähnt bleiben. Adler u. Gattaz (1993) maßen die Entdeckungs- und Schmerzschwellen für elektrokutane Reize an Patienten mit „major depression" (DSM III-R), die ebenfalls wie in unseren Studien (Lautenbacher et al. 1994, 1999) medikamentenfrei untersucht werden konnten. Die Entdeckungsschwelle der Patienten war im Vergleich zu gesunden Kontrollpersonen erhöht, die Schmerzschwelle nicht verändert. Pinerua-Shuhaibar und Kollegen (1999) fanden bei Personen mit „minor depression" in einigen der erhobenen Schmerzmaße bei Induktion ischämischer Schmerzen im Oberarm tendenziell eine erhöhte Schmerzsensibilität. In dieser Studie waren jedoch sowohl die Methoden zur Auslösung von experimentellen Schmerzen als auch die diagnostischen Kategorien mit den vorher dargestellten Studien kaum vergleichbar.

Es spricht alles dafür, dass die Veränderung der Schmerzwahrnehmung und die Zunahme von Schmerzbeschwerden bei depressiven Patienten über größere Zeitintervalle ohne engeren Zusammenhang sind. Jedoch konnten wir jüngst erste Hinweise dafür finden, dass – zumindest kurzfristig betrachtet – durchaus ein Zusammenhang zwischen diesen beiden Bereichen bestehen kann. In einer noch nicht veröffentlichten Studie[1]) konnten wir zeigen, dass während einer Schlafentzugstherapie die Veränderungen des depressiven Affekts durch eine Schlafentzugsnacht von einer Normalisierung der erhöhten Hitzeschmerzschwellen begleitet war (Abb. 4.9 und 4.10). Dies entspricht noch den bisherigen Ergebnissen, die nahe legten, dass die Erhöhung der Schmerzschwellen Teil der sonstigen depressiven Symptomatik ist und mit deren Remission wieder verschwindet. Die nächtliche Abnahme der Schmerzschwelle war jedoch von einer leichten Verstärkung der Schmerzbeschwerden begleitet (Abb. 4.11). Solches ist zu erwarten, wenn man davon ausgeht, dass hohe Schmerzschwellen eine Person gegen Schmerzbeschwerden immunisieren. Unsere Ergebnisse sind zumindest ein erster Hinweis, dass bei der Betrachtung kurzfristiger Zusammenhänge Schmerzwahrnehmung und Schmerzsymptomatik bei depressiven Patienten doch nicht dissoziiert sind. Eine solche Dissoziation wird offenbar nahegelegt, wenn auf der Seite der Schmerzbeschwerden summarische Maße, die Beschwerden von mehreren Wochen und Monaten widerspiegeln, genutzt werden. In solche Maße könnten in sehr viel größerem Umfang andere Einflüsse als die Schmerzwahrnehmung eingehen und als Einfluss auf die Schmerzbeschwerden erscheinen. Eine alternative Erklärung für den schwachen, beziehungsweise paradoxerweise invers erscheinenden Zusammenhang zwischen reduzierter Schmerzwahrnehmung und Schmerzbeschwerden bei depressiven Patienten könnte darin liegen, dass die experimentelle Messung der Schmerzwahrnehmung überwiegend das afferente, exzitatorische nozizeptive Geschehen widerspiegelt. Die deszendierenden inhibitorischen Einflüsse werden durch diese Messungen kaum abgebildet, weil diese meist dauerhaftere Stimulationen zur Auslösung benötigen als im Schmerzlabor realisierbar sind. Auf diesen beiden gerade eben beschriebenen Wegen lohnt es, den Zusammenhang zwischen reduzierter Schmerzwahrnehmung und verstärkten Schmerzbeschwerden bei Patienten mit Depression in Zukunft weiter zu untersuchen.

---

1) Dieses Projekt wird vom Bundesministerium für Bildung und Forschung (BMBF) im Rahmen des Förderschwerpunktes „Kompetenznetze in der Medizin" gefördert.

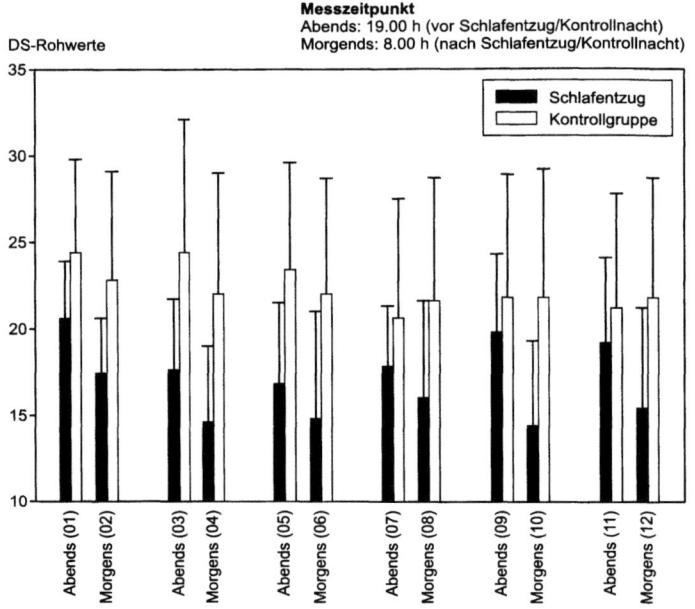

Abb. 4.9. Selbstbeurteilung des depressiven Affekts auf der Depressionsskala von von Zerssen (Mittelwert und Standardabweichung) vor und nach Schlafentzug während sechs Nächten bzw. in einer Kontrollgruppe

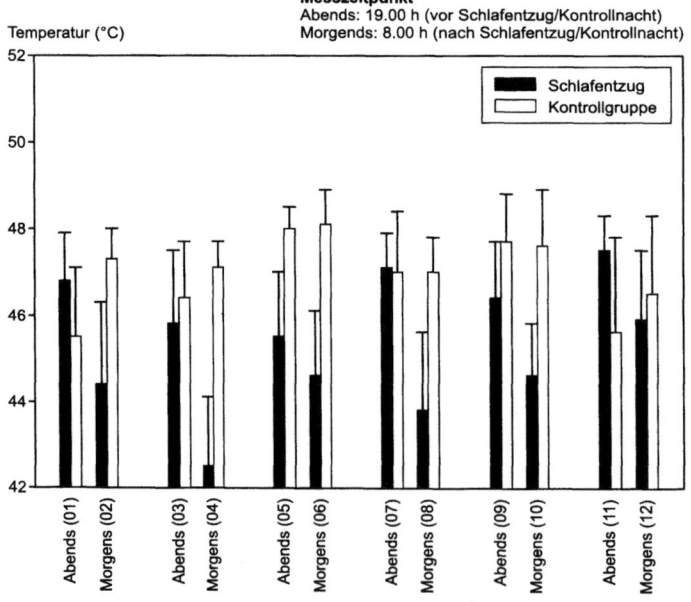

Abb. 4.10. Schmerzschwelle für Hitzereize (Mittelwert und Standardabweichung) vor und nach Schlafentzug während sechs Nächten bzw. in einer Kontrollgruppe

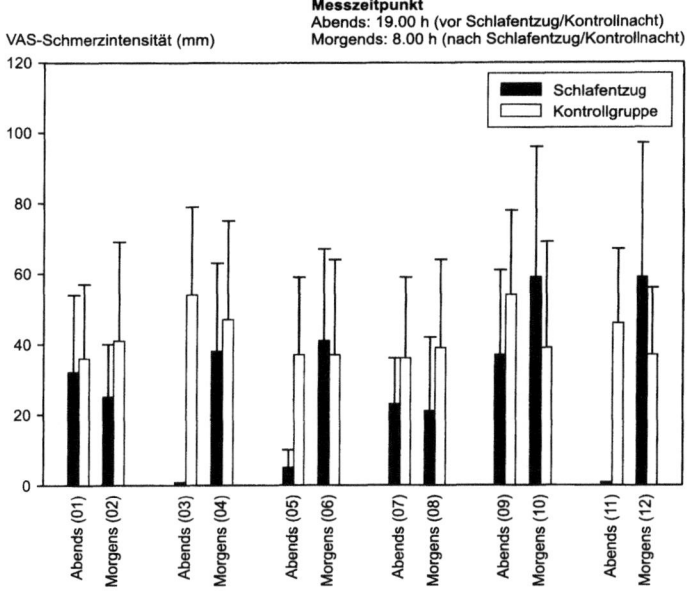

Abb. 4.11. Beurteilung der Schmerzbeschwerden auf visueller Analogskala (VAS) (Mittelwert und Standardabweichung) vor und nach Schlafentzug während sechs Nächten bzw. in einer Kontrollgruppe

Zusammenfassung

Wie in diesem Kapitel gezeigt werden konnte, leiden Menschen mit psychischen Störungen wie Schizophrenie, Depression, Angststörungen etc. im Vergleich mit gesunden Personen an einem substanziellen Mehr an Schmerzbeschwerden. Patienten mit psychischen Störungen sollten daher auch als Schmerzpatienten ernst genommen werden. Dieses Mehr an Schmerz ist jedoch bislang nicht einfach durch eine Veränderung der Schmerzwahrnehmung zu erklären. Alternative Erklärungsansätze ergeben sich durch krankheitsbedingte Verhaltensänderungen (erhöhte Unfallneigung, selbstaggressives Verhalten) und eine krankheitskorrelierte Häufung von Noxen bzw. deren Verstärkung (vegetative und neuroendokrine Dysregulationen). Die Untersuchung der Schmerzwahrnehmung ist jedoch zudem für sich von Wert, da die Schmerzwahrnehmung an ähnliche neurochemische und neuroendokrine Systeme gekoppelt ist wie sie für die Verursachung einiger psychischer Erkrankungen als ursächlich vermutet werden. Zu denken sei hier nur an die wichtige Rolle der Neurotransmitter Serotonin und Noradrenalin sowie des Stresshormons Kortisol in der Regulation von Schmerz und in der Auslösung psychischer Erkrankungen.[1]

---

1) Dieser Beitrag ist durch Förderung des Bundesministeriums für Bildung und Forschung (BMBF) im Rahmen des Forschungsschwerpunktes „Kompetenznetze in der Medizin" entstanden.

Literatur

Adler G, Gattaz WF (1993) Pain perception threshold in major depression. Biol Psych 34: 687–689
Bezzi G, Pinelli P, Tosca P (1981) Motor reactivity, pain threshold and effects of sleep deprivation in unipolar depressives. Psych Clin 14: 150–160
Collins LG, Stone LA (1966) Pain sensitivity, age and activitiy level in chronic schizophrenics and in normals. Brit J Psych 112: 33–35
Davis GC, Buchsbaum MS, Naber D, van Kammen DP (1980) Effect of opiates and opiate antagonists on somatosensory evoked potentials in patients with schizophrenia and normal adults. Adv Biol Psych 4: 73–80
Davis GC, Buchsbaum MS (1981) Pain sensitivity and endorphins in functional psychoses. Mod Problems Pharmacopsych 17: 97–108
Davis GC, Buchsbaum MS, Naber D, Pickar D, Post R, van Kammen D, Bunney WE (1982) Altered pain perception and cerebrospinal endorphins in psychiatric illness. Ann N Y Acad Sci 398: 366–373
Davis GC (1983) Endorphins and pain. Psych Clin N Am 6: 473–487
Delaplaine T, Ifabumuyi OI, Merskey H, Zarfas J (1978) Significance of pain in psychiatric hospital patients. Pain 4: 361–366
Dworkin RH, Clark WC, Lipsitz JD, Amador XF, Kaufmann CA, Opler LA, White SR, Gorman JM (1993) Affective deficits and pain insensitivity in schizophrenia. Motivation and Emotion 17: 245–276
Guieu R, Samuélian JC, Coulouvrat H (1994) Objective evaluation of pain perception in patients with schizophrenia. Brit J Psych 164: 253–255
Hall KRL, Stride E (1954) The varying response to pain in psychiatric disorders: a study in abnormal psychology. Brit J Med Psych 27: 48–60
Knorring L von (1974) An intraindividual comparison of pain measures, averaged evoked responses and clinical ratings during depression and recovery. Acta Psych Scand (Suppl) 255: 109–120
Knorring L von (1978) An experimental study of visual averaged evoked responses (v.aer) and pain measures (pm) in patients with depressive disorders. Biol Psych 6: 27–38
Knorring L von, Perris C, Eisemann M, Eriksson U, Perris H (1983a) Pain as a symptom in depressive disorders (I): relationship to diagnostic subgroup and depressive symptomatology. Pain 15: 19–26
Knorring L von, Perris C, Eisemann M, Eriksson U, Perris H (1983b) Pain as a symptom in depressive disorders (II): relationship to personality traits as assessed by means fo KSP. Pain 17: 377–384
Kuch K, Cox BJ, Woszczyna CB, Swinson RP, Shulman I (1991) Chronic pain in panic disorder. J Behav Ther Exp Psych 22: 255–259
Kudoh A, Ishihara H, Matsuki A (2000) Current perception thresholds and postoperative pain in schizophrenic patients. Reg Anesth Pain Med 25: 475–479
Lautenbacher S (1999) Die Klinik der Schmerzwahrnehmung. Normalität und Pathologie der Schmerzverarbeitung. Urban & Vogel, München
Lautenbacher S, Roscher S, Strian D, Fassbender K, Krumrey K, Krieg JC (1994) Pain perception in depression: relationships to symptomatology and naloxone-sensitive mechanisms. Psychosom Med 56: 345–352
Lautenbacher S, Spernal J, Schreiber W, Krieg JC (1999) Relationship between clinical pain complaints and pain sensitivity in patients with depression and panic disorder. Psychom Med 61: 822–827
Marazziti D, Castrogiovanni P, Rossi A, Rosa C, Ghione S, Di Muro A, Panattoni E, Cassano GB (1998) Pain threshold is reduced in depression. Int J Neuropsychopharmcol 1: 45–48
Merskey H, Gillis A, Marszalek KS (1962) A clinical investigation of reactions to pain. J Mental Sci 108: 347–355
Merskey H (1965) The effect of chronic pain upon the response to noxious stimuli by psychiatric patients. J Psychosom Res 8: 405–419
Pinerua-Shuhaibar L, Prieto-Rincon D, Ferrer A, Bonilla E, Maixner W, Suarez-Roca H (1999) Reduced tolerance and cardiovascular response to ischemic pain in minor depression. J Affect Dis 56: 119–126

Diskussion

GERKING: Könnte man diese Befunde nicht mit den alten phänomenologischen Beschreibungen der Depression erklären, dass nämlich der depressive Patient in seinem körperlichen Empfinden gestört ist und unter multipelsten Missempfindungen leidet, wie etwa Kokzygodynie, Zungenbrennen oder Rückenschmerzen? Er berichtet Schmerzen, die wir somatisch nicht erklären können. Beispielsweise wird auch Tinnitus in der Depression viel intensiver erlebt. Infolge seines kognitiven Defizits nimmt er aber die Schmerzreize nicht so intensiv wahr. Das würde den scheinbaren Widerspruch zwischen Hypalgesie einerseits, aber vermehrter Schmerzhäufigkeit andererseits auflösen.

LAUTENBACHER: Ich stimme Ihnen insofern zu, als es sich um ein breites Spektrum meist negativ getönter Leibgefühlstörungen handelt. Diese können teilweise schmerzhafte Qualitäten annehmen, werden aber keineswegs immer als Schmerzen beschrieben. Die Frage ist jedoch, wie diese Störungen zustande kommen. Vielleicht durch eine Verstärkung der Signaltransduktion im Schmerzsystem? Das war ja die Vermutung. Natürlich haben wir bei Depressiven in parallel laufenden Tests auch eine Einschränkung der Aufmerksamkeit und anderer somatosensorischer Modalitäten feststellen können. Unsere Befunde im Schmerzsystem waren jedoch immer eine Größenordnung stärker ausgeprägt und nicht allein durch eine Aufmerksamkeitsstörung zu erklären. Ich glaube daher nicht, dass wir die Schmerzen nur deswegen nicht messen können, weil die Patienten nicht alert genug sind. Ich möchte die Depression in dieser Hinsicht abrücken von der Schizophrenie. Bei der Schizophrenie kann man die Erklärung, dass das Problem der Nachweisbarkeit eine Rolle spielt, eher gelten lassen. Hier besteht wahrscheinlich eine ganz generalisierte Störung der Reizverarbeitung für viele Sinnesmodalitäten. Dagegen scheint bei der Depression die Veränderung der Schmerzwahrnehmung ein spezifisches Phänomen zu sein.

DOMASCH: Sie haben aus gutem Grund nur die Wirkung von Schlafentzug bei der Depression untersucht. Inwieweit waren denn auch die anderen Gruppen frei von medikamentöser Therapie? Ein Teil der Patienten hat Antidepressiva erhalten, deren dämpfender Effekt auf Schmerz und Schmerzempfindung ja bekannt ist.

LAUTENBACHER: Die Entscheidung für die nichtpharmakologische Therapie hing vor allem davon ab, dass wir einen möglichst raschen Effekt erzielen wollten, um herauszufinden, ob schnelle Symptomkorrekturen auch zu kurzfristigen Veränderungen im Schmerzsystem führen. Wir hätten auch schnell wirksame Antidepressiva genommen, wenn es welche gäbe. Als Nächstes soll eine vergleichende Studie der Frage nachgehen, wie sich ein klassisches trizyklisches Antidepressivum, also eine Substanz mit zahlreichen Wirkungskomponenten, in dieser Hinsicht von einer hochselektiven, serotoninerg wirksamen Substanz unterscheidet. Dabei ist die Veränderungsdynamik sicherlich eine ganz andere. Von unseren jährlich etwa 250 bis 300 depressiven Patienten können wir vielleicht fünf oder sechs, die alle Kriterien erfüllen, in eine Studie aufnehmen. Dabei ist Medikamentenfreiheit ein ganz wichtiges Kriterium. Sie muss aber klinisch vertretbar sein. Alle gut eingestellten Patienten werden natürlich so weiterbehandelt. Solche Studien machen nur dann Sinn, wenn sich Erkrankung und Therapie weit genug voneinander trennen lassen.

GASTPAR: Der protrahierte Wirkungseintritt der Antidepressiva hat allerdings auch den Vorteil, dass man dadurch zwischen den pharmakologischen Soforteffekten und der eigentlichen antidepressiven Wirkung unterscheiden kann.

HAAS: Ich mache häufig die Erfahrung, dass Patienten mit dem Abklingen der Depression zunehmend über Schmerzen klagen, die sie in ihrer depressionsfreien Zeit auch schon hatten. Oft sind das Kopfschmerzen. Etwas überspitzt könnte man fast sagen, sie sind auf dem Wege der Besserung, wenn sie beginnen, über Kopfschmerzen zu klagen. Gibt es dafür eine Erklärung?

LAUTENBACHER: Zunächst einmal muss man vorausschicken, dass Messungen der klinischen Symptomatik bei depressiven Patienten ihre Tücken haben, wenn man ihre

Gedächtnisfunktion bemüht, was ja im Allgemeinen der Fall ist. Deswegen wird die Methode, Depressive nach ihren Schmerzen in den letzten Monaten zu befragen, oft mit der Begründung kritisiert, sie liefere wenig zuverlässige Daten, weil ja die Gedächtnisfunktion bekanntlich vom Affekt abhängt. Regelmäßiges tägliches Abfragen mittels eines Schmerztagebuches ist hier möglicherweise besser geeignet.

Abgesehen davon machen wir immer wieder die Erfahrung, dass die Patienten bestimmte Dinge auf dem Herzen haben, die sie uns mitteilen wollen. Schmerzen spielen dabei meist keine große Rolle. Redet man mit ihnen über Schmerz, dann befürchten sie, dass man sie irgendwie anders behandeln möchte als sie es gerne hätten. Sie wollen in erster Linie ihre Depression loswerden, sie wollen besser schlafen. Die Rigidität, mit der sie immer wieder nur solche Dinge berichten, die sie behandelt wissen möchten, ist in der Akutphase sehr viel größer als bei einsetzender Remission. Die Patienten werden dann auch insgesamt flexibler im Gespräch.

KEMMERLING: Nach meinem Eindruck sind depressive Patienten, bei denen vermutlich eine Störung im Serotoninsystem besteht, im Allgemeinen diejenigen, die vermehrt über Schmerzen klagen und auf Schlafentzug ansprechen. Dagegen sprechen Patienten, bei denen eher noradrenerge Medikamente wirken, nicht gut auf Schlafentzug an und leiden weniger unter Schmerzen.

LAUTENBACHER: Die Möglichkeit zur Subgruppenbildung ist bei den relativ niedrigen Fallzahlen aufgrund unserer strengen Selektionskriterien natürlich schwierig. Wir haben aber in unseren Untersuchungen parallel serotonerge Funktionstests durchgeführt. Darüber hinaus wollen wir in peripheren Serotoninmodellen an Lymphozyten die serotoninerge Aktivität bei diesen Patienten bestimmen, um so näheren Aufschluss über eventuelle Veränderungen im Schmerzsystem zu erhalten.

KAPITEL 5

Schmerz und Sucht

M. BANGER UND V. REISSNER

Die Therapie von Patienten mit chronischen Schmerzzuständen stellt sich als eine komplexe Herausforderung dar. Auf der einen Seite geht es um die suffiziente Schmerzbehandlung, auf der anderen Seite sollen unerwünschte Wirkungen wie zum Beispiel Sedierung, Minderung der Reaktionsfähigkeit und die Gefahr der Entwicklung einer Suchterkrankung minimiert werden. In den Bereichen Sucht und Schmerz sind in Bezug auf Ätiologie, Symptomatik und Therapie genetisch-biologische, kulturell-soziale und individuell-psychische Komponenten maßgeblich miteinander verwoben. Im klinischen Feld kommt es zu einer Annäherung und Überschneidung beider Arbeitsbereiche bei der Behandlung des chronischen Schmerzes mit Analgetika. Zur Therapie des Schmerzes können opioidhaltige und nichtopioidhaltige Medikamente eingesetzt werden. Für den Patienten besteht ein gewisses Risiko von den Pharmaka der jeweiligen Klasse abhängig zu werden. Diese Gefahr ist bei nichtopioidhaltigen Medikamenten als geringer einzustufen, allerdings ist die schmerzlindernde Wirkung auch weniger stark. Wird also ein potentes Analgetikum gesucht, stellt sich insbesondere in der Therapie chronischer Schmerzen immer die Frage nach dem Einsatz von Opioiden. Dabei wird bei chronischem Tumorschmerz in der Literatur übereinstimmend die Gabe von opioidhaltigen Pharmaka empfohlen (z. B. Larbig 1998). In der Therapie des chronischen Schmerzes, der nicht tumorbedingter Genese ist, bleibt die Frage nach dem Einsatz von Opioiden weiterhin aktuell (Striebel 1997). Hier finden sich zum Teil divergierende Auffassungen, so dass die Autoren nach Abwägung des Abhängigkeitsrisikos gegen die positiven Effekte einer wirksamen Analgesie zu unterschiedlichen Empfehlungen kommen. Der vorliegende Beitrag bietet einen ersten Einblick in die Thematik der Abhängigkeitserkrankungen im Allgemeinen und speziell im Überschneidungsbereich mit der Schmerztherapie.

Abhängigkeit und schädlicher Gebrauch

Abhängigkeit und schädlicher Gebrauch sind ein weit verbreitetes Phänomen. Kraus u. Bauernfeind geben an, daß 10 % der deutschen Bevölkerung abhängig sind oder einen problematischen Suchtmittelmissbrauch betreiben (1998, zitiert nach Deutsche Hauptstelle gegen die Suchtgefahren 2001). Es wird angenommen, dass 29,2 % der Bevölkerung zumindest einmal in ihrem Leben eine illegale Droge konsumiert haben (Nickels 1999). Der Anteil der Abhängigen unter den Männern ist dabei um ein Mehrfaches höher (Banger u. Kutscher 2001). Süchtiges Verhalten kann in allen Gesellschaftsschichten und in vielfältigen Formen angetroffen werden. Aus medizinisch-soziologischer Sicht ist dabei interessant, welche dynamischen soziokulturellen und medizinischen Vorstellungen dazu führen, dass ein Verhalten, z. B. Nikotin-, Alkohol- oder Opioidkonsum, als süchtig und damit als krankhaft etikettiert wird. Diese Modelle beeinflussen nicht nur die medizinische Therapie (Savage 1996), sondern auch die Haltung und den Umgang der Gesellschaft oder des Arztes mit den Sucht- und entsprechenden Folgeproblemen (Scherbaum u. Reissner 2000). Für den abhängigen Menschen ist sicherlich das mit der Erkrankung einhergehende, nicht nur auf den medizinisch-psychischen Komplex bezogene Leiden das zentrale Problem. Dies spiegelt sich auch im etymologischen Wortstamm des Begriffes „Sucht" wider, der von „Siechen" abgeleitet ist.

Offiziell wurde von der Weltgesundheitsorganisation 1964 (WHO 1964) der veraltete Begriff der „Sucht" wegen seiner Unschärfe, Mehrdeutigkeit und Stigmatisierung durch den der „Drogenabhängigkeit" ersetzt. Für die Definition nach WHO sind folgende Begriffe relevant:

- *Toleranz*: Nach wiederholter Zufuhr bestimmter Drogen oder Pharmaka kann deren Wirkung allmählich nachlassen. Dieses pharmakologisch bedingte Phänomen wird als Toleranz beschrieben. Wird die Substanz durch verstärkten enzymatischen Umsatz schneller eliminiert (z. B. Barbiturate), handelt es sich dabei um eine pharmakokinetische Toleranz. Bei der pharmakodynamischen Toleranz ist die Ansprechbarkeit des Erfolgsorgans selbst vermindert (z. B. Morphium; Fichtl et al. 1998). In beiden Fällen muss eine Dosissteigerung vorgenommen werden, um den ursprünglichen Effekt der Droge zu erhalten. Die Entwicklung einer Toleranz dauert bei verschiedenen Substanzen unterschiedlich lange und ist reversibel.
- *Physische Abhängigkeit*: Als physisch bzw. körperlich abhängig werden Personen bezeichnet, die nach längerem Konsum einer abhängigkeitserzeugenden Substanz kurz nach abruptem Absetzen ein Entzugssyndrom entwickeln (Savage 1996). Unterschiedliche Substanzen, z. B. Opioide, Alkohol, Sedativa, Nikotin etc., bedingen ein unterschiedliches Entzugssyndrom. Die auftretenden Symptome sind häufig der initialen Wirkung der Droge entgegengesetzt und werden über das sympathische und/oder parasympathische Nervensystem vermittelt. Intensität und Dauer des Entzuges stehen in Relation zur Dosis, Darreichungsfrequenz und -dauer der zuvor eingenommenen Droge.
- *Psychische Abhängigkeit*: Die psychotropen Effekte der o.g. Substanzen beziehen sich insbesondere auf den Affekt des Konsumenten, aber auch auf sein Bewusstsein, Denken, seine Wahrnehmung und andere psychische Bereiche. Dadurch können sie zu einer psychischen Abhängigkeit führen, d. .h. zu einem überwältigenden Drang die Substanz zu konsumieren. Ein Ansatz zur Erklärung dieses komplexen Phänomens findet sich in der biologischen Lerntheorie: Der Konsument führt sich ein Pharmakon oder eine Droge zu. Diese aktiviert neurophysiologische „Belohnungszentren", z. B. den Nucleus accumbens im limbischen System sowie die angeschlossenen Bereiche des zentralen Nervensystems. Der eintretende Rausch wird als angenehm empfunden und entwickelt sich damit zum positiven Verstärker. Jede erneute Belohnungserfahrung in Kontingenz mit der Drogeneinnahme wird im Sinne eines sogenannten „Reinforcements" (Savage 1993) den Drang zum Konsum, also den Suchtdruck („craving"), erhöhen und das Suchtverhalten verfestigen.

Die Diagnose einer Abhängigkeit gemäß ICD-10 (Dilling et al. 1993) ist beim Vorliegen folgender Symptome gerechtfertigt:

- starker Wunsch oder eine Art Zwang, Substanzen zu konsumieren („craving"),
- Substanzgebrauch zur Abmilderung von Entzugssymptomen,
- körperliches Entzugssyndrom,

- Nachweis einer Toleranz,
- eingeengtes Verhaltensmuster beim Konsum,
- fortschreitende Vernachlässigung anderer Vergnügen oder Interessen,
- anhaltender Konsum trotz des eindeutigen Nachweises schädlicher Folgen.

Die Diagnose wird gestellt, wenn wenigstens drei der genannten Tatbestände in den letzten zwölf Monaten zumindest phasenweise bestanden. Im Diagnostischen und Statistischen Manual Psychischer Störungen (DSM-IV, Diagnostische Kriterien, Saß et al. 1998), einem anderen in der Psychiatrie häufig genutzten Diagnoseschlüssel, finden sich ähnliche Kriterien.

Zusammenfassend umreißt Gastpar (1996, S. 61) das Syndrom der Drogenabhängigkeit „… einerseits durch die psychische Abhängigkeit im Sinne eines unbezwingbaren Verlangens nach der Droge und andererseits einer körperlichen Abhängigkeit, charakterisiert durch Toleranzentwicklung und entsprechende körperliche Entzugserscheinungen."

Wichtig ist, dass neben der geschilderten Primärsymptomatik je nach Ausmaß der Abhängigkeit, Art des konsumierten Stoffes und der Applikationsform (oral, i.v., nasal) Folgesymptome hinzukommen, die in ihren Auswirkungen das Abhängigkeitsproblem dramatisch verschärfen können:
- körperliche Komplikationen (Infekte, toxische Schäden etc.),
- psychische Auffälligkeiten (manipulativer Kommunikationsstil, Verlagerung der Interessen etc.) und
- soziale Komplikationen (Vereinsamung, Verwahrlosung, Beschaffungskriminalität etc.).

Neben der schwerwiegenden Diagnose einer Abhängigkeit besteht im Rahmen der ICD-10 des Weiteren die Möglichkeit einen „schädlichen Gebrauch" von Substanzen – früher als „Missbrauch" definiert – zu verschlüsseln. Unter schädlichem Gebrauch wird das Verhalten eines Anwenders verstanden, der seinen Konsum ungeachtet negativer sozialer Folgen und ohne Rücksicht auf bekannte gesundheitliche Schädigungen fortsetzt. Hierzu zählt zum Beispiel der Konsum von Cannabis trotz eines auftretenden depressiven Syndroms oder die sporadische Injektion von Heroin mit der Folge einer Hepatitis.

Da eine umfassendere Darstellung der Problematik in diesem Rahmen nicht möglich ist, wird auf die entsprechenden Lehrbücher der Suchtmedizin hingewiesen (z. B. Gastpar et al. 1999). Diese Abhandlung beschränkt sich auf die Opioidabhängigkeit.

Abhängigkeit von Opioiden

Opium entstammt dem bräunlich-roten Milchsaft der unreifen Frucht der Schlafmohnkapsel (Papaver somniferum). Dieser enthält verschiedene Alkaloide: Morphin, Codein, Thebain, Papaverin, Noscapin, Narcein etc. Morphin kann aus dem Saft extrahiert und z. B. zu Heroin weiterverarbeitet werden. Es gibt aber auch endogene, also vom menschlichen Körper selbst produzierte Opioide. Endorphine, Dynorphine oder Enkephaline finden sich nicht nur im Magen-Darm-Trakt oder in den Nebennieren. Sie kommen auch in praktisch allen Anteilen des zentralen Nervensystems (ZNS), in denen Schmerzreize verschaltet werden, vor und wirken dort antinozizeptiv (Jurna 1987). Opioide binden reversibel an verschiedene Opioidrezeptoren in bestimmten Bereichen des zentralen und peripheren Nervensystems. Die Unterteilung erfolgt in My-, Delta- und Kappa-Rezeptoren. Eine analgetische Wirkung kann ein Opioid als Agonist an allen Rezeptorsubtypen oder als partieller Agonist an nur einigen Rezeptortypen entfalten. Entsprechend der

Rezeptorverteilung in den jeweiligen ZNS-Bereichen lässt sich der spezielle analgetische Effekt erklären (s. z. B. Jurna 1987). Allgemeine Wirkungen nach Opioidgabe sind Analgesie, Euphorie, Sedation, Anxiolyse, Miosis und antitussive Effekte.

Als Merkmale einer Überdosierung und damit akuten Intoxikation gelten die extreme Ausprägung der genannten Hauptwirkungen, Koordinationsstörungen und das verstärkte Risiko für das Auftreten von z. B. Atemdepression, Blutdrucksenkung sowie Bradykardie und Bronchospasmus. Die vier Haupteffekte von Opioiden, nämlich Analgesie, Euphorie, Sedation, Anxiolyse, werden von vielen Menschen als angenehm empfunden und gelten als operante Verstärker die zu einer psychischen Abhängigkeit führen können (Grüsser et al. 1999). Kommt die Entwicklung einer physischen Abhängigkeit hinzu, liegt damit das Vollbild der Erkrankung vor.

Die Folgeerkrankungen der Abhängigkeit sind häufig von hoher Relevanz für das Erscheinungsbild und die Therapie. Die sekundären Komplikationen der Opioidabhängigkeit als Konsequenz eines Langzeitgebrauchs werden als „drug-related harm" beschrieben (Gölz 1999a). Sie können in medizinische, soziale und psychische Folgen unterteilt werden.

Zu den medizinischen Folgen zählen:
- Toleranzsteigerung und Dosiserhöhung,
- akute Opioidvergiftung durch Überdosierung.

Bei i.v.-Anwendung kommen unter Umständen folgende Symptome hinzu:
- Human-immunodeficiency-Virusinfektion (Durchseuchungsrate bei Drogenkonsumenten 14–15 % ‚Zenker u. Zenker 1999),
- Hepatitisinfektion (Durchseuchungsrate bei Drogenkonsumenten: Hepatitis A 60–80 %, Hepatitis B 50–90 %, Hepatitis C 70–95 %, Hepatitis D 25–70 % etc., Gölz 1999b),
- Septikämie mit konsekutiver Endokarditis,
- Abszessbildung, Phlebitis und Dermatitis,
- dermatologische Folgekrankheiten durch mangelnde Hygiene,
- kariöser Zahnstatus,
- sekundäre Ammenorrhoe und Libidoverlust,
- Verschlechterung des Allgemeinzustandes.

Substanzspezifische organotoxische Effekte treten bei der ausschließlichen Applikation von Heroin nicht auf.

Zu den sozialen Folgen gehören z. B. der Verlust des Arbeitsplatzes durch unregelmäßiges Erscheinen, kriminelles Verhalten zur Beschaffung finanzieller Mittel, der Verlust von familiären Bindungen, Freundschaften außerhalb des Drogenmilieus sowie weibliche und männliche Prostitution. Die psychischen Folgen der Opioidabhängigkeit sind ebenso gravierend. Hierzu zählen insbesondere die Einengung des Denkens und Handelns auf Themen, die mit dem Suchtstoff in Verbindung stehen, sowie das Gefühl, durch die Droge fremdbestimmt zu sein, mangelndes Selbstwertgefühl, reaktive Depressionen und ein erhöhtes Suizidrisiko.

Für Opioide sind alle bekannten Applikationsformen möglich. Die Inhalation (Rauchen des Heroins z. B. über Aluminiumfolien) und die intravenöse Injektion sind am weitesten verbreitet. Die Konsumformen sind je nach Region und Drogenkultur unterschiedlich.

Die Gruppe der Opioidkonsumenten kann nach Gastpar (1996) in drei Subtypen unterteilt werden, die sich durch soziale und medizinische Merkmale voneinander abheben:
- der in der Öffentlichkeit auffällige Patient,
- der sozial isolierte Patient,
- der sozial integrierte Patient.

Diese Einteilung der Patienten stellt natürlich eine idealtypische Klassifizierung dar. In der Realität finden sich immer wieder Abhängige, die zwischen den Gruppen wandern oder mehreren Gruppen angehören.

Opioide und Schmerztherapie

Ein Schmerz, der länger als drei Monate besteht, wird als chronischer Schmerz definiert (Bannwarth 1999). Schmerzen lassen sich außerdem gemäß ihrer Pathophysiologie unterteilen. Der nozizeptive Schmerz wird ausgelöst durch einen identifizierbaren Stimulus, z. B. Gewebeschaden, der neuropathische Schmerz durch eine Dysfunktion peripherer oder zentraler Nerven und beim psychogenen Schmerz lässt sich eine organische Pathologie nicht nachweisen. Eine weitere wichtige Differenzierung betrifft die Genese, die grob in tumorbedingten und nichttumorbedingten Schmerz unterteilt werden kann. Die American Society of Anesthesiologists definiert nichttumorbedingte Schmerzen als kontinuierlichen oder episodischen Schmerz von einer Dauer und Intensität, die die Funktion und das Wohlbefinden des Patienten nachteilig beeinträchtigt. Außerdem ist der Schmerz auf eine nicht-maligne Ätiologie zurückführbar (American Society of Anesthesiologists 1997).

Die Therapie des Symptoms chronischer Schmerz setzt beim Schmerz selbst sowie den beeinflussenden Faktoren an. Im Rahmen der Pharmakotherapie empfiehlt die World Health Organisation (WHO 1997) eine medikamentöse Stufentherapie des Leidens. Reicht die analgetische Wirkung opioidfreier Schmerzmittel nicht aus, werden in zweiter und dritter Therapielinie „schwache" bzw. „starke" Opioide eingesetzt. Für diese Analgetika können entsprechende Äquivalenzdosen – in Orientierung an Morphin als klinischem „Goldstandard" in der Schmerztherapie (Bannwarth 1999) – berechnet werden.

Die Ausschöpfung nichtpharmakologischer Interventionen ist jedoch ebenso wichtig wie die medikamentöse Behandlung: physikalische Therapie, Psychotherapie, Beschäftigungstherapie, Psychoedukation, Aktivierung des sozialen Netzes etc.

Die Langzeitbehandlung des Schmerzes mittels Opioiden diskutierten Kliniker und Wissenschaftler kontrovers nachdem erkennbar wurde, dass der Effekt einer suffizienten Schmerztherapie möglicherweise durch den Preis verschiedener unerwünschter Wirkungen erkauft wird. Zwar bewirkt der Opioideinsatz Analgesie und Verbesserung der Lebensqualität des Patienten. Pharmakologische Opioidnebenwirkungen, physische Abhängigkeit und Toleranzentwicklung relativieren jedoch den therapeutischen Erfolg und das psychosoziale Outcome.

Als möglicherweise schwerwiegendste Konsequenz der Langzeitgabe ist an die Entwicklung einer iatrogenen Opioidabhängigkeit zu denken. Erste Untersuchungen zu dieser Problematik erbrachten Hinweise, dass bei einem hohen Prozentsatz (z. B. bis 27 %) von Patienten die ärztliche Verschreibung eines Opioids zwecks Schmerzlinderung zum Einstieg in eine Abhängigkeit von dieser Substanz führte (Kolb 1925; Rayport 1954). Neuere Studien über opioidbehandelte Schmerzpatienten ohne anamnestisch bekannte Abhängigkeit zeigten dagegen nur wenige Fälle einer iatrogenen Abhängigkeitserkrankung. Von ca. 10.000 bzw. 11.882 untersuchten Fällen wurden in zwei verschiedenen Studien keine bzw. nur vier Patienten gefunden, die den diagnostischen Kriterien entsprachen (Porter u. Jick 1980; Perry u. Heidrich 1982). Bei nicht bezüglich der Suchtanamnese selektierten Patienten mit Tumorschmerzen ist zu berichten, dass das Risiko einer Alkohol- oder sonstigen Abhängigkeitserkrankung sich nicht von der Auftretenswahrscheinlichkeit in der

Allgemeinbevölkerung unterscheidet (Savage 1993). Die Prävalenz einer Abhängigkeit von Alkohol, Opioiden und/oder anderen Substanzen bei Patienten mit chronischem, nichtmalignem Schmerz wird in verschiedenen amerikanischen Studien mit 3,2 % bis 18,9 % beziffert (Fishbain et al. 1992). Auch hier entsprechen die Zahlen ungefähr der Lebenszeitprävalenz einer Abhängigkeitserkrankung in der US-Allgemeinbevölkerung (z. B. Regier et al. 1990: Prävalenz Alkoholmissbrauch/-abhängigkeit 13,5 %; Prävalenz Drogenmissbrauch/-abhängigkeit 6,1 %). Für den deutschen Sprachraum darf die diesbezügliche Datenlage als noch unzureichend angesehen werden. Allgemein wird die Inzidenz und das Risiko einer Opioidabhängigkeit bei dieser Patientenpopulation eher gering eingeschätzt (Portenoy 1996; Schofferman 1993). Aus der subjektiven Perspektive von Opioidabhängigen mit chronischem, nichttumorbedingtem Schmerz, die mit Methadon substituiert wurden, stellt sich das Problem als schwerwiegender dar. In dieser Stichprobe glaubten 54 % der Probanden, die Verschreibung von Opioiden zur Schmerztherapie habe bei ihnen zur Abhängigkeit geführt (Jamison et al. 2000).

Die vorgestellten Untersuchungen weisen darauf hin, dass nicht nur unterschiedliche Patientenpopulationen, Methoden und Definitionen die Variabilität der Ergebnisse bedingen. Offenbar gibt es auch ein Spektrum an Patienten, bei denen verschiedene individuelle Faktoren zu einem erhöhten Risiko einer Abhängigkeitserkrankung führen (Portenoy 1996).

Die komplexe Diskussion kann hier nur holzschnittartig wiedergegeben werden. Als Ergebnis des Disputs hat sich innerhalb der letzten Jahre für den Einsatz von Opioiden bei Schmerzzuständen folgender Konsensus herausgebildet (z. B. Savage 1996; Bannwarth 1999; Jamison et al. 2000):
- Opioide können und sollen kurzfristig bei akutem Schmerz eingesetzt werden.
- Bei tumorassoziiertem Schmerz, insbesondere bei infauster Prognose, ist die Opioidmedikation auch über einen längeren Zeitraum indiziert.
- Der langfristige Einsatz von Opioiden bei nichtmaligner Schmerzgenese wird weiterhin kontrovers, mit zunehmend bejahender Tendenz diskutiert und praktiziert. Hier liegen nur wenige kontrollierte Studien vor. Im klinischen Bereich ist das Risiko einer Suchtentwicklung in jedem Falle zu beachten und frühzeitig mit dem Patienten zu besprechen.

Risiko- und Resistenzfaktoren der Abhängigkeitserkrankung

Verschiedene soziale, psychische und biologische Faktoren können ein erhöhtes Risiko einer Opioidabhängigkeit bedingen. Bei der Abwägung des Pro und Contra einer Opioidtherapie bei chronischem nichtmalignombedingtem Schmerz ist es notwendig diese Faktoren zu kennen und in die Entscheidungsfindung mit einzubeziehen. Fünf Risikobereiche sind besonders zu beachten (s. auch Reissner u. Banger 2002):
- *Risikofaktoren in der Suchtanamnese:* Der Begriff der „Kreuzabhängigkeit" beschreibt das Phänomen, dass Patienten, die von einer Substanz abhängig sind, ein erhöhtes Risiko für eine Abhängigkeit von einer weiteren Substanzklasse haben bzw. diese bereits aufweisen. Als Beispiel kann die amerikanische „Epidemiologic Catchment Area Study" des National Institute of Mental Health (NIMH) genannt werden, bei der 15.000 Haushalte untersucht wurden. Hier wies ein hoher Prozentsatz der Abhängigen von illegalen Drogen anamnestisch eine Alkoholabhängigkeit auf (Robins et al. 1987). Ein ähn-

liches Phänomen zeigt sich im Rahmen der Entzugsbehandlung von Opioidabhängigen. Nach Abstinenz von Heroin greifen ca. 50 % der Patienten zum Alkohol als Ersatzdroge (Lehman et al. 1990). Diese Suchtverschiebung und die Kreuzabhängigkeit könnten Grund für die ähnlich hohen Prävalenzen einer Abhängigkeitserkrankung in der Normalbevölkerung bzw. bei opioidbehandelten Schmerzpatienten sein. Im Rahmen der Risikoabschätzung bei Einstellung eines Schmerzpatienten auf ein Opioid ist also die anamnestisch erhobene Abhängigkeitserkrankung einer der stärksten zu beachtenden Risikofaktoren. Burchman u. Pagel (1995) folgern, dass eine Opioidmedikation bei Patienten mit anamnestisch bekanntem Drogenmissbrauch oder bekannter Drogenabhängigkeit als kritisch anzusehen ist.

- *Risikofaktoren in der Familienanamnese:* Patienten, deren Eltern an einer Alkohol- oder Drogenabhängigkeit leiden oder litten haben aufgrund von Umweltfaktoren, aber auch insbesondere wegen der genetischen Vorbelastung ein erhöhtes Risiko, ebenfalls eine solche Erkrankung zu entwickeln. Verschiedene Adoptionsstudien zeigten die Wirkung dieser Komponenten und ihre Interaktionen (z. B. Cadoret et al. 1995).
- *Risikofaktoren in der allgemein-psychiatrischen Anamnese:* Unter Abhängigkeitserkrankten findet sich eine hohe Prävalenz für Persönlichkeitsstörungen und psychopathologische Auffälligkeiten (z. B. Burian u. Smole 1997). Aus dieser Tatsache zieht Portenoy (1996) den Umkehrschluss: Persönlichkeitsgestörte Patienten haben ein stark erhöhtes Risiko an einer Abhängigkeit zu erkranken, insbesondere dann, wenn sie mit Opioiden in Kontakt kommen. In der Gruppe der Suchtpatienten konnte gezeigt werden, dass bei einer komorbiden Persönlichkeitsstörung die dissozialen, Borderline- und narzisstischen Störungen am häufigsten anzutreffen sind (Schütze 1998).
- *Risikofaktoren in der Anamnese der aktuellen Lebenssituation:* Situationale Faktoren können das Risiko einer Abhängigkeitserkrankung erhöhen. Ist eine akute Substanz- oder speziell eine Opioidabhängigkeit des Lebenspartners bekannt, spricht dies für eine Hochrisikosituation für Patient und Partner, sodass eine Therapie mit Opioiden eher kontraindiziert erscheint. Aber auch extreme psychische und physische Belastungen können zu dem Abhängigkeitsrisiko beitragen. Stehen Schmerzpatienten unter hohem psychischem Stress, zeichnen sie sich durch ein erhöhtes Suchtrisiko aus (Portenoy 1996).
- *Risikofaktoren in der Persönlichkeitsbeurteilung:* Individuelle Bewältigungsstrategien im Umgang mit kritischen Lebensereignissen beeinflussen die Initiation eines Substanzkonsums (Wills u. Hirky 1996) und sind als Teil des menschlichen Verhaltens Teil der Persönlichkeit. Stressbewältigung oder „Coping ist ein stabilisierender Faktor, der Individuen hilft, in stressreichen Phasen die psychosoziale Anpassung aufrechtzuerhalten; es umfasst kognitive und verhaltensmäßige Anstrengungen um belastende Situationen und den damit assoziierten emotionalen Stress zu reduzieren oder zu bewältigen." (Holahan et al. 1996, S. 25; Übersetzung der Verfasser). Individuen mit vermeidendem Bewältigungsverhalten, die sich z. B. von stresshaften Ereignissen ablenken, Wunschdenken und Tagträumereien nachgehen, neigen eher zum Trinken von Alkohol (Cronkite u. Moos 1984). Somit kann der Konsum von Drogen auch als vermeidende Copingstrategie deklariert werden. Außerdem konnte gezeigt werden, dass impulsiv-aggressive Persönlichkeitszüge wie Neugierverhalten („high-novelty seeking") und Bestrafungsvermeidungsverhalten („harm-avoidance") für einen frühen Substanzkonsum prädiktiv sind (Cloninger et al. 1988).
- *Risikofaktoren in der jugendpsychiatrischen Anamnese:* Verschiedene psychiatrische Erkrankungen im Kindes- und Jugendalter können das Risiko für eine Abhängigkeits-

erkrankung erhöhen. So weisen 33–66 % der Erwachsenen, die in ihrer Jugend die Diagnose einer hyperkinetischen Störung erhielten, ein erhöhtes Risiko auf, legale und illegale Drogen zu missbrauchen. Außerdem liegt hier eine Häufung dissozialer Persönlichkeitsstörungen vor (Döpfner 2000). Ähnliches gilt für Störungen des Sozialverhaltens in Kindheit bzw. Jugend und einem späteren Substanzkonsum (Disney et al. 1999). Allgemein werden negative Kontakte zur Polizei und zu Jugendbehörden, häufiges Schuleschwänzen, Schulprobleme, Weglaufen aus dem Elternhaus, Problemtrinken und ein hoher Zigarettenkonsum als juvenile Risikofaktoren angesehen (Stenbacka 2000). Deviantes Verhalten eines oder beider Elternteile (Alkohol- bzw. Drogenkonsum, kriminelles Verhalten), Trennung oder mangelnde Verfügbarkeit der Eltern sowie häufige familiäre Konflikte gelten als starke Prädiktoren eines erhöhten Substanzkonsums (Nurco et al. 1996). Obwohl ein direkter Zusammenhang eines in der Kindheit stattgefundenen physischen oder sexuellen Missbrauchs und einer späteren Suchterkrankung nicht sicher gefunden werden kann (Schaffer et al. 2000), gilt eine Missbrauchserfahrung als Risikofaktor (Egle et al. 1997).

Zur Beurteilung des Risikos für einen Patienten unter Langzeitgabe von Opioiden eine Abhängigkeit auszubilden, sollte der Arzt nicht nur negative, sondern auch positive Merkmale im Sinne von Resistenzfaktoren berücksichtigen:

- *Protektive Faktoren in der Suchtanamnese:* Die Tatsache, dass eine leere Suchtanamnese als prognostisch gut angesehen wird, muss nicht weiter kommentiert werden.
- *Protektive Faktoren in der Familienanamnese:* Das Fehlen psychiatrischer Erkrankungen bei Eltern und Familie, speziell auch von Abhängigkeitserkrankungen, kann als positiv angesehen werden.
- *Protektive Faktoren in der allgemein-psychiatrischen Anamnese:* Eine gute seelische Gesundheit und stabile Psyche verringert prognostisch das Risiko einer Abhängigkeitserkrankung, schließt es aber natürlich nicht aus.
- *Protektive Faktoren in der Anamnese der aktuellen Lebenssituation:* „Social support" im Sinne eines gut ausgeprägten sozialen Netzes des Individuums kann als ein Coping-Mechanismus und damit als Resilenzfaktor gelten.
- *Protektive Faktoren in der Persönlichkeitsbeurteilung:* Aktive Stressbewältigungsstrategien und eine positive Bewältigungsgeschichte in Bezug auf vorangegangene Lebensereignisse (z. B. Wills u. Hirky 1996; Danish u. D´Augelli 1995) verringern das Risiko. Verschiedene soziale und psychische Kompetenzen schützen vor einer späteren Drogenabhängigkeit. Dazu zählen Intelligenz, psychische Stabilität und die Fähigkeit, Emotionen zu kontrollieren sowie soziale Kompetenzen wie Verantwortungsbewusstsein in Gruppen, Unabhängigkeit und sozial extrovertiertes Verhalten (Stenbacka 2000).
- *Protektive Faktoren in der jugendpsychiatrischen Anamnese:* Dauerhafte und gute Beziehung zu mindestens einer primären Bezugsperson und sicheres Bindungsverhalten, das bereits in der frühen Kindheit gelernt wird, sind ebenso als Resilenzfaktoren zu bewerten (Egle et al. 1997).

Eine ausführliche Anamnese unter Berücksichtigung der obigen Ausführungen ist also von eminenter Wichtigkeit und dies nicht nur im Suchtbereich. Ausschlaggebend für die Beurteilung des individuellen Risikos eines Schmerzpatienten unter Langzeitgabe von Opioiden ist die klinische Einschätzung des Arztes anhand der genannten Anamnesepunkte (die Autoren evaluieren zur Zeit einen Fragebogen zur Beurteilung des Risikos bei chronisch Schmerzkranken). Überwiegt der Eindruck, dass eine Einstellung nicht die Gefahr einer iatrogenen Opioidabhängigkeit birgt, wird die Ausarbeitung eines Therapieplanes gemeinsam mit dem Patienten empfohlen (Burchman u. Pagel 1995). Der Inhalt eines solchen Vertrages umfasst Beginn und Ende der Therapie, Behandlungsziele, Regeln des Schmerzmanagements und der Opioidmedikation, Risiken und Nebenwirkungen, Zielkontrollen, Verantwortlichkeiten, Absprachen bezüglich des Informationstransfers etc. Der Vertrag ist für Behandler und Patienten verpflichtend und wird beiden ausgehändigt.

Des Weiteren empfiehlt Savage (1996) verschiedene Präventivmaßnahmen, die das Risiko einer Opioidabhängigkeit mindern können. So sind langsam anflutende Opioide aus suchtmedizinischer Sicht den schnell anflutenden Präparaten vorzuziehen. Das schnelle Anfluten eines Opioides resultiert in einer raschen und starken psychotropen Wirkung, dem sog. „Kick", der vom Abhängigen besonders geschätzt wird. Außerdem wird der Einsatz eines möglichst regelmäßigen Dosierungsschemas befürwortet, das nach zeitlichen oder anderen überprüfbaren Kriterien festgeschrieben ist.

Merkmale der Abhängigkeit bei opioidbehandelten Schmerzpatienten

Bei Schmerzpatienten, die trotz aller Vorsicht eine Abhängigkeit vom Opioidtyp entwickelt haben oder bereits an einer solchen leiden, ergeben sich zwei Probleme:
- Ist die Diagnose formal nach den oben genannten Kriterien der ICD-10 (Dilling et al. 1993) oder DSM-IV (Saß et al. 1998) zu stellen?
- Welche therapeutischen Maßnahmen sind einzuleiten?

In diesem Kapitel soll zunächst das diagnostische Problem abgehandelt werden. Dabei zeigt es sich, dass bei einem Schmerzpatienten oft die Grenze zwischen einer ärztlich vertretbaren Opioideinnahme und einer Opioidabhängigkeit fließend und damit nur sehr schwer festzustellen ist. Die operationalisierten, deskriptiven Kriterien für eine entsprechende Diagnose führen in ihrer durch die ICD-10 oder DSM-IV vorgegebenen Konstellationen bei Schmerzpatienten nicht immer zu einem klaren Bild. Mindestens zwei der geforderten Merkmale sind nur mit Einschränkungen anwendbar. Bei opioidbehandelten Schmerzpatienten ist zum Beispiel der Nachweis einer Toleranz nicht unbedingt ein Zeichen der Abhängigkeit. Sollte ein körperliches Entzugssyndrom bei Dosisreduktion oder Beendigung der Opioidgabe auftreten, gilt dies zwar als ein Hinweis auf eine physische Abhängigkeit. Diese ist bei Schmerzpatienten aber nicht mit der Diagnose einer Abhängigkeit gemäß diagnostischem Manual gleichzusetzen. Auch das vom DSM-IV geforderte Kriterium eines häufigen und/oder länger als beabsichtigt vorliegenden Substanzkonsums ist bei fortgesetzter Notwendigkeit der Behandlung kein diagnostisches Kriterium im Sinne der Verfasser der ICD-10. Da für die Diagnosestellung das Vorliegen von drei oder mehr Kriterien genügt, kann es somit zu einer falsch-positiven Einschätzung kommen (Savage 1996).

Die Diagnose einer Abhängigkeit bei opioidbehandelten Schmerzpatienten erfordert also einen anderen Bezugsrahmen. Die American Society of Addiction Medicine (ASAM) verlangt für die Diagnose in dieser Patientengruppe das persistierende Auftreten folgender drei Merkmale eines dysfunktionalen Opioidgebrauchs (Compton et al. 1998):
- Auf den Gebrauch von Opioiden zurückzuführende verstärkte Nebenwirkungen (z. B. Sedation, Zunahme von schmerzassoziierten Symptomen trotz adäquater Analgesie, abnehmendes soziales und psychosoziales Funktionsniveau),
- Kontrollverlust bezüglich der Opioideinnahme (z. B. unmäßige Einnahme entgegen dem ärztlich vorgegebenen und besprochenen Zeit- und Dosierungsplan, vorzeitiges

Aufbrauchen der Medikation, angeblicher Verlust von Rezepten, unpünktliches oder Nichterscheinen zum vereinbarten Arzttermin, Forderung des Patienten nach zusätzlicher Medikation oder erhöhter Alkoholkonsum),
- vorwiegende Beschäftigung mit der Beschaffung von Opioiden trotz adäquater Analgesie (z. B. Ablehnung alternativer Therapieansätze zur Reduktion der Opioidmedikation, Bevorzugung kurz wirksamer, starker Opioide oder Bolusgaben („Kick"), manipulierendes Patientenverhalten, Einfordern bestimmter Opioide von hohem Schwarzmarktwert, Beschaffung von Opioidrezepten aus verschiedenen ärztlichen Quellen, illegaler Umgang mit Rezepten etc.).

In der Praxis können die geschilderten Verhaltensauffälligkeiten des Patienten den Verdacht einer Abhängigkeit gemäß der Kriterien der American Society of Addiction Medicine (ASAM) nahe legen und zur Diagnose beim Schmerzpatienten führen (z. B. Savage 1993 und 1996; Sees u. Clark 1993; Compton et al. 1998; Reissner u. Banger 2002).

Insgesamt lässt die Therapiecompliance der Patienten nach. Der vereinbarte Therapievertrag wird immer öfter durch zunehmendes Auftreten von Nebenwirkungen, Kontrollverlust und Beschaffungsdruck bezüglich der Opioide gebrochen und schließlich nicht mehr eingehalten.

Zu beachten ist jedoch die differentialdiagnostische Abgrenzung der sog. „Pseudoabhängigkeit" von einer Abhängigkeitserkrankung (Savage 1996; Bannwarth 1999).

Pseudoabhängiges Verhalten fällt bei Patienten auf, die aufgrund unzureichender Analgesie versuchen, ihre Opioidmedikation zu erhöhen. Dabei können ähnliche Verhaltensmuster wie die oben beschriebenen auftreten. Wird in so einem Fall die Opioiddosis bis zur Schmerzfreiheit gesteigert, sollten die oben genannten Symptome sistieren. Sedation, unangemessene Euphorie oder Kontrollverlust bezüglich des Opioidkonsums dürften bei der Aufdosierung jedoch nicht auftreten.

Die referierten Hinweise sind mögliche Indizien einer Suchterkrankung für die der Schmerztherapeut sensibilisiert sein sollte. Nach der Beobachtung und Beachtung dieser Hinweise und bei begründetem Verdacht auf eine Abhängigkeitserkrankung empfiehlt sich eine Aussprache zwischen Arzt und Patient. Eventuell wird der Patient versuchen der Thematik auszuweichen. Beleidigtes, gereiztes oder unangemessen irritiertes bis entrüstetes Verhalten als Reaktion kann bei der Thematisierung einer Abhängigkeit von Alkohol oder Drogen nicht ausgeschlossen werden (Wesson 1993). Ein solches Gespräch kann nur dann erfolgreich ablaufen, wenn es in entspannter, vertrauensvoller und vor allen Dingen verständnisvoller Atmosphäre ohne unterschwellig oder offen vorwürfige Grundhaltung geführt wird.

Therapie der Opioidabhängigkeit

Multidimensionale Behandlung der Opioidabhängigkeit

Es ist unbestritten, dass die Drogenabhängigkeit als eine vielschichtige Krankheit anzusehen ist. Eine entsprechende Therapie erfordert folglich den fein abgestimmten Einsatz von pharmakologischen und psychotherapeutischen Methoden (National Institute on Drug Abuse 1999). Demzufolge ist eine Zusammenarbeit von Schmerztherapeuten und psychiatrisch erfahrenen Suchtmedizinern neben den entsprechenden sonstigen Institutionen wichtig und wünschenswert. In der Praxis entwickelte sich daraus ein funktionales multidimensionales Behandlungskonzept, das medizinische, psychotherapeutische und soziale Einrichtungen in einem engen Verbund zusammenschließt. So stehen für eine erfolgversprechende Therapie der Hausarzt in Kooperation mit dem in der Suchtmedizin spezialisierten Psychiater, den einschlägigen kommunalen Beratungsstellen, den örtlichen Selbsthilfegruppen (z. B. Narcotics Anonymous, Kreuzbund usw.) und den sonstigen medizinischen Einrichtungen für eine Spezialbehandlung (Akutfall/Entgiftung/Entwöhnung) zur Verfügung. Selbstverständlich bedarf es auch der Einbeziehung des personalen und sozialen Umfeldes des Patienten. Dieses Netzwerk an Personen und Institutionen hat sich in besonderem Maße bei dieser komplexen Abhängigkeitssituation bewährt (Gastpar 1996). Die daraus resultierenden Synergieeffekte dieser ganzheitlichen Behandlung dürfen als Voraussetzung für einen Erfolg angesehen werden. Die Kommunikation aller Beteiligten gewährleistet einen Austausch von Informationen und lässt somit den aktuellen Status erkennen, konzipiert Strategien, Programme und schließt u. a. auch Doppelmedikationen aus.

Das Endziel einer andauernden Abstinenz wird in der Suchttherapie durch das Erreichen verschiedener Zwischenziele in den entsprechenden Behandlungsphasen erreicht.

Analyse, Problemdefinition und Motivation zur Behandlung

Der Opioidabhängige muss seine gesundheitliche Situation bewusst erkennen. Die Gewissheit: „Diagnose Drogenabhängigkeit" bedeutet für den Patienten, dass es sich um eine Abhängigkeitserkrankung handelt, die einer intensiven Therapie bedarf. Dieser Tatbestand muss mit all den daraus resultierenden persönlichen und sozialen sowie den damit gegebenen Einschränkungen und den resultierenden Veränderungen akzeptiert werden. Die subjektiven Vorstellungen, Deutungen und Überzeugungen hinsichtlich der Ursachen, der Symptome und der Behandlungsabläufe einer derartigen Abhängigkeitserkrankung sind im offenen Dialog zwischen dem Patienten und Therapeuten ausführlich zu be- und zu verhandeln. Dabei kommt der Bedeutung der subjektiven Krankheitskonzepte für das Handeln des Individuums eine besondere Rolle zu (Becker 1983). Auf diesen Aspekt weisen auch Schöl u. Künsebeck (1984) hin. Divergieren Auffassung und Auslegung der subjektiven Krankheits- und Behandlungstheorien zwischen Patient und Mediziner, werden Behandlungserwartungen enttäuscht, der Patient fühlt sich unverstanden, es kommt zu missverständlichen Interaktionen. Nur auf der Grundlage eines erarbeiteten Vertrauensverhältnis zwischen den Dialogpartnern kann das Problem gemeinsam definiert werden, um dann auf der Grundlage einer entsprechend entwickelten Motivation die Behandlung zu beginnen. Oftmals fühlt sich der Patient nicht gemäß seinen Vorstellungen und Erwartungen beurteilt, ein Tatbestand der sich in wiederholten Therapieabbrüchen, Arzthopping usw. – kurz in der „non-compliance" des Patienten – offenbart. Aber auch die Form der Arzt-Patienten-Interaktion ist ausschlaggebend für eine erfolgreiche Behandlung. Erst in einem nondirektiven Dialog auf einer breiten Vertrauens- und Verständnisgrundlage gelingt es dem Arzt, die subjektive Konzeption seines Patienten mit zu berücksichtigen und in die einzelnen Therapieaspekte aufzunehmen und einzubeziehen.

Nachdem der Therapeut und der Patient die Diagnose verhandelt haben und der Patient seine Abhängigkeitserkrankung akzeptiert hat, rückt die Motivationsarbeit in den Fokus der Therapie. Es stellt sich nun die Frage, wie eine optimale Motivation aufgebaut werden kann. Welche Umstände, krankheitsrelevanten Bedürfnisse, Einstellungen, Entscheidungen und Gefühle können zu einer positiven Verhaltensänderung führen? Ein solcher Verlauf zeigt sich in der Tatsache, dass der Patient bereit ist, die Therapie fortzuführen (Behandlungsmotivation) und sein Verhalten bezüglich des Substanzkonsums zu korrigieren (Änderungsmotivation), um schließlich den Gebrauch ganz einzustellen (Abstinenzmotivation).

Ein besonderer Aspekt bei Schmerzpatienten ist deren Erfahrung, dass sie durch Opioide eine rasche und einfache Linderung ihrer Symptome herbeiführen können. Der weitverbreiteten Überzeugung, hier biete sich eine komplikationslose Medikation an, mit der sich auf einen Schlag alle Probleme lösen lassen, ist von vornherein argumentativ zu begegnen. Vielmehr sollte von Beginn der gemeinsamen Arbeit auf die Möglichkeiten einer alternativen opioidfreien Schmerztherapie hingewiesen werden.

Der Patient muss im Dialog die Überzeugung gewinnen, dass er es schaffen kann abstinent zu leben, dass die Abstinenzbemühungen aber von seiner Seite ausgehen müssen. Therapie kann nur als Hilfe zur Selbsthilfe gedacht und angeboten werden. Dabei ist es wichtig, bestimmte edukative Regeln, die dem Erhalt der Therapiestruktur dienen, einzuführen. Bei der Motivationsarbeit ist aber auf jegliches direktives, moralisierendes Vorgehen zu verzichten. Die Abhängigkeit sollte nicht als eine Charakter- oder Willensschwäche, sondern vielmehr als eine Krankheit angesehen werden, die medizinisch behandelbar ist (Compton u. Guze 1997). Daraus resultiert eine respektvolle, vorwurfsfreie aber verständnisvolle therapeutische Einstellung als Grundlage der motivationsfördernden Behandlung, die aber auch gewisse Grenzen für den Patienten in allen Abschnitten der Therapie setzen muss.

„Harm reduction"

Dieser Begriff beinhaltet die Reduzierung der einschlägigen Folgeprobleme („drug related harm") der Abhängigkeitserkrankung im medizinischen, psychischen und sozialen Bereich (Fuchs u. Degwitz 1995). Das Prinzip der „harm reduction" basiert auf der Vermittlung allgemeiner Informationen über die bereits beschriebenen Risiken und Auswirkungen der Abhängigkeitserkrankung. So besteht für einen sozial-integrierten opioidabhängigen Patienten, der sich auf dem Schwarzmarkt mit einschlägigen Drogen versorgt, immer das Risiko in die Straßenszene abzurutschen. Diese Gefahr darf als relativ groß angesehen werden, wenn bereits zu der Szene engere Kontakte bestehen. Einer solchen Entwicklung sollte durch eine intensive Aufklärung über die abhängigkeitsbedingten Folgen der Erkrankung und über die Risiken der unterschiedlichen Konsumformen vorgebeugt werden.

Zur Vermeidung von „drug-related harm" bei einer „amateurhaften" Einnahme von Opioiden werden sog. Safer-use-Strategien propagiert. Ganz allgemein bedeutet dies eine Aufklärung und Schulung der Drogenabhängigen mit dem Ziel der Beendigung des risikoreichen i.v.-Konsums. Der Verweis auf den Einsatz von sterilen Bestecken für die Injektion (Einmalspritzen), auf die Wichtigkeit eines hygienischen Umfeldes (z. B. in Druckräumen) ist ein nachrangiges Ziel.

Die Substitutionstherapie ist eine weitere wichtige Maßnahme im Rahmen der „harm reduction". Zu den Ersatzmitteln zählen vor allem Methadon und Buprenorphin und seltener Kodein. Untersuchungen zur Originalstoffvergabe werden zur Zeit in der Schweiz und in der Bundesrepublik angestellt.

Vor einer Entscheidung für eine Substitutionstherapie muss die Frage einer möglichen alternativen Behandlungsmethode geprüft werden. Eine Methadonsubstitution ist in der Regel dann indiziert, wenn es sich um einen Patienten mit wiederholten Rückfällen innerhalb einer zweijährigen Abstinenzphase handelt oder bei einem diagnostizierten Heroinrückfall nach einer langen Phase der Enthaltsamkeit. Wenn die Therapie mit Methadon oder einem anderen Medikament feststeht, sollte sie vornehmlich in Fachpraxen oder suchtmedizinischen Ambulanzen unter Kontrolle eines etwaigen Beikonsums durchgeführt werden. Mit der Einnahme des Substitutes (einmal täglich, oral) wird das Auftreten von Entzugssymptomen vermindert und das Opioidcraving reduziert. In Verbindung mit einer psychosozialen Betreuung und Unterweisung führt die Substitution zu einem veränderten Konsum- und Verhaltensmuster. Als Resultat zeigt sich bei den Behandelten eine bessere gesundheitliche Allgemeinsituation sowie eine größere Akzeptanz im sozialen Umfeld verbunden mit einer Reintegration (z. B. Raschke et al. 1999). Der Erfolg des Harm-reduction-Konzepts ist abhängig von der Einbindung des Patienten in das Hilfesystem über persönliche, soziale und institutionelle Strukturen, im Rahmen einer optimalen medizinischen und sozial-psychiatrischen Unterstützung und Betreuung.

Im Spezialfall eines opioidabhängigen Schmerzpatienten, der sozial integriert ist und noch kein i.v.-Konsummuster aufweist, darf die Substitutionstherapie nur eingeschränkt indiziert werden. Hier sollte das Abstinenzziel durch Entgiftung und Entwöhnung in den Vordergrund gerückt werden. Allerdings könnte dennoch versuchsweise eine Substitution erfolgen, wenn es sich um Fälle mit exzessivem Kontrollverlust, um wiederholte erfolglose Entzugsbehandlungen und/oder die Gefahr eines Abgleitens in die Straßenszene handelt. Dabei ist zu beachten, dass eine dauerhafte Methadonverabreichung nicht zu einer Daueranalgesie führt (Payte u. Khuri 1992; Schall et al. 1996). In einem solchen Fall bedarf es zusätzlich alternativer Wege zur suffizienten Therapie des Schmerzes. Außerdem sind mögliche pharmakologische Interaktionen z. B. bei der Abgabe von reinen Opioidagonisten in Verbindung mit partiellen Antagonisten zu beachten. Die Behandlung von Schmerzpatienten in einer etablierten Methadonambulanz sollte kritisch betrachtet werden, da hier über entstehende Kontakte zur Szene die Gefahr einer zusätzlichen Heroinabhängigkeit zunimmt. Eine räumliche Trennung dieser Personengruppen ist daher zu empfehlen.

Abstinenz durch qualifizierte Entgiftungstherapie

Für die Indikation zur Entgiftung eines heroinsüchtigen Patienten müssen verschiedene Faktoren berücksichtigt werden, u. a. die Analyse des gegenwärtigen Krankheitsbefundes, die aktuelle Motivationsbereitschaft, das vorhandene soziale Umfeld, die psychosozialen Begleitumstände und die psychiatrische Komorbidität. Diese Daten bilden die Grundlage für die Auswahl geeigneter Maßnahmen, die sich aus den Angeboten von „harm reduction" bis zur Abstinenztherapie ergeben. Opioidabhängige Schmerzpatienten verfügen im Gegensatz zu dem Gros der Opioidabhängigen oft über eine günstigere Ausgangslage. So kann die Erkrankung durch den Sucht- bzw. Schmerzmediziner zu einem sehr frühen Zeitpunkt diagnostiziert und thematisiert werden, zudem ist das personale und soziale Umfeld des Schmerzpatienten im Vergleich oft intakter. Da sich der Patient bereits im Hilfesystem befindet, werden die Hilfsangebote in der Regel angenommen. Somit erhöht sich die Wahrscheinlichkeit den Patienten zu einer Entgiftungstherapie zu motivieren. Die sog. qualifizierte „Entgiftungsbehandlung" erfolgt zweigleisig: Einerseits wird der Patient mit den zur Verfügung stehenden medizinischen Maßnahmen körperlich entgiftet, andererseits erfolgt eine psychosoziale Betreuung und Motivation zur weiteren Abstinenz. Die medikamentösen Behandlungspläne sowie die psychotherapeutischen Maßnahmen müssen miteinander fein abgestimmt sein und können in unterschiedlichen Settings, und zwar ambulant, teilstationär oder stationär, in die Praxis umgesetzt werden.

Praxis der Opioidentgiftung

Die somatischen Verfahren zur Opioidentgiftung können im Überblick wie folgt eingeteilt werden:
- Opioidentgiftung ohne medikamentöse Unterstützung, der sog. „kalte Entzug",
- nichtopioidgestützte Behandlungsverfahren (medikamentöse Unterstützung),
- opioidgestützte medikamentöse Behandlung.

Die Durchführung dieser unterschiedlichen Therapien kann in einem voll- oder teilstationären Setting erfolgen. Es wird empfohlen, dass die Patienten sich für einen Zeitraum von mindestens sieben Tagen (Nulldosistage) im Anschluss an die durchgeführte Entgiftung medizinisch und psychiatrisch weiterbehandeln lassen. In dieser Phase muss das Rückfallrisiko als relativ hoch angesetzt werden, da in diesem Zeitraum schwere Entzugssymptome immer wieder zu beobachten sind.

Opioidentgiftung ohne medikamentöse Unterstützung
Bei der Dosisreduktion oder bei plötzlicher kompletter Abstinenz von Opioiden kommt es zu folgenden neurobiologischen Veränderungen:
- Wegfall der neuronalen Inhibition,
- Überschießen der zellulären, zur Toleranz führenden Adaptionsprozesse.

Es resultiert eine anormale Noradrenalinausschüttung im Locus coeruleus, ein sog. „Noradrenalinsturm" (Bonnet u. Gastpar 1999). Der Patient zeigt typische Entzugserscheinungen: allgemeine Abgeschlagenheit, Schwitzen, Schüttelfrost, Gänsehaut, Tachykardien, Gähnen, innere Unruhe, Dysphorie, Arthralgien, Myalgien, Übelkeit, Erbrechen, Durchfall, Schlafstörungen und insbesondere Opioidcraving. Beim „kalten Entzug" kommen nur pflegerische Maßnahmen zur Erleichterung der Beschwerden zum Tragen. Bei der Praktizierung dieses Verfahrens ist – abhängig von der Schwere der Symptomatik – eine hohe Abbruchquote in den ersten drei Tagen zu erwarten.

Nichtopioidgestützte Behandlungsverfahren (medikamentöse Unterstützung)
Zur Verfügung stehen diverse Medikamente, die die geschilderten Symptome beim Entzug reduzieren. Die Behandlung wird für die Patienten erträglicher und lässt sich so mit größeren Erfolgsaussichten durchführen. Bei den eingesetzten Pharmaka handelt es sich vorwiegend um Clonidin, trizyklische Antidepressiva und opioidfreie Analgetika. Im Folgenden sollen die verschiedenen Medikamente schlagwortartig dargestellt werden.
- Clonidin
  - Wirkung: Reduzierung der zentralen Noradrenalinausschüttung; dadurch Abschwächung der adrenerg bedingten körperlichen Erscheinungen (Herzklopfen, Schüttelfrost, Gänsehaut etc.).
  - Dosierung: initiale Tagesdosis bis zu 0,3 mg (American Psychiatric Association 1995). Steigerung auf 0,9–1,6 mg unter Beachtung verschiedener Kautelen möglich (Fishbain et al. 1993).
  - Nebenwirkungen: Sedierung (dosisbedingt), Hypotonie und/oder Bradykardie.
  - Empfehlung: Vor jeder Einnahme müssen die Vitalparameter kontrolliert werden. Bei einem Blutdruck von weniger als 90/60 mmHg und einer Herzfrequenz von weniger als 50/min empfiehlt es sich, zunächst die Verabreichung solange zurückzustellen, bis sich die Kreislaufsituation wieder normalisiert hat.
  - Kontraindikationen: Vorliegen eines Sinusknotensyndroms, einer Bradykardie und/oder einer Hypotonie.

- Hinweise: Zur Vermeidung von Reboundphänomenen ausschleichende Abdosierung bevorzugen. Bei „Suchtdruck", Dysphorie, Schlafstörungen, Muskel- und Knochenschmerzen zeigt Clonidin nur geringe oder wenig Wirkung.
- Trizyklische Antidepressiva (z. B. Trimipramin)
  - Wirkung: Man vermutet, dass bei kurzfristiger Gabe eine Hemmung des Reuptake-Mechanismus für die Monoamine Noradrenalin, Serotonin und Dopamin, bei langfristiger Verschreibung eine Down-Regulation zentraler Betarezeptoren und Aktivierung postsynaptischer Alpharezeptoren zur Stimmungsaufhellung beitragen. Diese Wirkung tritt allerdings erst nach drei bis vier Wochen auf.
  - Dosierung: nach Aufdosierungsphase 100–200 mg pro Tag.
  - Nebenwirkungen: Sedation (Gabe von trizyklischen Antidepressiva abends als Einschlafhilfe möglich.). Unerwünschte Nebenwirkungen sind Mundtrockenheit, orthostatische Dysregulation und die Senkung der Schwelle für epileptische Anfälle. In Einzelfällen wurden Delirien beschrieben.
  - Kontraindikationen: AV-Block II. und III. Grades, Schenkelblöcke, Prostatahypertrophie, Engwinkelglaukom, akute Delirien oder Intoxikationen durch zentral dämpfende Substanzen und die Kombination mit MAO-Hemmern.

Verschiedene weitere Pharmaka können in der Behandlung von entzügigen Opioidabhängigen eingesetzt werden. Sofern das vorgefundene Symptom exakt definiert ist, kann der Abhängige symptomatisch mit entsprechenden Medikamenten therapiert werden – jedoch stets unter Berücksichtigung von Kontraindikationen und/oder eines möglichen Suchtpotentials der jeweils eingesetzten Substanz. So können zum Beispiel Kopfschmerzen mit peripheren Analgetika wie Diclofenac oder Novaminsulfon, Myalgien z. B. mit Baclofen, Übelkeit und Erbrechen z. B. mit Metoclopramid oder Triflupromazin und ein Restless-legs-Syndrom u. U. mit L-Dopa behandelt werden.

Opioidgestützte medikamentöse Opioidentgiftung

Medikamente wie Methadon oder seltener Buprenorphin kommen bei der überwiegend im stationären Bereich durchgeführten opioidgestützten Entgiftung zum Einsatz. Sie stellen eine Möglichkeit der relativ symptomarmen Opioidentgiftung dar. Prinzipiell kann jedes Opioid verabreicht werden, das eine zentral-agnostische Wirkung am My-Rezeptor hervorruft. In der Praxis wird im allgemeinen die preisgünstigere D,L-Form (D,L-Methadon) des als Racemat vorliegenden Methadons verabreicht. Zunächst wird in der ersten Eindosierungsphase bei stationärer Behandlung die individuelle Dosis gesucht bei der keine Entzugssymptome auftreten, z. B. bis zu zweimal 20 mg D,L-Methadon (Tretter 1998). In der Abdosierung kann diese Menge jeweils um 10 mg täglich zurückgenommen werden, ab einer Dosis von 20 mg/d wird in 5-mg-Schritten täglich reduziert.

Beim Einsatz des Partialagonisten Buprenorphin liegt die initale Tagesmenge bei 2–8 mg/d (Bonnet u. Gastpar 1999). Zahlreiche Patienten zeigen während der Reduktion bzw. in den Tagen nach der letzten Opioidgabe Entzugserscheinungen, weshalb adjuvant oben genannte Pharmaka zur Anwendung kommen (für eine ausführlichere Darstellung s. Banger u. Reissner 2002).

Der Erfolg einer rein medizinischen Entgiftung garantiert keineswegs ein künftiges abstinentes Leben. Vielmehr ist zur Sicherung des erreichten Status der Einsatz psychotherapeutischer Maßnahmen unumgänglich. So werden u. a. weiterführend empfohlen: Verhaltenstherapie, kognitive Verhaltenstherapie, individuelle psychodynamische Psychotherapie oder interpersonelle Therapie (American Psychiatric Association 1995). Zu den Schwerpunkten im Rahmen dieser Behandlungen zählen eine etwaige psychiatrische

Komorbidität und/oder Rückfallprävention. Vorbeugend kann der Patient Situationen einüben, die eine Rückfallgefahr darstellen. Dadurch soll dem Verlust der Abstinenz vorgebeugt werden. Zu einem solchen Ansatz gehört auch die Bewältigung von gefährdenden Lebenskonstellationen. Verhaltensmuster und Copingstrategien werden gemeinsam entwickelt, erarbeitet, trainiert und verinnerlicht. Diese kognitiv-verhaltenstherapeutisch orientierten Programme kommen auch bei der Behandlung von Schmerzpatienten zum Einsatz (Flor u. Turk 1990). Im Rahmen seiner Ausführungen weist Sees (1993) besonders auf folgende Risikofaktoren für einen Rückfall bei Schmerzpatienten hin:
- Negatives emotionales und physisches Befinden (Schmerz, Schlafstörungen, Angst, Depressionen),
- Veränderung der sozialen Rollen aufgrund der Schmerzerkrankung,
- Stress in zwischenmenschlichen Beziehungen und
- Exposition mit abhängigkeitserzeugenden Substanzen.

Aus dem Gesagten folgt, dass die Entwicklung suffizienter Alternativen zur Schmerzbehandlung mit Opioiden ein weiterer Focus neben den herkömmlichen suchtmedizinischen und psychotherapeutischen ist. Dazu zählen eine Reihe von Verfahren wie Nervenblockaden, TENS-Behandlung, Biofeedback, chirurgische Interventionen, physikalische Behandlungsformen. Der Einsatz von Ergotherapie, Akupunktur und Entspannungsverfahren sollte ebenfalls ausführlich diskutiert werden.

Die Erfahrungen im Praxisalltag haben gezeigt, dass es ratsam ist, ein Therapieprogramm in Form eines Behandlungsvertrages gemeinsam zu erarbeiten, schriftlich zu fixieren und verbindlich für beide Seiten durch Unterschriftsvollzug zu dokumentieren. Der Vertrag sollte formale (Gegenstand des Vertrages und beteiligte Personen, Institutionen) wie inhaltliche Aspekte berücksichtigen:
- *Modalitäten zur suchtmedizinischen Therapie:* Teilnahmeverpflichtung aller Beteiligten am fixierten Therapiekonzept, Behandlungszeitraum, Intervalle für die Einnahme der verordneten Medikamente, regelmäßige Kontrollen, Sanktionen bei Nichteinhaltung und/oder Rückfällen etc.
- *Modalitäten der Psychotherapie:*
  - Therapiefokus: Rückfallprävention, Schmerzbewältigung, emotionale Belastungsfaktoren etc.
  - Setting: Einzel- und/oder Gruppensitzungen, Dauer und Frequenz der jeweiligen Maßnahme etc.
- *Modalitäten der schmerzmedizinischen Therapie:* Medikation, alternative Methoden der Schmerztherapie, adjuvante Therapien usw.

In jedem Falle sollte bei einer ambulant durchgeführten Therapie das personale Umfeld erkundet werden, um dann möglicherweise die Familie/Partner des Patienten in geeigneter Form vermittelnd, stützend und helfend zu beteiligen.

Abstinenz durch qualifizierte Entwöhnungstherapie

Im Anschluss an eine erfolgreich abgeschlossene Entgiftungsbehandlung folgt nun idealerweise als Fortsetzung der Therapie die etwa sechsmonatige Entwöhnungsphase. Die Therapie zielt auf eine vollständige psychische und soziale Rehabilitation ab. Dies macht sich auch in der Finanzierung bemerkbar. Aufwendungen hierfür werden nicht von den Krankenkassen sondern von den Rentenversicherern übernommen. Für die erforderlichen Anträge müssen umfassende Unterlagen zusammengestellt werden. Nur eine enge Kooperation aller Beteiligten (Patient, suchtmedizinisch erfahrene Ärzte, Sozialarbeiter und die jeweiligen Institutionen) gewährt einen reibungslosen Ablauf. Der Schwerpunkt der

Behandlung verschiebt sich nun von medizinischen auf psycho- und soziotherapeutische Maßnahmen. Dabei werden je nach Konzept der Einrichtung unterschiedliche Verfahren eingesetzt. Folgende Vorgaben dienen als Zielkriterien: Entwöhnung durch Verzicht auf jegliche Suchtmittel, körperliche Regeneration, Reorganisation des sozialen Umfeldes, Stabilisierung der Persönlichkeit, Eingliederung in das Berufsleben, Resozialisierung im weitesten Sinne. Um diese Aufgaben zu lösen, bedarf es eines strukturierten Tagesablaufs. Hierzu zählen in der Regel psychotherapeutische und psychoedukative Einzel- und/oder Gruppenaktivitäten sowie Ergo-, Musik- und Beschäftigungstherapien. Die sog. Adaptionsbehandlung im Rahmen der Nachsorge beschäftigt sich mit der allmählichen Überführung in ein „normales" suchtmittelfreies Leben. Hierzu gehören Arbeitserprobungen, Umschulungen, betreutes Wohnen etc. im Anschluss an die eigentliche Entwöhnungsphase. So werden die Patienten allmählich auf ein geregeltes Leben und die Realitäten des Alltags vorbereitet. Die dargestellte Entwöhnungstherapie wird häufig nur von Patienten anvisiert, die ein hohes Motivationsniveau zeigen. Im Falle eines erfolgreichen Therapieabschlusses und speziell bei opioidabhängigen Schmerzpatienten ist eine lang andauernde, ambulante Rückfallprophylaxe anzustreben.

Rückfallprophylaxe zum Erhalt der Abstinenz
Zwecks Sicherung des Abstinenzzustandes und der Vermeidung eines Rückfalls bieten sich prophylaktisch eine Reihe von Maßnahmen an. Bei opioidabhängigen Schmerzpatienten, die auf solche Analgetika zwangsläufig verzichten müssen, empfiehlt sich als optimaler medikamentöser Schutz eine Naltrexonbehandlung. Es handelt sich hierbei um einen lang wirksamen Opioidantagonisten. Bei einer entsprechenden Dosierung werden aufgrund der hohen Rezeptoraffinität alle Opioidrezeptoren besetzt. Nachfolgend verabreichte Opioide treffen auf bereits besetzte Rezeptoren, von denen das Pharmakon nicht verdrängt werden kann. Da unter Naltrexongabe die Wirkung von Heroin oder opioidhaltigen Schmerzmitteln blockiert ist, wird die Rückfallgefahr weitgehend minimiert. Die so behandelten Patienten berichten überwiegend, dass durch die Einnahme von Naltrexon und das Wissen um dessen Wirkung der unerträgliche Suchtdruck nachlässt. Voraussetzung für eine erfolgreiche Therapie ist allerdings eine regelmäßige Einnahme. Die Medikation erfolgt 3-mal wöchentlich (auf jeden zweiten Tag 100 mg und beim Abstand von drei Tagen 150 mg), so dass an den Zwischentagen ein ausreichender Pharmakonspiegel vorliegt. Um Komplikationen wie ein massives Entzugssyndrom bei der erstmaligen Eindosierung zu vermeiden, muss der Patient unbedingt opioidfrei sein. Unter der Therapie werden ständige Beikonsumkontrollen durch ein Drogenscreening (z. B. Banger 2000) empfohlen. Durch kontinuierlich begleitende psychotherapeutische Maßnahmen wird der Patient zur Einhaltung des Behandlungsplanes motiviert und gleichzeitig werden akute psychosoziale Probleme behandelt. Dieses Vorgehen ist im Rahmen der Nachsorge sowieso unerlässlich. Wie auch ehemals Heroinabhängige eine Nachsorge beim Suchtmediziner oder bei der Drogenberatungsstelle erhalten, sollte dies auch für opioidabstinente Schmerzpatienten in Bezug auf ihren Psychiater und/oder Schmerztherapeuten gelten. Nicht unerwähnt dürfen die zahlreichen Selbsthilfegruppen für Abhängige in vielen Kommunen bleiben, wie z. B. der Kreuzbund, die Narcotics Anonymous oder andere. Diese oft rein aus Betroffenen zusammengesetzten Zirkel machen es sich zur Aufgabe, in Aussprachen, Gesprächen, Diskussionen, Vorträgen, Übungen mit der Abhängigkeit bzw. dem Schmerz lösungsorientiert umzugehen. Auch diese Form einer gruppendynamischen Bewältigungsstrategie stabilisiert den Patienten und trägt zu einem langfristigen Erfolg im Abstinenzprozess bei.

Suchtmedizin in der Praxis – eine Zusammenfassung

Die Behandlung opioidabhängiger Patienten erfordert eine fein abgestimmte Koordination der multimodalen Therapie im professionellen (Psychiater, Psychotherapeut, Sozialarbeiter etc.), sozialen (Familie, Partner, Freunde) und institutionellen (Beratungsstellen, Selbsthilfegruppen) Bereich. Der Weg des Patienten zum Ziel „Abstinenz" kann in verschiedenen Etappen (s. Aufzählung unten) erreicht werden. Dabei werden diese oft nicht linear, sondern zirkulär durchlaufen. Das heißt krankheitsbedingt kann es immer wieder zu einem Rückfall und damit zu einem Rückschritt kommen.

- Problemdefinition und Motivation zur Therapie der Abhängigkeitserkrankung,
- „harm reduction",
- Abstinenz durch Entgiftungstherapie (qualifizierte Akutbehandlung),
- Abstinenz durch Entwöhnungstherapie,
- Erhalt der Abstinenz durch Rückfallprophylaxe.

Die vom Arzt erarbeitete und vom Patienten akzeptierte Diagnose stellt die Grundlage einer erfolgreichen Behandlung dar. Der Patient muss das Behandlungsziel verinnerlichen und mit eigener Therapiemotivation und therapeutischer Assistenz zum Erfolg beitragen. Im Rahmen der „harm reduction" sind alle gesundheitsfördernden Maßnahmen durchzusetzen, als da sind Aufklärung über Entstehung und Folgen, Safer-use-Strategien und eine mögliche Substitution von Opioiden. Das Ziel einer qualifizierten Entgiftungstherapie kann nur erfolgversprechend erreicht werden in der engen und vertrauensvollen Zusammenarbeit aller Beteiligten. Nach der medizinischen Entzugsphase, einhergehend mit einer ersten psychosozialen Stabilisierung und Festigung der Motivation, beginnt die abstinenzorientierte Entwöhnungstherapie. Diese Nachsorge, psychiatrisch und psychosozial begleitet, soll garantieren, dass der eingesetzte Genesungsprozess programmgemäß verläuft und nicht durch Rückfälle verzögert oder verhindert wird. Die Sicherung des Behandlungserfolges wird durch Einsatz aller nichtopioidgebundenen Interventionen unterstützt. Hier kommen psychotherapeutische und psychopharmakologische Strategien zum Zuge. Das Risiko eines Rückfalls bei Schmerzpatienten ist in folgenden Situationen erhöht:

- Negatives emotional-psychisches Befinden (Angst, Unruhe, depressive Stimmung, Schlafstörungen etc.),
- Veränderungen der sozialen Rollen aufgrund der Schmerzerkrankung,
- Stress in zwischenmenschlichen Beziehungen und
- Exposition mit suchterzeugenden Substanzen.

Bei Beachtung der genannten Hinweise und Empfehlungen ist es sicherlich möglich das Risiko einer Abhängigkeit bei opioidbehandelten chronischen Schmerzpatienten zu vermindern, wenn nicht sogar ganz zu reduzieren.

Literatur

American Psychiatric Association (1995) Practice Guidelines for the treatment of patients with substance use disorders: Alcohol, cocaine, opioids. Amer J Psych 152 (Suppl 11): 1–59

American Society of Anesthesiologists Task Force on Pain Management Chronic pain section (1997) Practice guidelines for chronic pain management. Anesthesiology 86: 995–1004

Banger M (2000) Drogenscreening-Untersuchungen. In: Gastpar M, Banger M (Hrsg) Laboruntersuchungen in der psychiatrischen Routine. Thieme, Stuttgart New York, S 9–20

Banger M, Kutscher SU (2001) Frauenspezifische Aspekte bei Alkoholabhängigkeit und Drogensucht. Psychische Erkrankungen bei Frauen. Psychiatrie und Psychosomatik in der Gynäkologie. Roderer, Regensburg

Banger M, Reissner V (2002) Therapie der Opioidabhängigkeit. In: Egle UT, Hoffmann SO et al. (Hrsg) Der Schmerzkranke. Schattauer, Stuttgart New York, im Druck

Bannwarth B (1999) Risk-benefit assessment of opioids in chronic noncancer pain. Drug Safety 21(4): 283–296

Becker H (1983) Compliance und subjektive Krankheitstheorie des Patienten. Dtsch Ärztebl 80(50): 25–28

Bender S, Rösinger C et al. (1994) Persönlichkeitsstörungen bei Opiatabhängigen. Münch Med Wschr 136: 508–511

Bonnet U, Gastpar M (1999) Opioide. In: Gastpar M, Mann K, Rommelspacher H (Hrsg) Lehrbuch der Suchterkrankungen. Thieme, Stuttgart New York, S : 237–262

Burchman SL, Pagel PS (1995) Implementation of a formal treatment agreement for outpatient management of chronic nonmalignant pain with opioid analgesics. J Pain Sympt Manag 10(7): 556–563

Burian W, Smole S (1997) Persönlichkeitsstörungen bei Drogenabhängigen. Wiener Zeitschrift für Suchtforschung 20(3–4): 111–113

Cadoret RJ, Yates WR et al. (1995) Adoption study demonstrating two genetic pathways to drug abuse. Arch Gen Psych 52(1): 42–52

Cloninger CR, Sigvardsson S et al. (1988) Childhood personality predicts alcohol abuse in young adults. Alcoholism. Clin Exp Res 12: 494–504

Compton WM, Guze SB (1997) The medical basis of addictive disorders. In: Miller NS (Hrsg) Addictions in psychiatry. Saunders, Philadelphia London Toronto, pp 127–134

Compton P, Darakjian J et al. (1998) Screening for addiction in patients with chronic pain and "problematic" substance use: evaluation of a pilot assessment tool. J Pain Sympt Manag 16(6): 355–363

Cronkite RC, Moos RH (1984) The role of predisposing and moderating factors in the stress-illness relationship. J Health Soc Behav 25: 372–393

Danish SJ, D'Augelli AR (1995) Kompetenzerhöhung als Ziel der Intervention in Entwicklungsverläufen über die Lebensspanne. In: Filipp SH (Hrsg) Kritische Lebensereignisse. PVU, Weinheim, S 156–173

Dilling H, Mombour W et al. (1993) Klassifikation psychischer Krankheiten. Klinisch-diagnostische Leitlinien nach Kap. V (F) der ICD-10. Huber, Bern

Disney ER, Elkins IJ et al. (1999) Effects of ADHD, conduct disorder, and gender on substance use and abuse in adolescence. Amer J Psych 156(10): 1515–1521

Döpfner M (2000) Hyperkinetische Störungen. In: Petermann F (HGrsg) Lehrbuch der Klinischen Kinderpsychologie und -psychotherapie. Hogrefe, Göttingen Bern Toronto Seattle, S 151–186

Egle UT, Hoffman SO et al. (1997) Psychosoziale Risiko- und Schutzfaktoren in Kindheit und Jugend als Prädisposition für psychische Störungen im Erwachsenenalter. Nervenarzt 68: 683–695

Fichtl B, Füllgraff G et al. (1998) Allgemeine Pharmakologie und Toxikologie. In: Forth W, Henschler D, Rummel W, Starke K (Hrsg) Allgemeine und spezielle Pharmakologie und Toxikologie. Spektrum Akademischer Verlag, Heidelberg, S 3–102

Fishbain DA, Rosomoff HL et al. (1992) Drug abuse, dependence and addiction in chronic pain patients. Clin J Pain 8: 77–85

Fishbain DA, Rosomoff HL et al. (1993) Opiate detoxification protocols. A clinical manual. Ann Clin Psych 5(1): 53–65

Flor H, Turk DC (1990) Der kognitiv-verhaltenstherapeutische Ansatz und seine Anwendung. In: Basler HD et al. (Hrsg) Psychologische Schmerztherapie: Grundlagen, Diagnostik, Krankheitsbilder, Behandlung. Springer, Berlin Heidelberg New York Tokyo, S 501–517

Fuchs WJ, Degwitz P (1995) Harm reduction in Europe – Trend, movement or change of paradigma? Eur Add Res 1: 81–85

Gastpar M (1996) Abhängigkeit von weiteren Substanzen. In: Gastpar M, Kasper S, Linden M (Hrsg) Psychiatrie. De Gruyter, Berlin New York, S 60–87

Gastpar M, Mann K et al. (1999) Lehrbuch der Suchterkrankungen. Thieme, Stuttgart New York

Gölz J (1999a) Der drogenabhängige Patient. Urban und Fischer, München

Gölz J (1999b) Diagnostik und Therapie der somatischen Erkrankungen. In: Gölz J (Hrsg) Der drogenabhängige Patient. Urban und Fischer, München, S 323–394

Grüsser SM, Flor H et al. (1999) Drogenverlangen (Craving) und Drogengedächtnis. In: Gölz J (Hrsg) Moderne Suchtmedizin. Thieme, New York Stuttgart, B2.6.1-1 – B2.6.1.-4

Günthner A, Dedner C et al. (2000) Komorbidität bei Drogenabhängigen. Suchttherapie 1: 16–20

Holahan CJ, Moos RH et al. (1996) Coping, Stress, and Growth: Conceptualizing Adaptive Functioning. In: Zeidner M, Endler NS (eds) Handbook of Coping. Wiley, New York, pp 24–34

Jamison R, Kauffmann J et al. (2000) Characteristics of methadone maintenance patients with chronic pain. J Pain Sympt Manag 19(1): 53–62

Jurna I (1987) Analgetika: Schmerzbekämpfung. In: Forth W, Henschler D, Rummel W (Hrsg) Allgemeine und spezielle Pharmakologie und Toxikologie. Bibliographisches Institut & F. A. Brockhaus AG, Mannheim Wien Zürich, S 522–547

Kolb L (1925) Types and characteristics of drug addicts. Ment Hyg 9: 300

Kraus L, Bauernfeind R (2001) Epidemiologie des Konsums psychotroper Substanzen, Deutsche Hauptstelle gegen die Suchtgefahren e.V. 2001 (http://www.dhs.de)

Krausz M, Verthein U et al. (1998) Prävalenz psychischer Störungen bei Opiatabhängigen mit Kontakt zum Hilfesystem. Nervenarzt 69: 557–567
Larbig W (1998) Medizinische Behandlung der Tumorschmerzen. In: Larbig W, Fallert B, de Maddalena H (Hrsg) Tumorschmerz: Interdisziplinäre palliative Therapiekonzepte. Schattauer, Stuttgart New York, S 33–152
Lehman W, Barret M et al. (1990) Alcohol use by heroin addicts 12 years after drug abuse treatment. J Stud Alcohol 51: 233–244
National Institute on Drug Abuse (1999) Principles of Drug Addiction Treatment, National Institutes of Health
Nickels C (1999) Drogen- und Suchtbericht 1999. Bundesministerium für Gesundheit, Berlin
Nurco DM, Kinlock TW et al. (1996) Early family adversity as a precursor to narcotic addiction. Drug Alcohol Depen 43: 103–113
Payte JT, Khuri ET (1992) Principles of methadone dose determination. Parino MW (ed) State Methadone Maintenance Treatment Guidelines. U. S. Department of Health and Human Services, Rockville, pp 116–118
Perry S, Heidrich G (1982) Management of pain during debridement: a survey of U.S. burn units. Pain 13: 12–14
Portenoy RK (1996) Opioid therapy for chronic nonmalignant pain: A review of the critical issues. J Pain Sympt Manag 11(4): 203–217
Porter J, Jick H (1980) Addiction rare in patients treated with narcotics. N Engl J Med 302: 123
Raschke P, Verthein U et al. (1999) Substitutionsbehandlung mit Methadon in Hamburg. In: Gölz J (Hrsg) Der drogenabhängige Patient. Urban und Fischer, München, S 251–264
Rayport M (1954) Experience in the management of patients medically addicted to narcotics. J Amer Med Assoc 156: 684–691
Regier DA, Farmer ME et al. (1990) Comorbidity of mental disorders with alcohol and other drug abuse. Results from the Epidemiologic Catchment Area (ECA) Study. J Amer Med Assoc 246(19): 2511–2518
Reissner V, Banger M (2002). Opioidabhängigkeit und chronischer Schmerz. Egle UT, Hoffmann SO et al.(eds) Schattauer, Stuttgart New York
Robins L, Heltzer J et al. (1987) Alcohol disorders in the community: A report for the epidemiologic catchment area. Rose R, Barrett J (eds) Alcoholism: Origins and outcomes. Raven, New York
Saß H, Wittchen HU et al. (1998) Diagnostische Kriterien des Diagnostischen und Statistischen Manuals Psychischer Störungen DSM-IV. Hogrefe, Göttingen
Savage SR (1993) Addiction in the treatment of pain: significance, recognition, and management. J Pain Sympt Manage 8(5): 265–278
Savage SR (1996) Long-term opioid therapy: assessment of consequences and risks. J Pain Sympt Manag 11(5): 274–286
Schaffer M, Schnack B et al. (2000) Sexual and physical abuse during early childhood or adolescence and later drug addiction. Psychother Psychosom Med Psych 50(2): 38–50
Schall U, Katta T et al. (1996) Pain perception of intravenous heroin users on maintenance therapy with levomethadone. Pharmacopsychiatry 29(5): 176–179
Scherbaum N, Reissner V (2000) Modelle der Sucht und ärztliche Heroinverschreibung. Sucht 46(4): 290–295
Schofferman J (1993) Long-term use of opioid analgesics for the treatment of chronic pain of nonmalignant origin. J Pain Sympt Manag 8: 279–288
Schöl R, Künsebeck HW (1984) Behandlungserwartungen bei psychosomatischen Patienten und deren Bedeutung in Poliklinik und Konsiliardienst. Zschr Psychosom Med 30: 119–133
Schütze S (1998) Persönlichkeitsstörung und Sucht. In: Gölz J (Hrsg) Moderne Suchtmedizin. Thieme, Stuttgart New York, B 7.2.2. 1–3
Sees KL, Clark HW (1993) Opioid use in the treatment of chronic pain: assessment of addiction. J Pain Sympt Manag 8(5): 257–264
Stenbacka M (2000) The role of competence factors in reducing the future risk of drug use among young Swedish men. Addiction 95(10): 1573–1581
Striebel HW (1997) Therapie chronischer Schmerzen: Ein praktischer Leitfaden. Schattauer, Stuttgart New York
Tretter F (1998) Entzugstherapie. In: Gölz J (Hrsg) Moderne Suchtmedizin. Thieme, Stuttgart New York, C3.4.1, 1–22
Wesson DR, Ling W et al. (1993) Prescription of opioids for treatment of pain in patients with addictive disease. J Pain Sympt Manag 8(5): 289–296
Wills TA, Hirky E (1996) Coping and substance abuse: A theoretical model and review of evidence. In: Zeidner M, Endler NS (eds) Handbook of Coping. Wiley, New York, pp 279–302
World Health Organisation (1964) WHO Expert Committee on Drug Dependence, Thirteenth Report. WHO, New York
World Health Organisation (1997) Cancer pain relief. World Health Organisation, Geneva
Zenker C, Zenker HJ (1999) Defizite medizinischer Versorgung von Drogenabhängigen. In: Gölz J (Hrsg) Der drogenabhängige Patient. Urban und Fischer, München, S 12–17

Diskussion

GASTPAR: In der Anwendung der Opiate, die in Deutschland lange Zeit ein Stiefkind der Schmerztherapie waren, haben wir in der letzten Zeit zwar Fortschritte gemacht, parallel dazu hat aber – vermutlich vor allem aufgrund falscher Indikation – die Zahl der Suchtpatienten zugenommen. Allerdings ist es mitunter recht schwierig, die Wurzeln dieser Suchterkrankungen differentialdiagnostisch zu klären, das heißt, in welchem Maße die ursprüngliche Erkrankung, die Persönlichkeit und das soziale Milieu daran beteiligt sind.

HEESE: In welchem Setting und wie lange entgiften Sie einen Patienten, bei dem eine eindeutige Opioidabhängigkeit besteht, gleichzeitig aber ein relevantes Schmerzleiden?

BANGER: Ich möchte zunächst vorausschicken, dass wir gegenüber den Krankenkassen in jedem Einzelfall detailliert begründen müssen, warum ein solcher Patient aufgenommen werden muss und wie sich die Aufnahmesituation darstellt. Auch dem MDK gegenüber müssen wir jeden Fall sehr genau begründen.

Der für eine Entgiftung übliche Zeitbedarf von zwei bis drei Wochen reicht bei solchen Schmerzpatienten im Allgemeinen nicht aus. Wir versuchen deswegen, die Entgiftung ambulant einzuleiten. Kommt der Patient dann in die kritische Phase, dann nehmen wir ihn stationär auf. Wirklich problematisch sind oft die letzten Milligramm und die Nulldosistage.

EGLE: Die Deutsche Gesellschaft zum Studium des Schmerzes hat gerade in einem relativ aufwendigen Expertenkonsensusverfahren beschlossen, dass es bei nicht tumorbedingten chronischen Schmerzen keine Opioidverordnung mehr geben soll ohne vorherige Abklärung psychischer Komorbidität. Der Hintergrund ist, dass viele Schmerzpatienten mit einer psychischen Komorbidität oft zu unkritisch mit Opioiden behandelt werden, weswegen die Gefahr einer Suchtentwicklung besteht. Auf die Psychiatrie kommt damit eine große Aufgabe zu. Das impliziert natürlich, dass wir von dieser Problematik auch etwas verstehen müssen.

NOPPER: Gibt es verlässliche Zahlen, wie viel Prozent der Schmerzpatienten tatsächlich opiatabhängig werden? Zweite Frage: Inwieweit werden vor einer Opiattherapie eigentlich die Risikofaktoren evaluiert?

BANGER: Amerikanische Studien zeigen, dass die Prävalenz, eine Drogenabhängigkeit zu entwickeln, bei den Schmerzpatienten ähnlich groß ist wie in der Normalbevölkerung. Es gibt aber kaum gute Studien dazu. Man muss zudem auch die Katamnese betrachten: Wie sieht die Situation zwei, drei oder fünf Jahre nach Beendigung der Schmerztherapie aus? Ich vermute, dass die Prävalenz tatsächlich deutlich höher ist, aber ich habe keine guten Daten dafür.

Eine standardisierte Risikoevaluation fehlt bislang. Aus diesem Grund haben Herr Reissner, Herr Nebe und ich jetzt einen Fragebogen entwickelt, der das Risikoprofil abbilden soll. Der Fragebogen ist aber noch nicht validiert, weswegen wir ihn noch nicht praktisch einsetzen können.

DIENER: Ein außerordentlich wichtiger, leider aber viel zu wenig beachteter Gesichtspunkt ist die galenische Form der verabreichten Opioide. Ein hohes Abhängigkeitspotential besteht insbesondere bei unretardierten Opioiden, die viele Niedergelassene immer noch einsetzen. Bei retardierten Opioiden ist dieses Risiko wesentlich geringer. Bei kritischem Einsatz retardierter Opioide lassen sich durchaus auch Patienten mit einer Komorbidität verantwortungsvoll behandeln.

Im Übrigen stellt sich für jeden schmerztherapeutisch tätigen Arzt natürlich die Frage der Güterabwägung. Ich kenne eine Reihe von Patienten, die sind zwar abhängig, aber sie können ein relativ normales Leben führen. Vorher konnten sie das nicht, weil sie nur noch von Therapeut zu Therapeut oder Arzt zu Arzt wanderten und nicht entsprechend eingestellt waren. Dann nehme ich doch lieber das kleinere Übel in Kauf, kann dem Patienten aber wieder zu einer vernünftigen Lebensqualität verhelfen.

KAPITEL 6

Schmerzwahrnehmung bei Patienten mit Borderline-Persönlichkeitsstörung

CHRISTIAN SCHMAHL UND MARTIN BOHUS

Klinische Symptomatik

„Alles dreht sich in meinem Kopf, die Gedanken überschlagen sich. Die Gefühle sind so stark, dass ich fast zerspringe. Ich habe das Gefühl, ich halte die Spannung nicht mehr aus. Ich bin wie in Trance. Da komme ich an einer Drogerie vorbei. Ich gehe hinein, ohne nach rechts und links zu schauen, die Verkäuferin sehe ich nur wie aus der Ferne. Mein Arm greift ins Regal nach den Rasierklingen. Ich gehe zur Kasse und bezahle wie mechanisch. Zu Hause angekommen ziehe ich die Vorhänge zu, stelle meine Lieblingsmusik an, setze mich aufs Sofa und lege ein paar Taschentücher, Kompressen und eine Mullbinde bereit. Ich nehme eine Rasierklinge aus der Packung, setze sie auf meinem Arm auf und schließe die Augen. Ich drücke auf die Klinge, spüre wie sie in meine Haut fährt, aber es ist kein Schmerz da, dann ziehe ich sie langsam nach unten. Ich öffne die Augen und sehe, dass es noch nicht so tief ist. Ich setze die Klinge noch mal an, diesmal schneide ich tiefer und spüre, wie das warme Blut an meinem Arm nach unten läuft. Als ich die Augen öffne, sehe ich das rote Blut über meine Haut strömen. Während ich das Blut betrachte, merke ich wie ich ruhiger werde. Langsam fange ich an, den Schmerz wahrzunehmen und mit dem Schmerz wird es in meinem Kopf klarer, die Gedanken ordnen sich wieder. Meine Anspannung nimmt langsam ab."

Dieses hier beschriebene (MB1) nichtsuizidale, intentionale selbstverletzende Verhalten (SV) stellt einen symptomatischen Kernbereich der Borderline-Persönlichkeitsstörung (BPS) dar und tritt bei 70–80 % der Patienten mit dieser Störung auf (Clarkin et al. 1983). Mit einer Prävalenzrate von ca 1,2 % und Suizidraten um 9 % gilt die Borderline-Störung als schwerwiegendes psychiatrisches Störungsbild (Übersicht: Bohus 2001). Die Diagnose kann mittels operationalisierter Instrumente wie der „International Personality Disorder Examination" (IPDE; Loranger 1999) oder dem „Revidierten Diagnostischen Interview für Borderline-Persönlichkeitsstörung" (DIB-R; Zanarini et al. 1989) heute reliabel und valide gestellt werden.

In aller Regel beginnt die Symptomatik in der frühen Adoleszenz, unspezifisch behandelt besteht eine starke Tendenz zur Chronifizierung. Empirische Untersuchungen zur Neurobiologie und Neuropsychologie weisen darauf hin, dass im Zentrum der BPS eine weitgreifende Störung der Affektregulation steht. Diese betrifft sowohl die Sensitivität auf spezifische und unspezifische affektive Reize, dysfunktionale kognitive Bewertungsprozesse, zentrale neuronale Verarbeitung und Modulation als auch dysfunktionale Handlungsentwürfe und Bewältigungsstrategien. Somit kann die oft weitgefächerte klinische Symptomatik der Borderline-Störung entweder als unmittelbarer Ausdruck oder als Bewältigungsstrategie dieser Störung der Affektregulation interpretiert werden. Dies gilt insbesondere für intendierte Selbstverletzungen. So liegen mittlerweile mehrere Publikationen vor, die nachweisen, dass Selbstverletzungen zumeist mit dem Ziel durchgeführt werden, Zustände aversiver innerer Anspannung zu beenden (Coid 1983; Favazza 1989; Herpertz 1995; Leibenluft et al. 1987; Russ et al. 1992). Ungefähr zwei Drittel der Patienten, die sich selbst verletzen, berichten über eine Hypo- bzw. Analgesie in Verbindung mit Selbstverletzungen (Leibenluft et al. 1987). Dies deutet auf einen engen Zusammenhang zwischen selbstverletzendem Verhalten und Veränderungen der Schmerzwahrnehmung bei der Borderline-Störung hin.

Subjektive Schmerzwahrnehmung

Die Schmerzwahrnehmung von Patienten mit BPS wurde unter experimentellen Bedingungen zuerst von Russ et al. (1992) mit Hilfe des Cold-pressor-Tests (CPT) untersucht. Diese Autoren verglichen Patienten mit BPS, die über Schmerzen während SV berichteten, Patienten mit BPS ohne Schmerzen bei SV sowie gesunde Kontrollen. Sie fanden eine signifikant erniedrigte Schmerzwahrnehmung und eine Stimmungsaufhellung während der Schmerzapplikation in der Gruppe der Patienten, die während SV keine Schmerzen angaben, im Vergleich zu den beiden anderen Gruppen. In einer zweiten Studie untersuchten diese Autoren den Effekt des Opioidrezeptorantagonisten Naloxon auf die Schmerzwahrnehmung von sich selbst verletzenden Patienten mit BPS (Russ et al. 1994). Entgegen den Erwartungen schwächte Naloxon die mit dem CPT verbundene Stimmungsaufhellung nicht ab; allerdings war eine Tendenz zu einer verstärkten Schmerzwahrnehmung in der während SV analgetischen Patientengruppe festzustellen. Eine dritte Untersuchung dieser Arbeitsgruppe fand eine starke Korrelation zwischen dissoziativen Symptomen, Thetaaktivität im EEG und Schmerzintensitivität bei sich selbst verletzenden Patienten mit BPS (Russ et al 1999). Auch wenn man methodologische Bedenken in Betracht zieht (alle untersuchten Patienten nahmen psychotrope Medikation), weist diese Studie auf Veränderungen der Schmerzbewertungskomponente bei BPS hin (Russ et al 1996).

McCown et al. (1993) untersuchten die Schmerztoleranz bei Patienten mit BPS, anderen Persönlichkeitsstörungen und bei gesunden Kontrollpersonen im CPT. Es fanden sich bezüglich der Dauer der Immersion der Hand im kalten Wasser keine signifikanten Unterschiede, allerdings konnte eine verlängerte Schmerztoleranz in der BPS-Gruppe nach der Administration unkontrollierbaren Stresses gezeigt werden. Problematisch in der Bewertung dieser Studie ist jedoch die Tatsache, dass hier die Messmethode zugleich als Stressor eingesetzt wurde.

Schmerzwahrnehmung unter subjektivem Stress

Untersuchungen unserer Arbeitsgruppe mittels ambulantem Monitoring (Stiglmayr et al. 2001a) ergaben eine hohe Frequenz von Zuständen aversiver innerer Anspannung bei Patientinnen mit BPS. Unter Alltagsbedingungen im Vergleich zu gesunden Kontrollpersonen traten diese Zustände häufiger auf, entwickelten sich schneller und wurden als sehr intensiv wahrgenommen. Weiterhin konnte gezeigt werden, dass diese aversiven Zustände deutlich mit der Unfähigkeit, den Körper oder Teile davon zu spüren, sowie der subjektiven Schmerzunempfindlichkeit korrelierten (Stiglmayr et al. 2001b). Weder die Untersuchung von Russ et al. (1992) noch diejenige von McCown et al. (1993) erfassten jedoch den Einfluss der subjektiven Stressadaptation, sodass die Ergebnisse auch als Epiphänomen von starkem Stress unter Testbedingungen interpretiert werden könnten.

Wir führten daher eine Untersuchung mit dem CPT zur Klärung der Fragestellung durch, ob die Schmerzwahrnehmung von Patienten mit BPS von subjektiven Stressbedingungen abhängig ist. An der Studie beteiligten sich zwölf Patientinnen mit BPS. Alle Patientinnen erfüllten die Kriterien für BPS nach DSM-IV und dem Revidierten Diagnostischen Interview für Borderline-Persönlichkeitsstörung (DIB-R, Zanarini et al. 1989). Es wurden nur Patientinnen eingeschlossen, die über mindestens drei Ereignisse selbstverletzenden Verhaltens (SV) ohne Schmerzwahrnehmung während der vorangegangenen beiden Jahre berichteten. SV wurde definiert als selbstschädigendes Verhalten mit Gewebeschädigungen ohne letale Intention oder potentiell letalen Ausgang, das zu einer kurzfristigen Reduktion von Dysphorie oder aversiver innerer Anspannung führte. Keine der Patientinnen nahm zum Untersuchungszeitpunkt psychotrope Substanzen ein, das medikamentenfreie Intervall betrug zwei Wochen bei Antidepressiva und vier Wochen bei Neuroleptika. Patientinnen mit peripheren Gefäßerkrankungen in der Vorgeschichte sowie Alkohol- oder Drogenkonsum während des Monats vor der Untersuchung wurden von der Studie ausgeschlossen.

19 gesunde Frauen wurden als Kontrollgruppe rekrutiert. Diese wiesen keine Achse-I-Störung laut DSM-IV und keine psychiatrisch erkrankten Erstgradangehörigen auf. Weiterhin wurden Frauen mit BPS, SV oder Drogenmissbrauch ausgeschlossen. Die Patientinnen mit BPS und die Teilnehmerinnen der Kontrollgruppe wurden aufgrund von Alter, Gewicht, Anteil von Raucherinnen sowie der Phase des Menstruationszyklus gematcht.

Die Patientinnen mit BPS wurden zweimal unter verschiedenen klinischen Bedingungen untersucht: Unter subjektiven Ruhebedingungen (BPS-R) und unter subjektiven Stressbedingungen (BPS-S). Die Patientinnen wurden instruiert, den Untersucher unabhängig von der Tageszeit zu informieren, falls Sie sich unter subjektiv hohem Stress befanden, d. .h. unter starkem Drang zur Selbstverletzung. Unmittelbar vor und nach dem Cold-pressor-Test (CPT) sowie nach dem Tourniquet-Schmerztest (TST) wurde die innere Anspannung von den Teilnehmerinnen auf einer 9-stufigen Skala mit 0 (sehr niedrig) und 9 (maximal) angegeben.

Der Cold-pressor-Test wurde in einer Modifikation der Standardprozedur (Efran et al. 1989) durchgeführt. Die Untersuchungsperson tauchte ihre dominante Hand bis zum Handgelenk in einen mit kaltem Wasser (10 °C) gefüllten isolierten Behälter, der mittels einer magnetischen Rührvorrichtung durchmischt wurde. Die Untersuchungsperson betätigte einen Knopf am Boden des Behälters, sodass die Eintauchtiefe der Hand kaum beeinflusst wurde und fast keine Handbewegungen auftraten. Alle 15 Sekunden gab die Untersuchungsperson die Intensität sowie die Unangenehmheit des Schmerzes auf einer 9-stufigen Skala mit 0 (nicht vorhanden) und 9 (maximal) an. Die Untersuchung wurde nach vier Minuten beendet und die Untersuchungsperson tauchte ihre Hand in ein Wasserbad, das innerhalb mehrerer Minuten aufgewärmt wurde, um durch zu raschen Temperaturanstieg auftretende Schmerzen zu vermeiden.

Vor Beginn des CPT bewerteten die Teilnehmerinnen ihre innere Anspannung auf einer Skala von 0 bis 9. Die Mittelwerte der BPS-R-Gruppe (2,09±1,14) und der Kontrollgruppe (1,37±1,07) waren nicht signifikant voneinander verschieden (p=0,91). Eine zweifaktorielle Varianzanalyse mit Messwiederholungen ergab signifikante Unterschiede zwischen den beiden Gruppen sowohl für die Unangenehmheit als auch für die

Intensität der Schmerzreize (Abb. 6.1). Der Vergleich zwischen Kontrollpersonen und Patientinnen mit BPS unter Ruhebedingungen ergab signifikante Haupteffekte für die Gruppe in bezug auf Schmerzintensität ($F_{1,29} = 38{,}8$; $p<0{,}001$) und auf Unangenehmheit ($F_{1,29} = 23{,}3$; $p<0{,}001$) sowie signifikante Haupteffekte für die Zeit in bezug auf Schmerzintensität ($F_{15,435} = 10{,}9$; $p<0{,}001$) und auf Unangenehmheit ($F_{15,435} = 7{,}4$; $p<0{,}001$). Wie erwartet war die Interaktion zwischen Gruppe und Zeit weder für die Schmerzintensität ($F_{15,435} = 0{,}7$; $p = 0{,}789$) noch für die Unangenehmheit ($F_{15,435} = 1{,}1$; $p=0{,}39$) signifikant. Der Vergleich zwischen Patientinnen mit BPS unter Ruhebedingungen und

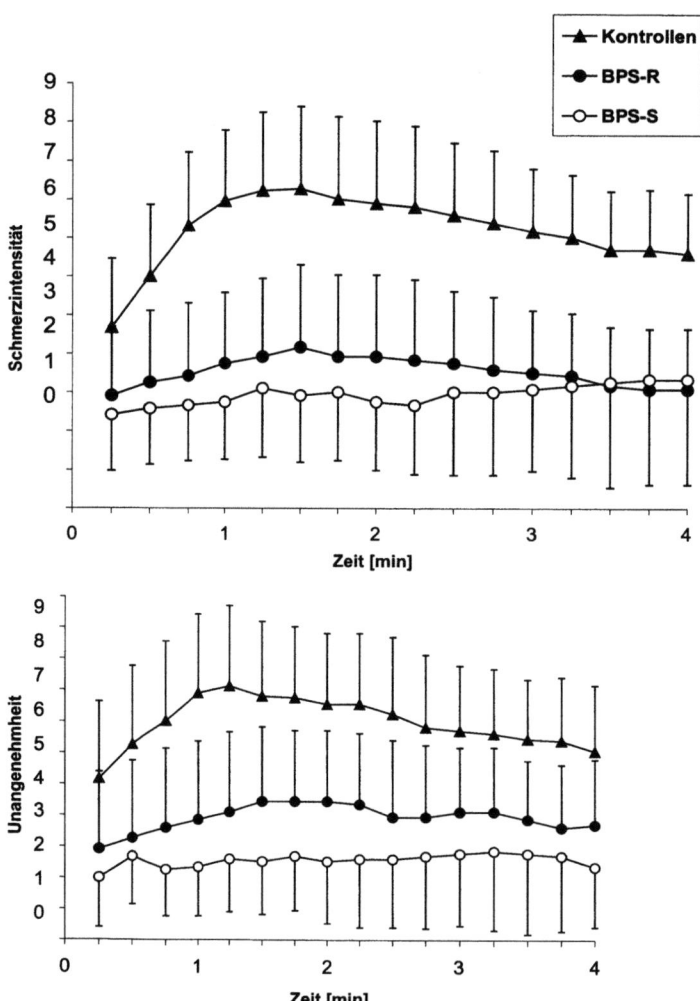

Abb. 6.1. *Oben*: Subjektive Schmerzintensität während des Cold-pressor-Tests (CPT) für Kontrollpersonen sowie Patientinnen mit BPS unter Ruhebedingungen (BPS-R) und unter Stressbedingungen (BPS-S). Mittelwerte (Standardabweichung der Likert-Skala) mit 0 (nicht vorhanden) und 9 (maximal). *Unten*: Unangenehmheit der Schmerzempfindung während des Cold-pressor-Tests (CPT) für Kontrollpersonen sowie Patientinnen mit BPS unter Ruhebedingungen (BPS-R) und unter Stressbedingungen (BPS-S). Mittelwerte ± Standardabweichung der Likert-Skala mit 0 (nicht vorhanden) und 9 (maximal)

unter Stressbedingungen ergab neben einer signifikant erhöhten inneren Anspannung ($p=0,00$) eine weitere Reduktion der empfundenen Unangenehmheit sowie der subjektiven Schmerzintensität. Signifikante Haupteffekte ergaben sich für die Gruppe bezüglich Schmerzintensität ($F1,11 = 7,0$; $p<0,05$) und Unangenehmheit ($F1,11 = 17,8$; $p<0,01$) sowie signifikante Haupteffekte für die Zeit in bezug auf Schmerzintensität ($F15,165 = 2,0$; $p<0,05$) und Unangenehmheit ($F15,165 = 2,5$; $p<0,01$). Die Interaktion zwischen Bedingung (Stress vs. Non-Stress) und Zeit war signifikant bezüglich Schmerzintensität ($F15,165 = 1,8$; $p<0,05$); dies deutet auf einen divergenten Zeitverlauf zwischen den beiden Bedingungen hin.

Die Ergebnisse dieser Studie weisen darauf hin, dass Patientinnen mit BPS und reduzierter Schmerzwahrnehmung während selbstverletzendem Verhalten im Vergleich zu gesunden Kontrollpersonen eine signifikant reduzierte Schmerzsensitivität aufweisen, obwohl während der Testung keine Unterschiede in der subjektiven Stresseinschätzung bestanden. Unter Stressbedingungen, d. h. einem hohen Drang zu selbstverletzendem Verhalten, ist dieser Unterschied in der Schmerzwahrnehmung noch deutlich größer.

Ausblick

Die Wahrnehmung von Schmerz hat mehrere Komponenten, wobei hauptsächlich eine sensorisch-diskriminative und eine affektiv-motivationale Komponente unterschieden werden (Treede et al. 1999). Bislang ist unklar, welche Komponente bei der beschriebenen Subgruppe von Patienten mit BPS gestört ist. Russ und Mitarbeiter (1996) konnten zeigen, dass Patienten mit BPS, die während SV analgetisch waren, weniger in der Lage waren, zwischen imaginierten schmerzhaften und wenig schmerzhaften Situationen zu unterscheiden, als Patienten mit BPS, bei denen während SV die Schmerzhaftigkeit erhalten war, und gesunde Kontrollpersonen. Dies könnte als Hinweis auf eine Beteiligung von affektiven oder kognitiven Faktoren in der Schmerzwahrnehmung gedeutet werden. Eigene Untersuchungen mit Laser-evozierten Schmerzpotentialen (Schmahl et al. 2001) deuten darauf hin, dass bei erhaltener sensorischer diskriminativer Schmerzkomponente wahrscheinlich eine Störung der affektiv-motivationalen Komponenten vorliegt.

Aus neuroanatomischer Sicht kann diese Schmerzkomponente im medialen nozizeptiven System lokalisiert werden (mediale Thalamuskerne, Insel, vorderes Cingulum; Melzack und Casey 1968; Treede et al. 1999). Das vordere Cingulum scheint eine entscheidende Rolle in der Verarbeitung der affektiv-motivationalen Schmerzkomponente zu spielen (Johanssen et al. 2001). Funktionelle MR- sowie PET-Studien konnten das vordere Cingulum als Teil des zentralen schmerzverarbeitenden Systems identifizieren (Casey u. Minoshima 1997; Davis 2001; Talbot et al. 1991). Im Einklang mit der Hypothese reduzierter affektiver Schmerzverarbeitung bei Patienten mit BPS steht der FDG-PET-Befund eines verringerten Metabolismus im vorderen Cingulum bei dieser Patientengruppe (De la Fuente et al. 1997). Interessante Aspekte für zukünftige Untersuchungen ergeben sich weiterhin durch eine FMRI-Untersuchung an Gesunden, die durch Hitzeschmerzreize Aktivierungen in zentralen Belohnungssystemen wie dem ventralen Tegmentum und dem Nucleus accumbens nachweisen konnte (Becerra et al. 2001). Dies könnte insbesondere deshalb von Bedeutung sein, da selbstverletzendes Verhalten zumindest in einer Subgruppe von BPS-Patienten mit Abhängigkeitsverhalten in Verbindung gebracht werden kann (vgl. Deutsch 1986).

Zusammenfassung

Analgetische Phänomene bei Patienten mit Borderline-Persönlichkeitsstörungen stellen – auch wegen ihrer engen Verzahnung mit selbstverletzendem Verhalten – einen zentralen symptomatischen Bestandteil dieser Erkrankung dar. Die subjektive Reduktion der Schmerzwahrnehmung bzw. die Erhöhung der Wahrnehmungs- und Schmerzschwellen konnte in mehreren Untersuchungen gezeigt werden und kann als gesichert angesehen werden. Durch die Messung objektiver zentralnervöser Korrelate der Schmerzwahrnehmung mittels laserevozierter Potentiale konnte die Intaktheit der sensorisch-diskriminativen Schmerzkomponente gezeigt werden. Weitere interessante Perspektiven ergeben sich durch den Einsatz moderner bildgebender Verfahren wie der funktionellen Kernspintomographie zur Erfassung neuroanatomischer Korrelate der Schmerzwahrnehmung bei Patienten mit BPS. Diese Verfahren dürften insbesondere bei der Suche nach dem Substrat der gestörten affektiv-motivationalen Schmerzkomponente von entscheidender Bedeutung sein.

Literatur

Becerra L, Breiter HC, Wise R, Gonzalez RG, Borsook D (2001) Reward circuitry activation by noxious thermal stimuli. Neuron 32: 927–946

Bohus M (2001) Borderline-Störungen. Fortschritte der Psychotherapie. Hogrefe, Göttingen

Casey KL, Minoshima S (1997) Can pain be imaged? In: Jensen TS, Turner JA, Wiesenfeld-Hallin ## (Hrsg) Proceedings of the 8th World Congress on Pain, Progress in Pain Research and Management, vol 8. IASP Press, Seattle, WA, pp 855–866

Clarkin J, Widiger T, Frances A, Hurt W, Gilmore M (1983) Prototypic typology and the borderline personality disorder. J Abnorm Psych 92: 263–275

Coid JW (1983) An affective syndrome in psychopaths with borderline personality disorder? Brit J Psych 162: 641–650

Davis KD (2001) The neural circuitry of pain as explored with functional MRI. Neurol Res 22: 313–317

De la Fuente JM, Goldman S, Stanus E, Vizuette C, Morlán I, Bobes J, Mendlewicz J (1997) Brain glucose metabolism in borderline personality disorder. J Psych Res 31: 531–541

Deutsch SI (1986) Rationale for the administration of opiate antagonists in treating infantile autism. Amer J Ment Deficiency 90: 631–635

Efran J, Chorney R, Ascher M, Lukens M (1989) Coping styles, paradox and the cold pressor task. J Behav Med 12: 91–103

Favazza AR (1989) Why patients mutilate themselves. Hospital and Comm Psych 40: 137–145

Herpertz S (1995) Self-injurious behavior: psychopathological and nosological characteristics in subtypes of self-injurers. Acta Psych Scand 9: 57–68

Johanssen JP, Fields HL, Manning BH (2001) The affective component of pain in rodents: Direct evidence for a contribution of the anterior cingulate cortex. PNAS 98: 8077–8082

Leibenluft E, Gardner DL, Cowrdy RW (1987) The inner experience of the borderline self-mutilaton. J Personal Dis 1: 317–324

Loranger AW (1999) International Personality Disorder Examination. Psychological Assessment Resources, Odessa

McCown W, Galina H, Johnson J, DeSimone P, Posa J (1993) Borderline personality disorder and laboratory-induced cold pressor pain: evidence of stress-induced analgesia. J Psychopathol Behav Assess 15 (2): 87–95

Melzack R, Casey KL (1968) Sensory, motivational, and central control determinants of pain. A new conceptual model. In: Kenshalo DR (ed) The Skin Senses. Charles C. Thomas, Springfield, IL, pp 423–443

Russ MJ, Campbell SS, Kakuma T, Harrison K, Zanine E (1999) EEG theta activity and pain insensitivity in self-injurious borderline patients. Psych Res 89: 201–214

Russ MJ, Clark WC, Cross LW, Kemperman I, Kakuma T, Harrison K (1996) Pain and self-injury in borderline patients: sensory decision theory, coping strategies, and locus of control. Psych Res 63: 57–65

Russ MJ, Roth SD, Kakuma T, Harrison K, Hull JW (1994) Pain perception in self-injurious borderline patients: naloxone effects. Biol Psych 35: 207–209

Russ MJ, Roth SD, Lerman A, Kakuma T, Harrison K, Shindledecker RD, Hull J, Mattis S (1992) Pain perception in self-injurious patients with borderline personality disorder. Biol Psych 32 (6): 501–511

Schmahl CG, Greffrath W, Baumgärtner U, Schlereth T, Magerl W, Philipsen A, Lieb K, Bohus M, Treede R-D (2001): Laser-evoked potentials in the assessment of pain in borderline personality disorder. World J Beal Psychiatry 2: 3705

Stiglmayr C, Grathwol T, Bohus M (2001a) States of aversive tension in patients with borderline personality disorder: A controlled field study. In: Fahrenberg J, Myrtek M (eds) Progress in ambulatory assessment. Hogrefe & Huber, Seattle, WA, pp 135–143

Stiglmayr CE, Shapiro DA, Stieglitz RD, Limberger MF, Bohus M (2001b) Experience of aversive tension and dissociation in female patients with borderline personality disorder – a controlled study. J Psych Res 35: 111–118

Talbot JD, Marrett S, Evans AC, Meyer E, Bushnell MC, Duncan GH (1991) Multiple representations of pain in human cerebral cortex. Science 251: 1355–1358

Treede RD, Kenshalo DR, Gracely RH, Jones AKP (1999) The cortical representation of pain. Pain 79: 105–111

Zanarini MC, Gunderson JG, Frankenburg FR, Chauncey DL (1989) The Revised Diagnostic Interview for Borderlines: discriminating borderline personality disorder from other Axis II disorders. J Personal Dis 3: 10–18

Diskussion

FLOR: Tritt diese Analgesie sehr früh auf oder könnte sie eine Konsequenz der Selbstverletzungen sein, also ein Habituationseffekt?

SCHMAHL: Diese Frage lässt sich nicht klar beantworten, weil die Patienten bei beiden Phänomenen – Selbstverletzungen wie auch Analgesie – über einen sehr frühen Beginn berichten, was sich anamnestisch kaum trennen lässt.

ANGELESKO: Haben Sie auch den Effekt von Nemexin auf diese Parameter untersucht? Damit werden ja vor allem dissoziative Zustände behandelt. Zweite Frage: Gibt es genetische Untersuchungen bei Borderline-Patienten, ob zum Beispiel Polymorphismen in den für die Schmerzwahrnehmung relevanten Strukturen von Bedeutung sein können?

SCHMAHL: Zur ersten Frage: Wir untersuchen den Einfluss von Nemexin auf Schmerz in einer größeren Studie, allerdings nicht mit den hier vorgestellten Methoden, sondern mit einem Hitzeschmerz. Dazu liegen allerdings noch keine Ergebnisse vor. Zur zweiten Frage: Es gibt eine sehr starke genetische Komponente bei dissoziativen Phänomenen, wozu teilweise auch die Analgesie gehört. Zu genetischen Polymorphismen bei Schmerz ist mir aber nichts bekannt.

KEMMERLING: Gibt es von Ihrer Seite Untersuchungen bei Patienten mit Borderline-Störungen und posttraumatischen Belastungsstörungen?

SCHMAHL: Bisher nicht. Eine solche Kontrollgruppe einzubeziehen wäre aber sicher sehr interessant. Allerdings ist bei posttraumatischen Belastungsstörungen die Schmerzschwelle nicht so deutlich erhöht wie bei Borderline-Patienten. Einige Untersuchungen sprechen sogar eher für eine Erniedrigung.

LINDNER: Der Befund, dass eine Subgruppe der Borderline-Patienten eine solche Analgesie aufweist, scheint mir aus schmerztherapeutischer Sicht recht interessant. Sind die Ursachen dafür bekannt?

SCHMAHL: Nein. Möglicherweise ist das endogene Opiatsystem beteiligt, wahrscheinlich spielt es aber keine allzu große Rolle. Zu vermuten wäre weiterhin eine deszendierende inhibitorische Kontrolle, die zu einer Verminderung der Schmerzwahrnehmung beiträgt. Aber auch das ist eher unwahrscheinlich, weil wir dann eher Verkleinerungen der laserevozierten Potentiale erwarten würden. Zur Zeit können wir nicht sagen, welche Transmitter daran beteiligt sind.

III Therapeutische Möglichkeiten und offene Fragen der Schmerztherapie

KAPITEL 7

Therapie der Migräne

HANS-CHRISTOPH DIENER

Behandlung der Migräneattacke

Wirkungsmechanismus der Migränemittel

Acetylsalicylsäure und nichtsteroidale Antirheumatika wirken wahrscheinlich sowohl über die Hemmung der Prostaglandinsynthese, über periphere Schmerzrezeptoren in den Gefäßwänden der Duraarterien, aber auch zentral (Kaube et al. 1993). Ergotamin, Dihydroergotamin und Serotoninagonisten wie Sumatriptan wirken wahrscheinlich über eine Hemmung der aseptischen perivaskulären Entzündung und hemmen auch die Freisetzung von Neuropeptiden. Sumatriptan kann die Blut-Hirn-Schranke nicht überwinden und hat zumindest im Tierexperiment keinen zentralen Angriffspunkt. Die anderen Triptane wirken auch zentral am Nc. caudalis des Trigeminus. Die Hemmung der aseptischen perivaskulären Entzündung allein erklärt jedoch nicht die Wirkung von Migränemitteln. Es gibt drei potente Inhibitoren der neurogenen Entzündung im Tierexperiment, die alle drei bei der menschlichen Migräne unwirksam sind (Substanz-P-Antagonisten, Endothelinantagonisten, CP122,288). Die Mutterkornalkaloide und die Triptane wirken auch über eine Vasokonstriktion dilatierter Arterien, Arteriolen und artiovenöser Shunts in der Dura.

Angaben zur wissenschaftlichen Bewertung der Therapieempfehlungen

Die Therapieempfehlungen orientieren sich formal an den Kriterien der „evidence-based medicine". Die Kategorien der Evidenz wurden von der Arzneimittelkommission der Bundesärztekammer übernommen. Sie sind wie folgt definiert:

- ↑↑ Aussage zur Wirksamkeit wird gestützt durch mehrere adäquate, valide klinische Studien (z. B. randomisierte klinische Studien) bzw. durch eine oder mehrere valide Metaanalysen oder systematische Reviews. Positive Aussage gut belegt.
- ↑ Aussage zur Wirksamkeit wird gestützt durch zumindest eine adäquate, valide klinische Studie (z. B. randomisierte klinische Studie). Positive Aussage belegt.
- ↓↓ Negative Aussage zur Wirksamkeit wird gestützt durch eine oder mehrere adäquate, valide klinische Studien (z. B. randomisierte klinische Studie), durch eine oder mehrere Metaanalysen bzw. systematische Reviews. Negative Aussage gut belegt.
- ↔ Es liegen kein sicheren Studienergebnisse vor, die eine günstige oder ungünstige Wirkung belegen. Dies kann bedingt sein durch das Fehlen adäquater Studien, aber auch durch das Vorliegen mehrerer, aber widersprüchlicher Studienergebnisse.

Pragmatische Therapie

Allgemeine Maßnahmen

- Migräne ist eine multifaktorielle Erkrankung. Ein vernünftiges Konzept, das eine wirksame Akuttherapie, eine sinnvolle Prophylaxe und nichtmedikamentöse Therapieverfahren kombiniert, hat daher die höchste Aussicht auf Erfolg.
- Bei der Migräne handelt es sich um eine passagere Funktionsstörung des Gehirns. Dies muss dem Patienten erklärt werden, um ihm die Angst vor einem möglichen Tumor zu nehmen.
- Die Migräne kann nicht geheilt werden. Es gibt aber effektive Maßnahmen zur Akuttherapie und zur Vorbeugung.
- So genannte alternative Therapien gehen in ihrer Wirkung meist nicht über den ausgeprägten Plazeboeffekt hinaus.
- Eine sinnvolle Therapie hängt vom Verständnis der pathophysiologischen Vorgänge ab. Die Unterstellung, die Migräne sei bedingt durch knöcherne Veränderungen der Halswirbelsäule, Veränderungen der Hormonspiegel, arterielle Hypotonie, Entzündung der Nasennebenhöhlen, eine Fehlfunktion des Kauapparates oder sei ausschließlich psychosomatischer Natur, führt zwangsläufig zu unwirksamen Therapien.
- Sowohl bei der Akuttherapie wie bei der Prophylaxe der Migräne besteht ein ausgeprägter Plazeboeffekt, der bis zu 70 % betragen kann (Couch 1987). Effektive Therapien wirken aber länger als die Dreimonatsfrist, über die eine Plazebobehandlung wirksam ist.
- Die Patienten sollten angeleitet werden, ein Kopfschmerz-Tagebuch zu führen und Häufigkeit, Schwere sowie Dauer der Migräneattacken sowie die eingenommene Medikation zu dokumentieren.

Spezielle Maßnahmen

- Die 5-HT$_{1B/1D}$-Agonisten Almotriptan, Eletriptan, Naratriptan, Rizatriptan, Sumatriptan und Zolmitriptan (Reihenfolge alphabetisch) sind die Substanzen mit der besten Wirksamkeit bei akuten Migräneattacken (↑↑).
- Mutterkornalkaloide sind bei Migräne wirksam. Allerdings ist die Wirksamkeit in prospektiven Studien schlecht belegt (↑).
- Analgetika und nichtsteroidale Antirheumatika (NSAR) sind bei der Behandlung der Migräne wirksam (↑↑).
- Die Wirksamkeit nichtmedikamentöser Verfahren wurde in kontrollierten Studien kaum untersucht (↔).

Therapie der akuten Migräneattacke

Wenn möglich, sollte eine Reizabschirmung in einem abgedunkelten, geräuscharmen Raum erfolgen. Bei vielen Patienten ist Schlaf hilfreich. Lokale Eisbehandlung (Eisbeutel) ist analgetisch wirksam.

5-HT$_{1B/1D}$-Agonisten

Die Serotonin-5-HT$_{1B/1D}$-Rezeptoragonisten (Tabelle 7.1) Sumatriptan, Zolmitriptan, Naratriptan, Rizatriptan, Almotriptan und Eletriptan sind spezifische Migränemittel, die beim Spannungskopfschmerz unwirksam sind (Brennum et al. 1996; Cady et al. 2000; Lipton et al. 2000). Alle Triptane haben ihre Wirkung in großen plazebokontrollierten

Tabelle 7.1. Therapie der akuten Migräneattacke mit 5-HT-Agonisten (Reihenfolge nach dem Jahr der Zulassung)

Substanzen	Dosis	Nebenwirkungen	Kontraindikationen
Sumatriptan (Imigran) ↑↑	50–100 mg p.o., 25 mg Supp., 10–20 mg Nasenspray, 6 mg s.c. (Auto-injektor)	Engegefühl im Bereich der Brust und des Halses, Parästhesien der Extremitäten, Kältegefühl, Lokalreaktion an der Injektionsstelle	Hypertonie, koronare Herzerkrankung, Angina pectoris, Myokardinfarkt in der Vorgeschichte, M. Raynaud, arterielle Verschlusskrankheit der Beine, TIA oder Schlaganfall, Schwangerschaft, Stillzeit, Kinder, Alter >65 Jahre, schwere Leber- oder Niereninsuffizienz, multiple vaskuläre Risikofaktoren
Zolmitriptan (AscoTop) ↑↑	2,5 –5 mg p.o., 2,5 mg Schmelztablette	Wie Sumatriptan	Wie Sumatritpan
Naratriptan (Naramig) ↑↑	2,5 mg p.o.	Etwas geringer als Sumatriptan	Wie Sumatriptan
Rizatriptan (Maxalt) ↑↑	10 mg p.o. oder als Schmelztablette	Wie Sumatriptan	Wie Sumatritpan, Dosis 5 mg bei Einnahme von Propranolol
Almotriptan (Almogran) ↑↑	12,5 mg p.o.	Etwas geringer als Sumatritpan	Wie Sumatriptan
Eletriptan (Relpax) ↑↑	20, 40 oder 80 mg p.o.	Wie Sumatriptan	Wie Sumatriptan

Studien belegt. Für Sumatriptan gibt es auch Vergleichsstudien zu Acetylsalicyclsäure (The Oral Sumatriptan and Aspirin plus Metoclopramide Comparative Study Group 1992; Tfelt-Hansen et al. 1995) und Ergotamin (The Multinational Oral Sumatriptan Cafergot Comparative Study Group 1991). Sumatriptan steht in oraler Form (50, 100 mg), als Zäpfchen (25 mg), als Nasenspray (10, 20 mg) und für die subkutane Gabe (6 mg) zur Verfügung (Wilkinson et al. 1995; Tfelt-Hansen 1998). Die anderen Triptane gibt es derzeit nur in oraler Form. In Kürze wird es Zolmitriptan auch als Nasenspray geben (Becker u. Lee 2001). Rizatriptan und Zolmitriptan sind auch als Schmelztablette verfügbar. Schmelztabletten bieten keinen rascheren Wirkungseintritt, sind aber komfortabler in der Einnahme. Triptane wirken im Gegensatz zu Ergotamintartrat zu jedem Zeitpunkt innerhalb der Attacke, d. h. sie müssen nicht notwendigerweise unmittelbar zu Beginn der Attacke genommen werden. Sie wirken anders als Mutterkornalkaloide auch auf die typischen Begleiterscheinungen der Migräne, nämlich Übelkeit und Erbrechen, und reduzieren signifikant die Einnahme von Schmerzmitteln.

Ein Problem aller Migränemittel ist, dass bei lange dauernden Migräneattacken gegen Ende der pharmakologischen Wirkung die Migränekopfschmerzen wieder auftreten können (sog. „headache recurrence" oder „secondary treatment failure"). „Recurrence" wird definiert als eine Verschlechterung der Kopfschmerzintensität von „kein Kopfschmerz" oder „leichte Kopfschmerzen" auf „mittelschwere" oder „schwere Kopfschmerzen" in einem Zeitraum von 2–24 Stunden nach der ersten Medikamenteneinnahme. Dieses Problem ist bei den Triptanen ausgeprägter als bei Ergotamintartrat oder bei Acetylsalicylsäure. So kommt es bei etwa 40 % der Patienten nach subkutaner Gabe und bei 30–40 % nach oraler Gabe von Sumatriptan zu einem Wiederauftreten der Kopfschmerzen, wobei dann eine zweite Gabe der Substanz wieder wirksam ist (Visser et al. 1996). Ist die erste Gabe eines Triptans unwirksam, ist es sinnlos, in derselben Migräneattacke eine zweite

Dosis zu applizieren. Die subkutane Anwendung von Sumatriptan ist indiziert, wenn initial bereits Erbrechen oder Durchfall bestehen und so weder Tabletten noch Zäpfchen eingenommen werden können oder wenn aus beruflichen Gründen ein rascher Wirkungseintritt erforderlich ist. Dosierungen der Triptane, Nebenwirkungen und Kontraindikationen können der Tabelle 7.1 entnommen werden. Sumatriptan kann wie Ergotamin zu medikamenteninduzierten Kopfschmerzen führen (Kaube et al. 1994; Evers et al. 1999). Dies gilt auch für Zolmitriptan und Naratriptan (Limmroth et al. 1999). Für Rizatriptan gibt es diesbezüglich noch keine publizierten Daten. Triptane sollten an nicht mehr als 10–12 Tagen im Monat eingesetzt werden. Lebensbedrohliche Nebenwirkungen (Myokardinfarkt, schwere Herzrhythmusstörungen, Schlaganfall) wurden bei der Applikation von Sumatriptan in einer Häufigkeit von 1:1.000.000 beobachtet (Dahlöf u. Mathew 1998; Welch et al. 2000). Bei fast allen Patienten lagen entweder eindeutige Kontraindikationen vor (z. B. vorbestehende koronare Herzkrankheit) oder die Diagnose Migräne war falsch. Für die anderen Triptane gibt es noch keine publizierten Daten. Da das Potential, koronare Arterien zu kontrahieren, für alle Triptane gleich ist (MaassenVanDenBrink et al. 1998), ist für die anderen Triptane mit einer ähnlichen Inzidenz lebensbedrohlicher Nebenwirkungen zu rechnen (orale Applikationsformen haben aber ein geringeres Risiko als die subkutane Gabe).

Vergleich der „Triptane"

Der Zeitpunkt bis zum Erreichen der Maximalkonzentration im Plasma (t_{max}), der über die Geschwindigkeit des Wirkungseintritts entscheidet, ist mit 10 min am kürzesten für die subkutane Gabe von Sumatriptan. Zolmitriptan und Naratriptan haben die längsten Zeiten bis zum Erreichen der t_{max}. Von den oralen Applikationsformen werden Rizatriptan, Almotriptan und Eletriptan am raschesten resorbiert. Die Plasmahalbwertszeit ist am kürzesten für Sumatriptan. Dies hat aber offenbar keine wesentlichen Auswirkungen auf die Wirkungsdauer bzw. auf die Zeit bis zum Wiedereintreten der Kopfschmerzen (Diener u. Limmroth 1999a,b; Diener et al. 1999). Die Bioverfügbarkeit ist erwartungsgemäß bei der subkutanen Anwendung von Sumatriptan mit 96 % am höchsten. Die Bioverfügbarkeit von Zolmitriptan (ca. 40–46 %), Naratriptan (63–74 %), Rizatriptan (40–45 %), Almotriptan (70 %) und Eletriptan (ca. 50 %) ist deutlich höher als die von oralem Sumatriptan (ca. 14 %).

Die Besserung der Kopfschmerzen nach zwei Stunden, der wichtigste Parameter klinischer Studien für die Wirksamkeit von Migränemitteln, ist am höchsten bei der subkutanen Applikation von Sumatriptan (The Subcutaneous Sumatriptan International Study Group 1991). Der Sumatriptan-Nasenspray (Ryan et al. 1997) ist ebenso wirksam wie das Sumatriptan-Zäpfchen (Tepper et al. 1998). 25 mg Sumatriptan oral sind weniger wirksam als 50 und 100 mg, haben aber auch weniger Nebenwirkungen (Pfaffenrath et al. 1998). Naratriptan (2,5 mg) ist weniger wirksam als Sumatriptan, hat aber auch weniger Nebenwirkungen (Tfelt-Hansen u. Goadsby 1999; Salonen 1999). Der Wirkungseintritt von Naratriptan ist im Vergleich zu den anderen Triptanen verzögert. Im mittleren Wirkungsbereich liegen Rizatriptan 5 mg und Zolmitriptan 2,5 mg (Gallagher et al. 2000; Klein 1997; Lipton u. Stewart 1997; Nappi u. Johnson 2000). Rizatriptan 10 mg ist wirksamer als 100 mg Sumatriptan (Visser et al. 1997; Tfelt-Hansen et al. 1998; Goldstein et al. 1998; Tfelt-Hansen u. Ryan 2000) und 2,5 mg Naratriptan (Bomhof et al. 1999). Almotriptan ist gleich wirksam wie 100 mg Sumatriptan (Cabarrocas et al. 1998; Pascual 2000), hat aber weniger Nebenwirkungen. Eletriptan ist in der Dosierung von 80 mg das effektivste orale „Triptan", hat bei 80 mg aber auch die meisten Nebenwirkungen (Diener

2000; Goadsby et al. 2000; Pryse-Philips 1999; Steiner 1998). Die Initialdosis beträgt 40 mg. Wenn diese Dosis nicht wirksam ist und gut vertragen wird, kann die höhere Dosis von 80 mg eingenommen werden.

Tabelle 7.2. Wieder auftretende Kopfschmerzen im Zeitintervall zwischen 2 h und 24 h nach initialer Wirksamkeit eines Triptans

Wiederauftretende Kopfschmerzen nach 2 h (Recurrence)				
Medikament	mg	n	%	(CI)
Sumatriptan	100	1854	32	28–35
Zolmitriptan	2,5	438	31	26–37
Zolmitriptan	5	936	28	24–32
Naratriptan	2,5	998	25	22–29[a]
Rizatriptan	5	1578	40	37–43
Rizatriptan	10	1908	40	37–43
Eletriptan	40	548	31	26–36
Eletriptan	80	560	24	20–28
Almotriptan	12,5	1192	30	?

[a] Bezogen auf die Besserung der Kopfschmerzen nach 4 h

Die Häufigkeit des Wiederauftretens der Kopfschmerzen liegt bei den verschiedenen Triptanen zwischen 24 und 40 % (Tabelle 7.2). Insgesamt ergibt sich eine Tendenz dahingehend, dass wirksamere Arzneimittel eher zu einem Wiederauftreten der Kopfschmerzen führen (Ausnahme: Eletriptan).

Zusammengefasst besteht für Sumatriptan die längste Erfahrung sowie die größte Variationsbreite in der Applikationsart und Dosis. Die initiale Dosis sollte 50 mg betragen. Naratriptan ist weniger wirksam, hat aber auch weniger Nebenwirkungen als Sumatriptan. Es eignet sich daher für Patienten, die nach Sumatriptan unter ausgeprägten Nebenwirkungen (z. B. thorakales Engegefühl) leiden. Zolmitriptan ist bei einem Teil der Patienten wirksam, die nicht auf Sumatriptan ansprechen. Almotriptan hat eine vergleichbare Wirksamkeit wie Sumatriptan. Rizatriptan (10 mg) und Eletriptan (80 mg) sind etwas besser und rascher wirksam als Sumatriptan. Patienten, die eine Migräneprophylaxe mit Propranolol erhalten, dürfen nur mit 5 mg Rizatriptan behandelt werden. Im Mittel kann bei >70 % der Patienten nach zwei Stunden eine deutliche Besserung der Kopfschmerzen erreicht werden. Etwa 30 % der Patienten sind bei oraler Applikation nach zwei Stunden kopfschmerzfrei (50 % bei der s.c.-Gabe von Sumatriptan). Die Konsistenz der Wirkung beträgt 70 % (wirksam bei zwei von drei Migräneattacken).

Mutterkornalkaloide

Es gibt nur sehr wenige prospektive Studien zum Einsatz der Mutterkornalkaloide bei der Migräne (Dahlöf 1993; Tfelt-Hansen et al. 2000). In allen Studien, in denen Triptane mit Mutterkornalkaloiden verglichen wurden, waren Erstere signifikant besser wirksam (The Multinational Oral Sumatriptan Cafergot Comparative Study Group 1991; Reaches 1999; Massiou 1996; Touchon et al. 1996). Die Behandlung mit Ergotamintartrat sollte sehr langen Migräneattacken oder solchen mit multiplen „recurrences" vorbehalten bleiben. Patienten, die ihre Migräneattacken erfolgreich mit einem Mutterkornalkaloid behan-

Tabelle 7.3. Mutterkornalkaloide für die Behandlung der akuten Migräneattacke

Substanzen	Dosis	Nebenwirkungen	Kontraindikationen
Ergotamintartrat (z. B. ergo sanol Migrexa) ↑	1–2 mg p.o. oder 2 mg rektal	Erbrechen, Übelkeit, Kältegefühl, Muskelkrämpfe, Dauerkopfschmerz, Ergotismus	Schwangerschaft, Stillzeit, Kinder unter 12 Jahren, Patienten mit multiplen vaskulären Risikofaktoren, schlecht eingestellte Hypertonie, koronare Herzerkrankung, Angina pectoris, Myokardinfarkt in der Vorgeschichte, M. Raynaud, arterielle Verschlusskrankheit der Beine, TIA oder Schlaganfall, schwere Leber- oder Niereninsuffizienz, multiple vaskuläre Risikofaktoren
Dihydroergotamin (z. B. Dihydergot) ↔	1–2 mg i.m., s.c.	s. Ergotamin aber weniger ausgeprägt	s. Ergotamin

deln, können diese Akuttherapie beibehalten. Die gehäufte Einnahme von Ergotamin oder Dihydroergotamin kann zu Dauerkopfschmerzen führen, die in ihrer Charakteristik kaum von den Migränekopfschmerzen zu differenzieren sind (Dichgans et al. 1984). Daher muss die Einnahmefrequenz auf 10–12/Monat begrenzt werden. Da die orale Resorption von Ergotamin schlecht und variabel ist, sollte es als Zäpfchen in einer Dosis von 2 mg verordnet werden (Tabelle 7.3). Dihydroergotamin (DHE) wird nach oraler Gabe noch schlechter resorbiert als Ergotamin und eignet sich daher am besten zur parenteralen Behandlung akuter Migräneattacken. Ergotamin und DHE sollten als Monosubstanzen und nicht, wie in Deutschland üblich, als Mischpräparate gegeben werden.

Antiemetika und Analgetika

Die meisten Patienten leiden während der Migräneattacke unter gastrointestinalen Symptomen. Die Gabe von Antiemetika wie Metoclopramid oder Domperidon (Tabelle 7.4) bessert nicht nur die vegetativen Begleitsymptome, sondern führt über eine Wiederanregung der zu Beginn der Migräneattacke zum Erliegen gekommenen Magenperistaltik zu einer besseren Resorption und Wirkung von Analgetika (Volans 1975, 1978). Metoclopramid hat auch eine therapeutische Wirkung auf die Kopfschmerzen (Volans 1975; Ellis et al. 1993).

Acetylsalicylsäure (ASS; Limmroth et al. 1999; Pradalier et al. 1999), Ibuprofen (Havanka-Kanniainen 1989; Nebe et al. 1995) und Paracetamol sind die Analgetika erster Wahl bei leicht- und mittelgradigen Migränekopfschmerzen (Tabelle 7.5). Die Studien

Tabelle 7.4. Antiemetika in der Migränetherapie

Substanzen	Dosis	Nebenwirkungen	Kontraindikationen
Metoclopramid (z. B. Paspertin) ↔ ↑↑	10–20 mg p.o. 20 mg rektal, 10 mg i.m., i.v.	Extrapyramidal-dyskinetisches Syndrom, Unruhezustände	Kinder unter 14 Jahren, Hyperkinesen, Epilepsie, Schwangerschaft, Prolaktinom
Domperidon (Motilium) ↔	20–30 mg p.o.	Seltener als bei Metoclopramid	Kinder unter 10 Jahren, sonst s. Metoclopramid

zu den Analgetika entsprechen meistens nicht den Anforderungen, die an moderne Studiendesigns gestellt werden. Die Kombination von ASS, Paracetamol und Koffein wurde in den USA untersucht und war wirksamer als Plazebo (Lipton et al. 1998). Die optimale Dosis beträgt bei alleiniger oraler Anwendung für ASS und Paracetamol mindestens 1000 mg, für Ibuprofen 400–800 mg (Kellstein et al. 2000). Analgetika sollten bevorzugt nach Gabe eines Antiemetikums in Form einer Brausetablette oder einer Kautablette eingenommen werden (schnellere Resorption). Lysinierte ASS in Kombination mit Metoclopramid ist fast genauso wirksam wie Sumatriptan (Tfelt-Hansen et al. 1995). Paracetamol wird besser nach rektaler als nach oraler Gabe resorbiert (rektale Gabe bei initialer Übelkeit und Erbrechen). Nichtsteroidale Antirheumatika wie Naproxen, Diclofenac und Tolfenaminsäure sind ebenfalls wirksam (The Diclofenac-K/Sumatriptan Migraine Study Group 1999; Treves et al. 1986; Andersson et al. 1989; Myllyla et al. 1998), der Wirksamkeitseintritt ist allerdings etwas langsamer.

Tabelle 7.5. Analgetika zur Behandlung der Migräneattacke

Arzneimittel	Dosierung	Nebenwirkungen	Kontraindikationen
Acetylsalicylsäure (z. B. Aspirin) ↑↑	1000 mg	Magenschmerzen, Gerinnungsstörungen	Ulkus, Asthma, Blutungsneigung, Schwangerschaft Monat 1–3
Ibuprofen (z. B. Brufen) ↑↑	400–600 mg	Wie ASS	Wie ASS (Blutungsneigung geringer)
Naproxen (z. B. Proxen) ↑↑	500–1000 mg	Wie ASS	Wie ASS (Blutungsneigung geringer)
Diclofenac-K (Voltaren) ↑↑	50–100 mg	Wie ASS	Wie ASS (Blutungsneigung geringer)
Metamizol (z. B. Novalgin) ↑	1000 mg	Allergische Reaktion, Blutbildveränderungen	Leukopenie
Paracetamol (z. B. ben-u-ron) ↑	1000 mg	Leberschäden	Leberschäden, Niereninsuffizienz

Behandlung schwerer Migräneattacken durch den Arzt

Patienten, die ihren Hausarzt oder den diensthabenden Arzt rufen bzw. die Notaufnahme eines Krankenhauses aufsuchen, haben häufig bereits erfolglos eine orale Medikation versucht. In diesen Fällen erfolgt die Behandlung parenteral (Diener et al. 2000;). Schwere Attacken werden primär durch die intravenöse Gabe von 10 mg Metoclopramid gefolgt von 500 oder 1000 mg lysinierter Acetylsalicylsäure behandelt (Diener et al. 1999). Diese Therapie ist fast genau so wirksam wie die subkutane Gabe von 6 mg Sumatriptan und sicherer. Als Alternative kommen Dihydroergotamin 1–2 mg subkutan oder intramuskulär (Report of the Quality Standards Subcommittee of the American Academy of Neurology 1995) bzw. Sumatriptan 6 mg subkutan in Frage. Sumatriptan darf nicht gegeben werden, wenn zuvor bereits ein Mutterkornalkaloid zur Anwendung kam. Metamizol (1000 mg i.v.) wird häufig gegeben, wobei prospektive klinische Studien für diese Indikation nicht vorliegen. Zu rasche Injektion kann zum Schock führen. Opioide sind wenig wirksam und führen zu Übelkeit und Erbrechen (Fisher u. Glass 1994; Silberstein u. McCrory 2000).

Behandlung der Migräneattacke bei Schwangeren und Kindern

In der Schwangerschaft sind fast alle Medikamente zur Akuttherapie außer Paracetamol und jenseits des ersten Trimenons Acetylsalicyclsäure (ASS) kontraindiziert (Silberstein 1993; Erush 1996). Bei Kindern kommen Paracetamol als Zäpfchen oder ASS zum Einsatz. Als Alternative kommt Ibuprofen (10 mg/kg KG) in Betracht. Bei Kindern mit Migräne besteht nicht die Gefahr eines Reye-Syndroms. Triptane sind derzeit bei Kindern nicht zugelassen. Sie sind bei Kindern angesichts der kurzen Attackendauer und des hohen Plazeboeffekts meist nicht wirksam. Wenn überhaupt, kommt bei Jugendlichen Sumatriptan als Nasenspray (10–20 mg) zum Einsatz (Überall u. Wenzel 1999; Überall et al. 2000).

Migräneprophylaxe

Die Indikation zu einer medikamentösen Prophylaxe der Migräne ergibt sich
- bei mehr als drei Migräneattacken pro Monat, die auf eine Attackentherapie entsprechend oben gegebenen Empfehlungen nicht ansprechen und/oder wenn Nebenwirkungen der Akuttherapie nicht toleriert werden,
- bei Migräneattacken, die länger als 48 Stunden anhalten,
- bei Migräneattacken, die vom Patienten subjektiv als unerträglich empfunden werden,
- bei komplizierten Migräneattacken (manifeste neurologische Ausfälle, die länger als sieben Tage anhalten)

Sinn der medikamentösen Prophylaxe ist eine Reduzierung von Häufigkeit, Schwere und Dauer der Migräneattacken und die Prophylaxe des medikamenteninduzierten Dauerkopfschmerzes. Eine optimale Migräneprophylaxe erreicht eine Reduktion von Anfallshäufigkeit, -intensität und Dauer von mindestens 50 %. Zunächst soll der Patient über vier Wochen einen Kopfschmerzkalender führen, um die Anfallsfrequenz und den Erfolg oder Misserfolg der jeweiligen Attackenmedikation zu dokumentieren.

Medikamentöse Migräneprophylaxe

- Bei häufigen Migräneattacken sollte eine Migräneprophylaxe begonnen werden.
- Migräneprophylaktika der ersten Wahl sind die Betablocker Metoprolol und Propranolol und der Kalziumantagonist Flunarizin (↑↑).
- Migräneprophylaktika der zweiten Wahl sind Valproinsäure (↑↑), nichtsteroidale Antirheumatika (↑↑), Lisurid, Pizotifen, DHE, Acetylsalicyclsäure und Magnesium (↑).
- Die medikamentöse Therapie sollte durch nichtmedikamentöse Verfahren der Verhaltenstherapie (↑↑) und durch Ausdauersport (↑) ergänzt werden.

Grundregeln der medikamentösen Migräneprophylaxe
- Die möglichen Nebenwirkungen bei regelmäßiger Einnahme von Migräneprophylaktika müssen gegen die Häufigkeit und Schwere der Migräneattacken abgewogen werden.
- Bei der medikamentösen Migräneprophylaxe kann der Behandlungserfolg frühestens nach 2–3 Monaten beurteilt werden.

- Patientinnen und Patienten mit Migräne vertragen die meisten Medikamente schlechter als „normale" Menschen. Deshalb empfiehlt es sich, bei einer Reihe von Migräneprophylaktika (z. B. Betarezeptorenblocker, Serotoninantagonisten) mit einer niedrigen Dosis zu beginnen und die Dosis, gemessen an den Nebenwirkungen, langsam zu steigern.
- Ist die medikamentöse Vorbeugung erfolgreich und es kommt zu einer mehr als 50 %igen Reduktion der Häufigkeit und Schwere der Migräneattacken, sollte die Behandlung spätestens nach einem Jahr ausschleichend beendet werden. Nur so kann der Spontanverlauf der Migräne beurteilt werden. Treten die Migräneattacken dann in alter Häufigkeit und Schwere wieder auf, wird die medikamentöse Prophylaxe wieder aufgenommen.
- Nach Absetzen der medikamentösen Migräneprophylaxe kann der prophylaktische Effekt durchaus noch einige Monate anhalten, bis die ursprüngliche Intensität und Häufigkeit der Migräneattacken wieder erreicht wird.
- Die medikamentöse Prophylaxe ist sinnlos, solange die Betroffenen regelmäßig (täglich oder jeden 2. Tag) Schmerzmittel in Form von Misch- oder Kombinationspräparaten oder spezifische Migränemittel einnehmen.
- Angewandt werden sollten nur Medikamente und Methoden mit wissenschaftlich erwiesener Wirksamkeit.

Substanzen zur Migräneprophylaxe

Sicher wirksam für die Prophylaxe der Migräne sind der nichtselektive Betablocker Propranolol (Holroyd et al. 1991) und der Beta-1-selektive Betablocker Metoprolol (Kangasniemi u. Hedman 1984; Olsson et al. 1984; Sorensen et al. 1991; Steiner et al. 1988; Tabelle 7.6). Bisoprolol ist wahrscheinlich ebenfalls wirksam, wurde aber nur in wenigen Studien untersucht (van den Ven et al. 1997; Wörz et al. 1991). Der Wirkungsmechanismus der Betarezeptorenblocker ist nicht bekannt. Auffällig ist, dass alle wirksamen Betablocker keine intrinsische sympathikomimetische Aktivität haben. Aus der Gruppe der „Kalziumantagonisten" ist, soweit derzeit beurteilbar, nur Flunarizin sicher wirksam (Holroyd et al. 1992). Flunarizin wirkt auch auf Dopamin-, Serotonin- und Histaminrezeptoren. Die typischen Nebenwirkungen von Flunarizin sind Müdigkeit, Gewichtszunahme, Depression und Schwindel sowie in sehr seltenen Fällen bei älteren Menschen extrapyramidalmotorische Störungen mit Entwicklung eines Parkinsonoids oder Dyskinesien. Die Studienergebnisse zu Cyclandelat sind widersprüchlich.

Tabelle 7.6. Substanzen zur Migräneprophylaxe, erste Wahl

Substanzen	Dosis	Nebenwirkungen[a]	Kontraindikationen[b]
Metoprolol (Beloc-Zok), Propranolol (Dociton) ↑↑	50–200 mg, 40–240 mg	H: Müdigkeit, arterielle Hypotonie; G: Schlafstörungen, Schwindel; S: Hypoglykämie, Bronchospasmus, Bradykardie, Magen-Darm-Beschwerden, Impotenz	A: AV-Block, Bradykardie, Herzinsuffizienz, Sick-Sinus-Syndrom, Asthma bronchiale; R: Diabetes mellitus, orthostatische Dysregulation, Depression
Flunarizin (Sibelium) ↑↑	5–10 mg	H: Müdigkeit, Gewichtszunahme, G: gastrointestinale Beschwerden, Depression, S: Hyperkinesen, Tremor, Parkinsonoid	A: fokale Dystonie, Schwangerschaft, Stillzeit, Depression, R: M. Parkinson in der Familie

[a] Nebenwirkungen gliedert in H: häufig; G: gelegentlich; S: selten
[b] Kontraindikationen gegliedert in A: absolut, R: relativ.

Tabelle 7.7. Weitere Medikamente zur Migräneprophylaxe

Substanzen	Dosis	Nebenwirkungen[a]	Kontraindikationen[b]
Valproinsäure (Ergenylchrono) ↑↑	500–600 mg	H: Müdigkeit, Schwindel, Tremor, G: Hautausschlag, Haarausfall, Gewichtszunahme, S: Leberfunktionsstörungen	A: Leberfunktionsstörungen, Schwangerschaft (Neuralrohrdefekte), Alkoholmissbrauch
Gabapentin (Neurontin) ↑	2400 mg	Müdigkeit, Schwindel, Benommenheit	Leberfunktionsstörungen
Naproxen (Proxen) ↑	2-mal 250 mg, 2-mal 500 mg	H: Magenschmerzen	A: Ulkus, Blutungsneigung, R: Asthma bronchiale

[a] Nebenwirkungen geliedert in H: häufig; G: gelegentlich; S: selten
[b] Kontraindikationen gegliedert in A: absolut, R: relativ.

In letzter Zeit hat sich das Antikonvulsivum Valproinsäure in der Migräneprophylaxe bewährt (Arnold u. Einhäupl 1998; Diener et al. 1996; Klapper 1997; Matthew et al. 1995; Tabelle 7.7). Die Tagesdosis beträgt 500–600 mg (Klapper 1997; Matthew et al. 1995). Gelegentlich sind höhere Dosierungen notwendig. Valproinsäure hat in Deutschland keine Zulassung für die Migräneprophylaxe. In einer plazebokontrollierten Studie waren auch 2400 mg Gabapentin besser wirksam als Plazebo (Mathew et al. 2001). Lamotrigin ist in der Migräneprophylaxe unwirksam (Steiner et al. 1997). Topiramat wird in dieser Indikation derzeit untersucht. Acetylsalicylsäure in einer Dosis von 300 mg/Tag hat eine geringe migräneprophylaktische Wirkung (Limmroth et al. 1999). Die Serotoninantagonisten Pizotifen und Methysergid sind ebenfalls prophylaktisch wirksam (s. Tabelle 7.7). Pizotifen wird wegen der deutlich häufigeren Nebenwirkungen (Müdigkeit, Gewichtszunahme) aber weniger gut toleriert als Betablocker und Flunarizin. Methysergid ist ein wirksames Migräneprophylaktikum (Silberstein 1998). Es sollte aber wegen seiner Nebenwirkungen nur Spezialisten und bei der Behandlung des Clusterkopfschmerzes vorbehalten sein und darf wegen der Gefahr einer Retroperitonealfibrose oder von Lungenfibrosen nicht länger als drei bis fünf Monate gegeben werden. Lisurid, ein Dopaminagonist, ist möglicherweise ebenfalls prophylaktisch wirksam. Die Tagesdosis beträgt 0,075 mg. Die Wirksamkeit von Magnesium ist umstritten (Peikert et al. 1996; Pfaffenrath et al. 1996). Wenn überhaupt wirksam, ist die Reduktion der Attackenfrequenz nicht sehr ausgeprägt.

Amitriptylin und Amitriptylinoxid sind trizyklische Antidepressiva. Allein gegeben, sind sie bei der Migräne wenig wirksam. Sie sollten aber zur Prophylaxe eingenommen werden, wenn eine Kombination mit einem Spannungskopfschmerz vorliegt, oder wenn, wie häufig bei chronischen Schmerzen, eine zusätzliche Depression besteht. Dihydroergotamin ist zwar migräneprophylaktisch wirksam, kann aber nach längerer Einnahme zu einer Verschlechterung der Migräne und zur Induktion von Dauerkopfschmerzen führen. Nichtsteroidale Antirheumatika wie Naproxen sind ebenfalls prophylaktisch wirksam. Limitierend sind hier die Nebenwirkungen wie Übelkeit, Erbrechen, Magenschmerzen, Tinnitus, Schwindel, Magen-Darm-Ulzera und gastrointestinale Blutungen. Das Antiepileptikum Gabapentin hat nach ersten Studien in Tagesdosierungen zwischen 1200 und 2400 mg eine migräneprophylaktische Wirkung. Von den Dopaminagonisten ist wahrscheinlich Alphadihydroergocryptin wirksam (Bussone et al. 1999).

Bei der zyklusgebundenen Migräne kann eine Prophylaxe mit 2-mal 500 mg Naproxen vier Tage vor bis drei Tage nach der Periode versucht werden. Als Alternative für die Kurzeitprophylaxe kommen Östrogenpflaster (100 µg) in der Phase mit Hormonabfall zum Einsatz. Niedrig dosierte Triptane (2-mal 25 mg Sumatriptan bzw 2-mal 1 mg Naratriptan) ab dem 2. Tag vor der Periode bis zum Beginn der Blutung reduzieren die Attackenhäufigkeit um ca. 50 % (Newman et al. 2001).

Während der Schwangerschaft sind nur Betablocker zur Prophylaxe zugelassen. Die anderen Migräneprophylaktika außer Magnesium sind kontraindiziert.

Nichtmedikamentöse Therapie

Verhaltenstherapie

Eine medikamentöse Behandlung der Migräne sollte, wenn möglich, durch eine Verhaltenstherapie ergänzt werden. Wissenschaftlich bewiesen sind sog. multimodale Therapieansätze, die Techniken der progressiven Muskelrelaxation, kognitive Techniken, Stress- und Reizverarbeitungstraining und Schmerzbewältigungstechniken verbinden (Andrasik 1996; Hermann et al. 1995; Holroyd u. Penzien 1990, 1994; Reid u. McGrath 1996; Tabelle 7.8). Zahlreiche Studien konnten zeigen, dass einzelnen Komponenten, wie z. B. die progressive Muskelrelaxation (Jacobson 1991) oder kognitive Therapietechniken zu langfristig günstigen Therapieeffekten führen. Dazu gehört auch das Vasokonstriktionstraining, eine spezifische Biofeedbacktherapie, die in Kombination mit Schmerzbewältigungstechniken zum Einsatz kommt (Gauthier u. Carrier 1991). Verhaltenstheraputische Strategien sollten immer auf der Basis einer systematischen Verhaltensanalyse (z. B. einer speziellen

Tabelle 7.8. Medikamente dritter Wahl zur Migräneprophylaxe

Substanzen	Dosis	Nebenwirkungen[a]	Kontraindikationen[b]
Acetylsalicylsäure (Aspirin) ↔	300 mg	G: Magenschmerzen	A: Ulkus, Blutungsneigung, R: Asthma bronchiale
Lisurid (Cuvalit) ↔	3-mal 0,025 mg	G: Müdigkeit, Übelkeit, Schwindel, S: Muskelschwäche	A: Schwangerschaft, KHK, AVK, M. Raynaud
Pizotifen (Sandomigran) ↔	1–3 mg	H: Müdigkeit, Gewichtszunahme Hunger, G: Mundtrockenheit, Obstipation	A: Glaukom, Prostatahypertrophie, R: KHK
Dihydroergotamin (DHE) ↔	1,5–6 mg	H: Übelkeit, Parästhesien, G: Kopfschmerzen, Durchfall, Schwindel, S: Ergotismus	A: Schwangerschaft, Hypertonie, KHK, AVK
Magnesium ↔	2-mal 300 mg	H: Durchfall bei zu rascher Aufdosierung	Keine
Cyclandelat (Natil) ↔	1200–1600 mg	G: Müdigkeit	A: akuter Schlaganfall, Glaukom

[a] Nebenwirkungen: H: häufig, G: gelegentlich, S: selten
[b] Kontraindikationen: A: absolut, R: relativ
KHK: koronare Herzkrankheit, *AVK:* arterielle Verschlusskrankheit

Anamnesetechnik) sowie eines individuell orientierten Genesemodells abgeleitet werden. Verhaltenstherapeutische Strategien werden durch verhaltenstherapeutisch ausgebildete Ärzte und Psychologen vermittelt. Diese stehen nach Verabschiedung des Psychotherapeutengesetzes flächendeckend zur Verfügung. Adressen können über die Krankenversicherungen erfragt werden.

Sport
Wissenschaftlich belegt ist die prophylaktische Wirkung aerober Ausdauersportarten, insbesondere Jogging (Gerber et al. 1987; Darling 1991).

Andere Therapien
Physikalische Therapie und transkutane elektrische Nervenstimulation (TENS): Für diese Verfahren gibt es keinen Wirkungsnachweis im Rahmen prospektiver Studien (Taubert 1991a,b).

Homöopathie
Die bisher durchgeführten prospektiven plazebokontrollierten Studien ergaben keinen Hinweis auf eine Wirksamkeit der Homöopathie (Walach et al. 1997; Whitmarsh et al. 1997; Ernst 1999).

Akupunktur
Die Mehrzahl der Studien zur Akupunktur entspricht nicht modernen Anforderungen an klinische Studien. Eine kürzlich publizierte Metaanalyse fand nur zehn Studien mit insgesamt etwa 300 Patienten, die bei einem Erfolgskriterium einer Besserung um >33 % eine Wirkung der Akupunktur nahelegt (Melchart et al. 1999). Dabei muss berücksichtigt werden, dass das Erfolgskriterium bei Studien zur pharmakologischen Therapie >50 % beträgt. Wird dieses Kriterium angelegt, ist die Akupunktur unwirksam.

Pflanzliche Wirkstoffe
Es gibt Hinweise, dass Tanacetum (feverview) möglicherweise wirksam ist (Mayer et al. 1992), was derzeit in einer großen prospektiven Studie untersucht wird. Pestwurz soll ebenfalls Wirkung zeigen.

Botulinumtoxin
Die Injektion von Botulinumtoxin in die Gesichtshaut und perikranielle Muskulatur war in kleinen offenen Studien wirksam. Bevor es eingesetzt wird müssen die großen plazebokontrollierten Studien abgewartet werden.

Unwirksame Therapien
Unwirksam in der medikamentösen Therapie sind Bromocriptin, die Antiepileptika Carbamazepin, Diphenylhydantoin und Primidon, Diuretika, Clonidin, Östrogene und Gestagene, Lithium, Neuroleptika, Proxibarbal und die selektiven Serotoninwiederaufnahmehemmer. Von den nichtmedikamentösen Verfahren sind ohne Wirkung oder ohne wissenschaftlichen Beleg das autogene Training, die chiropraktische Therapie, Manualtherapie, Zahnextraktion, Aufbissschienen, Frischzelltherapie, lokale Injektionen in den Nacken oder die Kopfhaut, Neuraltherapie, Reizströme, Magnetströme, Psychophonie, Neuraltherapie, Ozontherapie, Tonsillektomie, Fußreflexmassage, Sanierung vermeintlicher Pilzinfektionen des Darmes, Entfernung von Amalgamfüllungen, Hysterektomie und die klassische Psychoanalyse.

Tabelle 7.9. Nichtmedikamentöse Behandlungsmethoden der Migräne

Methode	Effektivität bei Erwachsenen	Effektivität bei Kindern
Progressive Muskelrelaxation (PMR)	↑	↑↑
Thermales Biofeedback	↑	↑↑
Thermales Biofeedback plus PMR	↑↑	↑↑
Vasokonstriktionstraining	↑	↔
Kognitive Verhaltenstherapie plus PMR	↑	↑
Autogenes Training	↓↓	↔
Hypnose	↔	↔
Sporttherpaie	↑	↔
Homöopathie	↓↓	↔
Akupunktur	↔	↔

Typische Fehler bei der medikamentösen Migräneprophylaxe

- Falsche Diagnose: Ist eine Migräneprophylaxe nicht wirksam, sollte zunächst die Diagnose überprüft werden. Die gängigen Migräneprophylaktika sind z. B. beim Spannungskopfschmerz nicht wirksam. Verapamil wirkt nur beim Clusterkopfschmerz, aber kaum bei Migräne.
- Zu hohe Initialdosis: Werden beispielsweise Betarezeptorenblocker von Beginn an in der vollen Dosis gegeben, werden sie wegen Nebenwirkungen meist nicht vertragen. Flunarizin und Cyclandelat können allerdings sofort in voller Dosis gegeben werden.
- Zu niedrige Dosis: Aus Angst vor Nebenwirkungen werden Migräneprophylaktika häufig auf Dauer in zu niedriger Dosis gegeben. Dies gilt insbesondere für Betarezeptorenblocker.
- Zu kurze Anwendung: Die Wirkung von Migräneprophylaktika kann frühestens nach 2–3 Monaten ermessen werden.
- Zu lange Anwendung: Die Migräneprophylaxe sollte nach 9–12 Monaten unterbrochen werden, um den Spontanverlauf der Migräne ermessen zu können.
- Fehlende Aufklärung über Nebenwirkungen: Migränepatientinnen und -patienten entwickeln sehr viel mehr Nebenwirkungen als Menschen, die diese Medikamente aus anderen Indikationen bekommen. Die Compliance ist allerdings deutlich besser, wenn die betroffenen Patienten über die Nebenwirkungen aufgeklärt werden und insbesondere über die Tatsache, dass die Nebenwirkungen meist temporär sind und im Laufe der Zeit abklingen.
- Mangelnde Aufklärung über verzögerten Wirkungseintritt: Patientinnen und Patienten müssen wissen, dass die Wirkung der Migräneprophylaktika erst im Laufe der Zeit einsetzt. Die Wirkung steht in umgekehrtem Verhältnis zu den Nebenwirkungen. Diese sind am Anfang ausgeprägt und nehmen im Laufe der Zeit ab.
- Unrealistische Erwartungen des Patienten: Patienten erwarten häufig von einer Migräneprophylaxe, dass diese sie von der Migräne vollständig befreit. Patientinnen und Patienten müssen wissen, dass eine realistische Erwartung eine Reduktion der Migränefrequenz um 50 % ist.

- Falsche Priorität der Migräneprophylaktika: Die Migräneprophylaxe sollte bevorzugt mit Betarezeptorenblockern, Flunarizin oder Cyclandelat beginnen. Nur wenn diese Medikamente nicht wirksam oder kontraindiziert sind, kommen Substanzen der 2. Wahl zum Einsatz.

Literatur

Andersson PG, Hinge HH, Johansen O, Andersen CU, Lademann A, Gotzsche PC (1989) Double-blind study of naproxen vs placebo in the treatment of acute migraine attacks. Cephalalgia 9: 29–32
Andrasik F (1996) Behavioral management of migraine. Biomed Pharmacother 50: 52–57
Arnold G, Einhäupl KM (1998) Valproinsäure in der prophylaktischen Behandlung der Migräne. Nervenarzt 69: 913–918
Becker WJ, Lee D (2001) Zolmitriptan nasal spray is effective, fast-acting and well tolerated during both, short- and long-term treatment. Cephalalgia 21: 271
Bomhof M, Paz J, Legg N, Allen C, Vandormael K, Patel K (1999) Comparison of rizatriptan 10 mg vs. naratriptan 2.5 mg in migraine. Eur Neurol 42: 173–179
Brennum J, Brinck T, Schriver L, Wanscher B, Soelberg Sorensen P, Tfelt-Hansen P et al. (1996) Sumatriptan has no clinically relevant effect in the treatment of episodic tension-type headache. Eur J Neurol 3: 23–28
Bussone G, Cerbo R, Martucci N, Micieli G, Zanferrari C, Grazzi L, et al. (1999) Alpha-dihydroergocryptine in the prophylaxis of migraine: a multicenter double-blind study versus flunarizine. Headache 39: 426–431
Cabarrocas X, Zayas JM, Suris M, on behalf of the Almotriptan Oral Study Group (1998) Equivalent efficacy of oral almotriptan, a new 5-HT1B/D agonist, compared with sumatriptan 100 mg. Headache 38: 377–378
Cady RK, Lipton RB, Hall C, Stewart WF, O'Quinn S, Gutterman D (2000) Treatment of mild headache in disabled migraine sufferers: results of the Spectrum study. Headache 20: 792–797
Couch JR (1987) Placebo effect and clinical trials in migraine therapy. Neuroepidemiology 6: 178–185
Dahlöf C (1993) Placebo-controlled clinical trials with ergotamine in the acute treatment of migraine. Cephalalgia 13: 166–171
Dahlöf CGH, Mathew N (1998) Cardiovascular safety of 5-HT$_{1B/1D}$ agonists – Is there a cause for concern? Cephalalgia 18: 539–545
Darling M (1991) Exercise and migraine: a critical review. J Sports Med Phys Fit 31: 294–302
Dichgans J, Diener HC, Gerber WD, Verspohl EJ, Kukiolka H, Kluck M (1984) Analgetika-induzierter Dauerkopfschmerz. Dtsch Med Wschr 109: 369–373
Diener HC, Gendolla A, Limmroth V (1996) Valproinsäure in der Migräneprophylaxe. Akt Neurol 23: 265–268
Diener HC (1999a) Eletriptan – Therapy. In: Diener HC (ed) Drug treatment of migraine and other headaches. Karger, Basel, pp 184–189
Diener HC, for the ASASUMAMIG Study Group (1999b) Efficacy and safety of intravenous acetylsalicylic acid lysinate compared to subcutaneous sumatriptan and parenteral placebo in the acute treatment of migraine. A double-blind, double-dummy, randomized, multicenter, parallel group study. Cephalalgia 19: 581–588.
Diener H, Limmroth V (1999a) Acute management of migraine: triptans and beyond. Curr Opin Neurol 12: 261–267
Diener H, Limmroth V (1999b) Therapie der akuten Migräneattacke: Kampf der „Triptane". Arzneimitteltherapie 17: 219–226
Diener HC, Kaube H, Limmroth V (1999) Antimigraine drugs. J Neurol 246: 515–519
Diener HC, Brune K, Gerber WD, Pfaffenrath V, Straube A (2000) Therapie der Migräneattacke und Migräneprophylaxe. Empfehlungen der Deutschen Migräne- und Kopfschmerzgesellschaft (DMKG). Akt Neurologie 27: 273–282
Ellis GL, Delaney J, DeHart DA, Owens A (1993) The efficacy of metoclopramide in the treatment of migraine headache. Ann Emerg Med 22: 191–195
Ernst E (1999) Homeopathic prophylaxis of headache and migraine. A systematic review. J Pain Symptom Manage 18: 353–357
Erush SC (1996) The pharmacotherapy of migraine in pregnancy. Cephalalgia 16: 556–564
Evers S, Gralow I, Bauer B, Suhr B, Buchheister A, Husstedt I-W, et al. (1999) Sumatriptan and ergotamine overuse and drug-induced headache: a clinicoepidemiologic study. Clin Neuropharmacol 22: 201–206
Fisher MA, Glass S (1997) Butorphanol (Stadol): A study in problems of current drug information and control. Neurology 48: 1156–1160
Gallagher RM, Dennish G, Spierings ELH, Chitra R (2000) A comparative trial of zolmitriptan and sumatriptan for the acute oral treatment of migraine. Headache 40: 119–128
Gauthier JG, Carrier S (1991) Long-term effects of biofeedback on migraine headache: A prospective follow-up study. Headache 31: 605–612

Gerber WD, Miltner W, Gabler H, Hildenbrandt E, Larbig W (1987) Bewegungs- und Sporttherapie bei chronischen Kopfschmerzen. In: Gerber WD, Miltner W, Mayer K (eds) Verhaltensmedizin: Ergebnisse und Perspektiven interdisziplinärer Forschung. edition medizin, Weinheim, pp 55–66

Goadsby PJ, Ferrari MD, Olesen J, Stovner LJ, Senard JM, Jackson NC et al. (2000) Eletriptan in acute migraine: A double-blind, placebo-controlled comparison to sumatriptan. Neurology 54: 156–163

Goldstein J, Ryan R, Jiang K, Getson A, Norman B, Block G et al. (1998) Crossover comparison of rizatriptan 5 mg and 10 mg versus sumatriptan 25 and 50 mg in migraine. Headache 38: 737–747

Havanka-Kanniainen H (1994) Treatment of acute migraine attack: ibuprofen and placebo compared. Headache 29: 507–509

Hermann C, Kim M, Blanchard EB (1995) Behavioural and prophylactic intervention studies of pediatric migraine: an exploratoy meta-analysis. Pain 60: 239–256

Holroyd KA, Penzien DB (1990) Pharmacological versus non-pharmacological prophylaxis of recurrent migraine headache: a meta-analytic review of clinical trials. Pain 42: 1–13

Holroyd KA, Penzien DB, Cordingley GE (1991) Propranolol in the management of recurrent migraine: a meta-analytic review. Headache 31: 333–340

Holroyd KA, Penzien DB, Rokicki LA, Cordingley GE (1992) Flunarizine vs propranolol: a meta-analysis of clinical trials. Headache 32: 256

Jacobson E (1938) Progressive relaxation. University of Chicago Press, Chicago

Holroyd KA, Penzien DB (1994) Psychosocial interventions in the management of recurrent headache disorders: overview and effectiveness. Behavioral Medicine 20: 53–63

Kangasniemi P, Hedman C (1984) Metoprolol and propranolol in the prophylactic treatment of classical and common migraine. A double-blind study. Cephalalgia 4: 91–96

Kaube H, May A, Diener HC, Pfaffenrath V (1994) Sumatriptan misuse in daily chronic headache. BMJ 308: 1573

Kellstein DE, Lipton RB, Geetha R, Koronkiewicz K, Evans FT, Stewart WF et al. (2000) Evaluation of a novel solubilized formulation of ibuprofen in the treatment of migraine headache: a randomized, double-blind, placebo-controlled, dose-ranging study. Cephalalgia 20: 233–243

Klapper J, on behalf of the Divalproex Sodium in Migraine Prophylaxis Study Group (1997) Divalproex sodium in migraine prophylaxis: a dose-controlled study. Cephalalgia 17: 103–108

Klein KB (1997) A review of the efficacy of zolmitriptan (311C90): a new treatment for migraine. In: Olesen J, Tfelt-Hansen P (eds) Frontiers in headache research headache treatment: trial methodology an new drugs. Lippincott-Raven, New York, pp 263–266

Limmroth V, Katsarava Z, Diener H-C (1999a) Acetylsalicylic acid in the treatment of headache. Cephalalgia 19: 545–551

Limmroth V, Kazawara Z, Fritsche G, Diener H-C (1999b) Headache after frequent use of serotonin agonists zolmitriptan and naratriptan. Lancet 353: 378

Lipton RB, Stewart WF (1997) Clinical applications of zolmitriptan (Zomig, 311C90). Cephalalgia 17(Suppl 18): 53–59

Lipton RB, Stewart WF, Ryan RE, Saper J, Silberstein S, Sheftell F (1998) Efficacy and safety of acetaminophen, aspirin, and caffeine in alleviating migraine headache pain – Three double-blind, randomized, placebo-controlled trials. Arch Neurol 55: 210–217

Lipton RB, Stewart WF, Cady RK, Hall C, O'Quinn S, Kuhn T et al. (2000) Sumatriptan for the range of headaches in migraine sufferers: results of the Spectrum study. Headache 40: 783–791

MaassenVanDenBrink A, Reekers M, Bax WA, Ferrari MD, Saxena PR (1998) Coronary side-effect potential of current and prospective antimigraine drugs. Circulation 98: 25–30

Massiou H, on Behalf of the Study Group (1996) A comparison of sumatriptan nasal spray 20 mg and intranasal dihydroergotamin in the acute treatment of migraine. Poster, 3rd European Headache Conference, Sardinia, 56–59

Mathew NT, Saper JR, Silberstein SD, Rankin L, Markley HG, Solomon S et al. (1995) Migraine prophylaxis with divalproex. Arch Neurol 52: 281–286

Mathew NT, Rapoport A, Saper J, Magnus L, Klapper J, Ramadan N et al. (2001) Efficacy of gabapentin in migraine prophylaxis. Headache 41: 119–128

Mayer H, Ditzinger G, Knoblauch P, Richter C (1992) Feverfew-eine Alternative bei Migräne. PZ Pharmazie 19: 26–32

Melchart D, Linde K, Fischer P, White A, Allais G, Vickers A et al. (1999) Acupuncture for recurrent headaches: a systematic review of randomized controlled trials. Cephalalgia 19: 779–786

Myllyla VV, Havanka H, Herrala L, Kangasniemi P, Rautakorpi I, Turkka J et al. (1998) Tolfenamic acid rapid release versus sumatriptan in the acute treatment of migraine: Comparable effect in a double-blind, randomized, controlled, parallel-group study. Headache 38: 201–207

Nappi G, Johnson FN (2000) The clinical efficacy of zolmitriptan. Rev Contemp Pharmacother 11: 99–118

Nebe J, Heier M, Diener HC (1995) Low-dose ibuprofen in self-medication of mild to moderate headache: a comparison with acetylsalicylic acid and placebo. Cephalalgia 15: 531–535

Newman L, Mannix LK, Landy S, Silberstein S, Lipton RB, Pait Putnam DG et al. (2001) Naratriptan as short-term prophylaxis in menstrually associated migraine: a randomised, double-blind, placebo-controlled study. Headache 41: 248–256

Olsson JE, Behring HC, Forssman B, Hedman C, Hedman G, Johansson F et al. (1984) Metoprolol and propranolol in migraine prophylaxis: a double-blind multicenter study. Acta Neurol Scand 70: 160–168

Pascual J (2000) Therapy with other triptans: almotriptan. In: Diener HC (ed) Drug treatment of migraine and other headaches. Karger, Basel, pp 197–205

Peikert A, Wilimzig C, Köhne-Volland R (1996) Prophylaxis of migraine with oral magnesium: results from a prospective, multi-center, placebo-controlled and double-blind randomized study. Cephalalgia 16: 257–263

Pfaffenrath V, Wessely P, Meyer C, Isler HR, Evers S, Grotemeyer KH et al. (1996) Magnesium in the prophylaxis of migraine – a double-blind, placebo-controlled study. Cephalalgia 16: 436–440

Pfaffenrath V, Cunin G, Sjonell G, Prendergast S (1998) Efficacy and safety of sumatriptan tablets (25 mg, 50 mg, and 100 mg) in the acute treatment of migraine: defining the optimum doses of oral sumatriptan. Headache 38: 184–190

Pradalier A, Chabriat H, Danchot J, Baudesson G, Joire JE (1999) Safety and efficacy of combined lysine acetylsalicylate and metoclopramide: repeat intakes in migraine attacks. Headache 39: 125–131

Pryse-Philips W, on behalf of the Eletriptan Steering Committee (1999) Comparison of oral eletriptan (Relpax™) (40–80 mg) and oral sumatriptan (50–100 mg) for the treatment of acute migraine. A randomised, placebo controlled study in sumatriptan-naive patients. 9th Congress of the International Headache Society 1999

Reeches A, on behalf of the Eletriptan Steering Committee (1999) Comparison of the efficacy, safety and tolerability of oral eletriptan (Relpax™) and Cafergot for the acute treatment of migraine. 9th Congress of the International Headache Society, Barcelona 1999

Reid GJ, McGrath PJ (1996) Psychological treatments for migraine. Biomed Pharmacother 50: 58–63

Report of the Quality Standards Subcommittee of the American Academy of Neurology (1995) Practice parameter: appropriate use of ergotamine tartrate and dihydroergotamine in the treatment of migraine and status migrainosus. Neurology 45: 585–587

Ryan R, Elkind A, Baker CC, Mullican W, DeBussy S, Asgharnejad M (1997) Sumatriptan nasal spray for the acute treatment of migraine. Neurology 49: 1225–1230

Salonen R (1999) Naratriptan. Int J Clin Pract 53: 552–556

Silberstein SD (1993) Headaches and women: Treatment of the pregnant and lactating migraineur. Headache 33: 533–540

Silberstein SD (1998) Methysergide. Cephalalgia 18: 421–435

Silberstein SD, McCrory DC (2000) Opioids. Cephalalgia 20: 854–864

Sorensen PS, Larsen BH, Rasmussen MJK, Kinge E, Iversen H, Alslev T et al. (1991) Flunarizine versus metoprolol in migraine prophylaxis: a double-blind, randomized parallel group study of efficacy and tolerability. Headache 31: 650–657

Steiner TJ, Joseph R, Hedman C, Clifford Rose F (1988) Metoprolol in the prophylaxis of migraine: parallel group comparison with placebo and dose-ranging follow-up. Headache 28: 15–23

Steiner TJ, Findley LJ, Yuen AWC (1997) Lamotrigine versus placebo in the prophylaxis of migraine with and without aura. Cephalalgia 17: 109–112

Steiner TJ, on behalf of the Eletriptan Steering Committee (1998) The efficacy, safety and tolerability of oral eletriptan (40 mg and 80 mg) for the acute treatment of migraine: results of a double-blind, placebo-controlled, parallel group clinical trial. Migraine Trust, London

Taubert K (1991a) Grundlagen für den Einsatz von Physiotherapie bei primären Kopfschmerzen. Z Ärztl Fortbild 85: 19–22

Taubert K (1991b) Transkutane elektrische Nervenstimulation (TENS) bei Kopf- und Gesichtsschmerzen. Z Ärztl Fortbild 85: 31–36

Tepper SJ, Cochran A, Hobbs S, Woessner M, on the behalf of the S2B351 Study Group (1998) Sumatriptan suppositories for the acute treatment of migraine. Int J Clin Pract 52: 31–35

Tfelt-Hansen P, Henry P, Mulder LJ, Schaeldewaert RG, Schoenen J, Chazot G (1995) The effectiveness of combined oral lysine acetylsalicylate and metoclopramide compared with oral sumatriptan for migraine. Lancet 346: 923–926

Tfelt-Hansen P (1998) Efficacy and adverse events of subcutaneous, oral, and intranasal sumatriptan used for migraine treatment: a systematic review based on number needed to treat. Cephalalgia 18: 532–538

Tfelt-Hansen P, Teall J, Rodriguez F, Giacovazzo M, Paz J, Malbecq W et al. (1998) Oral rizatriptan versus oral sumatriptan: a direct comparative study in the acute treatment of migraine. Headache 38: 748–755

Tfelt-Hansen P, Goadsby PJ (1999) Naratriptan is effective and well tolerated in the acute treatment of migraine. Neurology 52: 1300–1310

Tfelt-Hansen P, Ryan RE (2000) Oral therapy for migraine: comparisons between rizatriptan and sumatriptan. A review of four randomized, double-blind clinical trials. Neurology 55 (Suppl 2): S19–S24

Tfelt-Hansen P, Saxena PR, Dahlöf C, Pascual J, Lainez M, Henry P, et al. (2000) Ergotamine in the acute treatment of migraine. A review and European consensus. Brain 123: 9–18

The Diclofenac-K/Sumatriptan Migraine Study Group (1999) Acute treatment of migraine attacks: efficacy and safety of a nonsteroidal antiinflammatory drug, diclofenac-potassium, in comparison to oral sumatriptan and placebo. Cephalalgia 19: 232–240

The Multinational Oral Sumatriptan Cafergot Comparative Study Group (1991) A randomized, double-blind comparison of sumatriptan and Cafergot in the acute treatment of migraine. Eur Neurol 31: 314–322

The Oral Sumatriptan and Aspirin plus Metoclopramide Comparative Study Group (1992) A study to compare oral sumatriptan with oral aspirin plus oral metoclopramide in the acute treatment of migraine. Eur Neurol 32: 177–184

The Subcutaneous Sumatriptan International Study Group (1991) Treatment of migraine attacks with sumatriptan. N Engl J Med 325: 316–321
Touchon J, Bertin L, Pilgrim AJ, Ashford E, Bès A (1996) A comparison of subcutaneous sumatriptan and dihydroergotamine nasal spray in the acute treatment of migraine. Neurology 47: 361–365
Treves TA, Korczyn AD, Streifler M (1986) Naproxen in the treatment of acute migraine attacks. Neurology 36: 101
Überall MA, Wenzel D (1999) Intranasal sumatriptan for the acute treatment of migraine in children. Neurology 52: 1507–1510
Überall MA, Denecke H, Kröner-Herwig B (2000) Kopfschmerztherapie im Kindes- und Jugendalter. Schmerz 14: 351–361
van de Ven LLM, Franke CL, Koehler PJ, on Behalf of the Investigators (1997) Prophylactic treatment of migraine with bisoprolol: a placebo-controlled study. Cephalalgia 17: 596–599
Visser WH, Jaspers N, de Vriend RHM, Ferrari MD (1996) Risk factors for headache recurrence after sumatriptan: a study in 366 migraine patients. Cephalalgia 16: 264–269
Visser WH, Terwindt GM, Reines SA, Jiang K, Lines CR, Ferrari MD et al. (1997) Rizatriptan vs sumatriptan in the acute treatment of migraine. A placebo-controlled, dose-ranging study. Arch Neurol 53: 1132–1137
Volans GN (1975) The effect of metoclopramide on the absorption of effervescent aspirin in migraine. Br J Clin Pharmacol 2: 57–63
Volans GN (1978) Migraine and drug absorption. Clinical Pharmacokinetics 3: 313–318
Walach H, Haeusler W, Lowes T, Mussbach D, Schamell U, Springer W et al. (1997) Classical homeopathic treatment of chronic headaches. Cephalalgia 17: 119–126
Welch KMA, Mathew NT, Stone P, Rosamond W, Saiers J, Gutterman D (2000) Tolerability of sumatriptan: clinical trials and post-marketing experience. Cephalalgia 20: 687–695
Whitmarsh TE, Coleston-Shields DM, Steiner TH (1997) Double-blind randomized placebo-controlled study of homoeopathic prophylaxis of migraine. Cephalalgia 17: 600–604
Wilkinson M, Pfaffenrath V, Schoenen J, Diener HC, Steiner T (1995) Migraine and cluster headache – their management with sumatriptan: a critical review of the current clinical experience. Cephalalgia 15: 337–357
Wörz R, Reinhardt-Benmalek B, Grotemeyer KH, Foh M (1991) Bisoprolol and metoprolol in the prophylactic treatment of migraine with and without aura – a randomized double-blind cross-over multicenter study. Cephalalgia 11 (Suppl 11): 152–153

Diskussion

FLOR: Wie beurteilen Sie die verfügbaren pharmakologischen Optionen, Migräneattacken nicht nur zu kupieren, sondern zu verhindern?

DIENER: Eine befriedigende Beantwortung dieser Frage erfordert im Grunde einen eigenen Vortrag. Kurz gesagt: Momentan verspricht die Kombination medikamentöser und nichtmedikamentöser Therapieverfahren offenbar bessere Ergebnisse als nur eines von beiden.

EGLE: Warum sind Migränepatienten mit einer ausgeprägten psychiatrischen Komorbidität offenbar schlechtere Responder?

DIENER: Für die Akuttherapie ist diese Komorbidität offenbar nicht von Bedeutung, wohl aber für die Prophylaxe: Patienten, die gleichzeitig depressiv sind, schneiden hier eindeutig schlechter ab. Bei solchen Patienten lässt sich aber die Wirksamkeit einer Migräneprophylaxe erheblich verbessern, wenn man gleichzeitig auch die Depression adäquat behandelt.

ANGELESKO: Wie sind Ihre Erfahrungen zum Einfluss von SSRIs auf Häufigkeit und Schwere von Migräneattacken?

DIENER: Es gibt einige offene Studien, die eine migräneprophylaktische Wirkung von SSRIs nahelegen. Plazebokontrollierte Studien konnten diesen Eindruck indes nicht bestätigen. Insgesamt sehe ich keinen wirklich überzeugenden Beleg.

GESSNER: Wie handhaben Sie differentialtherapeutisch Analgetika und Triptane in der Praxis?

DIENER: Sofern Sie den Patienten noch nicht kennen, würde ich zunächst einem Stufenschema folgen. Das heißt, ich beginne zunächst mit einem Analgetikum, in der richtigen Dosierung und Applikationsform. Bleibt der Erfolg aus, dann greife ich zu einem Triptan.

DEUGNER: Mutterkornalkaloide können bei Langzeitanwendung bekanntlich Dauerkopfschmerzen verursachen. Gilt das nur für Migränepatienten?

DIENER: Ja. Personen, die nicht zu Kopfschmerzen neigen, bekommen von Mutterkornalkaloiden keine Kopfschmerzen. Das gilt übrigens auch für Schmerzmittel: Rückenschmerzpatienten bekommen von nichtsteroidalen Antirheumatika keine Kopfschmerzen. Bei einem Rückenschmerzpatienten mit Migräneanamnese besteht jedoch durchaus die Gefahr, durch den Dauergebrauch eines nichtsteroidalen Antirheumatikums einen Dauerkopfschmerz zu induzieren. Hier spielt offenbar auch eine genetische Komponente eine Rolle.

BRODERSEN: Eine Frage aus der Praxis: Der Ergotamin Medihaler war nach meiner Erfahrung ein hervorragendes Medikament gegen migränebedingte Kopfschmerzen. Warum gibt es ihn nicht mehr? Zweite Frage: Was ist beim Einsatz von Triptanen bei alten Menschen zu beachten?

DIENER: Der Medihaler war eine hochwirksame Applikationsform. Er fehlt insbesondere den Clusterschmerzpatienten, die darauf gut angesprochen haben. Er enthielt aber als Treibgas fluorierte Kohlenwasserstoffe, was der umweltschutzorientierten grünen Politik ein Dorn im Auge war. Selbst wenn sämtliche Medihaler Europas zusammen nur etwa soviel fluorierte Kohlenwasserstoffe enthielten wie ein normaler Kühlschrank – er wurde trotzdem verboten. Beim Einsatz von Triptanen bei alten Patienten gibt es nur eine biologische Grenze, die individuell sehr unterschiedlich sein kann. Selbst ein 70 oder 80 Jahre alter Patient kann Triptane erhalten, sofern er vaskulär gesund ist, ein Fünfzigjähriger mit einer koronaren Herzerkrankung und weiteren Risikofaktoren kann es dagegen nicht.

SUTANTO: Gibt es eine Erklärung für die Pathophysiologie der Wochenendmigräne?

DIENER: Mir ist keine bekannt.

DRILLISCH: Die zulässige Behandlung mit Triptanen beschränkt sich offiziell auf den Altersbereich von 18 und 65 Jahren. Wenn man als Arzt diese Grenzen überschreitet, nimmt man ein gewisses Risiko in Kauf.

DIENER: Diese Einschränkung gilt nur für Sumatriptan. Die Zulassung der übrigen Triptane gilt auch unterhalb des 18. und jenseits des 65. Lebensjahres. Dazu liegen entsprechende Studien und Verträglichkeitsdaten vor.

KAPITEL 8

Somatoforme Schmerzstörung – Diagnostik, Pathogenese und Therapie

ULRICH TIBER EGLE, RALF NICKEL

Epidemiologie

Epidemiologiestudien zur Prävalenz in der Allgemeinbevölkerung fehlten bis vor kurzem. Nach den Ergebnissen der TACOS-Studie (Meyer et al. 2000) liegt die Lebenszeitprävalenz bei 12,3 %! In der Allgemeinpraxis wird von einer Punktprävalenz von 5–10 % ausgegangen, in einer interdisziplinären Universitätsschmerzambulanz liegt der Anteil bei nichttumorbedingten Schmerzpatienten bei 25–30 % (Nickel et al. 2002).

Anamnese und klinischer Befund

Als ein erster Indikator für eine somatoforme Schmerzstörung können die Schmerzbeschreibungen des Patienten verwendet werden: Somatoforme Schmerzpatienten beschreiben ihre Schmerzen häufig mit affektiven Begriffen (z. B. scheußlich, grauenhaft, beängstigend) und einem hohen Wert auf einer visuellen Analogskala (VAS: 0–100) zwischen 80 und 100; auffällig ist oft die dazu diskrepante geringe affektive Beteiligung bei der Schmerzschilderung. Der Beginn der Schmerzsymptomatik liegt üblicherweise vor dem 35. Lebensjahr, nicht selten schon in Kindheit und Jugend. Frauen sind im Verhältnis 2 bis 3:1 häufiger betroffen. Die Lokalisation variiert stark. Besonders häufig betroffen sind die Extremitäten, aber auch Gesichtsbereich und Unterleib. Besonders auffällig ist eine Häufung im Bereich der Unterarme (oft lange als Symptome eines Karpaltunnelsyndroms fehlinterpretiert) und Knie bei jungen Frauen. Im Rahmen einer sorgfältigen biographischen Anamnese kann herausgearbeitet werden, dass sich diese Patientinnen in einer subjektiv als zwiespältig erlebten Ablösesituation vom Elternhaus befinden und die Symptomatik insofern Ausdruckscharakter hat, als sie ihr Leben buchstäblich „in die eigene Hand nehmen" bzw. „auf ihren eigenen Beinen stehen" sollen. Auch ein Teil der Patienten mit multilokulären Schmerzen, die seitens Rheumatologen als generalisierte Tendomyopathie oder primäre Fibromyalgie diagnostiziert werden, können aufgrund der skizzierten biographischen Entwicklung und der fehlenden somatischen Befunde als somatoforme Schmerzstörung klassifiziert werden (ein anderer Teil als Somatisierungsstörung). In der Vorgeschichte dieser Patienten finden sich nicht selten eine Reihe anderer funktioneller Beschwerden, v. a. Kloß- und Engegefühle, Bauchschmerzen (oft schon in der Kindheit), Mundbrennen sowie eine insgesamt erhöhte vegetative Reaktionsbereitschaft.

Bei Exploration der Entwicklung in Kindheit und Jugend fällt auf, dass diese Patienten zunächst dazu neigen, pauschal eine „glückliche", zumindest jedoch „unproblematische"

Kindheit zu vermitteln. Erst bei genauerem Nachfragen wird dann ein erhebliches Ausmaß an emotionaler Deprivation, körperlicher Misshandlung und auch sexueller Missbrauchserfahrungen (vgl. Ätiopathogenese) deutlich, das jedoch selbst dann noch oft bagatellisiert bzw. verleugnet wird. Das Erwachsenenalter ist auf dem Hintergrund der als Resultat dieser Kindheitsentwicklung entstandenen Selbstwertproblematik von einer permanenten Suche nach Anerkennung und einer hohen Kränkbarkeit geprägt. Eine psychische Verursachung der Schmerzen wird deshalb auch aus Angst vor einer damit verbundenen Stigmatisierung meist abgelehnt.

Bei einer Klassifikation nach DSM-IV bestehen bei ca. 60 % zusätzlich mindestens eine Achse-I- und/oder Achse-II-Komorbidität (Kappis et al. 2001): 38 % der Patienten mit somatoformer Schmerzstörung weisen zusätzlich eine depressive Störung, 27 % eine Angststörung (Achse I) auf. Bei 17 % werden komorbide Persönlichkeitsstörungen (Achse II) gefunden, wobei sog. Cluster-C-Störungen (zwanghaft, selbstunsicher, dependent), d. h. weniger schwere Persönlichkeitsstörungen, etwa die Hälfte ausmachten; schwere (paranoide, antisoziale und Borderline-) Persönlichkeitsstörungen waren selten (bei etwa 5 % der Gesamtpopulation).

Diagnostik

Indikatoren für eine somatoforme Schmerzstörung sind, dass
- eine nozizeptive oder neuropathische Schmerzverursachung ausgeschlossen wurde,
- der Beginn der Symptomatik vor dem 35. Lebensjahr liegt,
- die Schmerzmerkmale weniger typisch geschildert werden (oft recht vage) als bei organischer Schmerzursache,
- überwiegend eine hohe Schmerzintensität ohne freie Intervalle angegeben wird,
- die Patienten ihre Schmerzen mit affektiven Adjektiven („scheußlich", „fürchterlich", „schrecklich") charakterisieren,
- die Angaben nach Lokalisation und Modalität wechseln können,
- die anatomischen Grenzen der sensiblen Versorgung nicht eingehalten werden (z. B. beim Gesichtsschmerz die Mittellinie zur Gegenseite oder die Unterkiefergrenze zum Hals) und nach oft lokalem Beginn eine starke Ausweitung erfolgt.

Der Nachweis einer somatoformen Schmerzstörung ist nur im Rahmen einer engen interdisziplinären Kooperation möglich, deren Grundlage ein biopsychosoziales Schmerzverständnis aller Beteiligten ist und bei der nicht vorschnell fachspezifische (Zufalls-)Befunde und Normvarianten dem Patienten als ursächlich relevant vermittelt werden. Von Beginn an und nicht erst als Ultima Ratio sollte dem Patienten die Bedeutung psychosomatischer Zusammenhänge bei jedweder Form chronischer Schmerzzustände dargelegt werden und deren Abklärung als Routinemaßnahme mit dem selben Stellenwert wie eine neurologische oder orthopädische Untersuchung. Wichtigstes diagnostisches Verfahren zum Nachweis einer somatoformen Schmerzstörung ist die biographische Anamnese. Die skizzierten biographischen Belastungsfaktoren haben eine Sensitivität und eine Spezifität von 80–90 % hinsichtlich der Abgrenzung zu einem primär organisch determinierten chronischen Schmerzsyndrom (Egle et al. 1991; Egle u. Nickel 1998). Bei den häufig bestehenden Partnerschaftskonflikten sollte, wenn möglich, ein diagnostisches Paargespräch durchgeführt werden; von der Erhebung einer Fremdanamnese ohne Beisein des Patienten ist auf dem Hintergrund der skizzierten Psychodynamik abzuraten!

Differentialdiagnose

Weitere psychische Störungen mit Schmerz als vorherrschendem Symptom sind neben den somatoformen autonomen Funktionsstörungen die Somatisierungsstörung, die posttraumatische Belastungsstörung, depressive und Angststörungen, Hypochondrie und hypochondrischer Wahn sowie die coenästhetische Psychose. Abzugrenzen sind Patienten mit nachweisbaren muskulären Spannungszuständen, auch wenn diese durch psychosoziale Stressituationen bedingt sind („funktionelle" Schmerzzustände, ICD-10 F54). Des Weiteren müssen Patienten mit primär nozizeptiv oder neuropathisch determinierten Schmerzzuständen unterschieden werden, deren Strategien der Krankheitsbewältigung inadäquat sind (z.B. Katastrophisieren, fatalistisches Resignieren) oder die zusätzlich unter einer psychischen Erkrankung leiden (somatische und psychische Komorbidität). Bei einer Prävalenz psychischer und psychosomatischer Störungen in Deutschland von 20–25 % (Dilling et al. 1984; Schepank 1987) ist Letzteres mit statistischer Wahrscheinlichkeit bei jedem 4. bis 5. Schmerzpatienten mit einer primär nozizeptiv oder neuropathisch determinierten Schmerzerkrankung zu erwarten (vgl. Egle et al. 1999).

Ätiologie und Pathogenese

Somatoforme Schmerzen laufen auf einer rein zentralen Ebene ab, werden vom Patienten jedoch peripher lokalisiert. Eine wesentliche Bedeutung scheint dabei der frühen intrapsychischen Verknüpfung von körperlichen Schmerzerfahrungen und affektiven Zuständen in Kindheit und Jugend zuzukommen. Wie bei vielen anderen psychischen und psychosomatischen Erkrankungen prädisponieren eine Reihe psychosozialer Belastungsfaktoren in Kindheit und Jugend für die spätere Entwicklung einer somatoformen Schmerzstörung. Besonders bedeutsam erscheint dabei die Kombination einer früh gestörten Mutter/Eltern-Kind-Beziehung (d. h. dem primären Bindungsbedürfnis des Säuglings/Kleinkindes wird von der Hauptbezugsperson – sei es in Form eines emotionalen Desinteresses, sei es im Sinne einer überzogenen Einengung seiner Neugier – nicht adäquat begegnet) sowie ausgeprägter körperlicher oder schwerer sexueller Misshandlung (Adler et al. 1989; Egle et al. 1991; Slawsby 1995; Egle u. Nickel 1998). Chronische Disharmonie, Trennung und Scheidung ebenso wie körperliche Misshandlungen können als Symptome eines unter ausgeprägtem Druck stehenden Familiensystems verstanden werden (Wolfe u. Bourdeau 1987), in dem diese Patienten aufwuchsen. Sozialer Stress – oft eine starke berufliche Beanspruchung der Eltern von klein auf oder auch eine chronische körperliche bzw. psychische Erkrankung bei einem Elternteil, einem Geschwister oder einem anderem Familienmitglied – erhöht die Wahrscheinlichkeit, dass bei entsprechend disponierten Eltern Alkoholabusus ebenso wie familiäre Gewalt und emotionale Vernachlässigung des Kindes zum Ventil für eine körperliche wie psychische Überforderung werden. Die darin enthaltene emotionale Zurückweisung als Kind ist das primäre Trauma dieser Patienten. Ein daraus resultierendes unsicheres Bindungsverhalten und die damit einhergehende Selbstwertproblematik werden durch Überaktivität und Leistungsorientierung zu kompensieren versucht. Diese „action-proneness" (van Houdenhove et al. 1987) prägte die Lebensgestaltung in der Primärfamilie ebenso wie – zumindest bis zum Einsetzen der Schmerzen – das Erwachsenenleben der späteren somatoformen Schmerzpatienten. Vor dem Hintergrund dieser Entwicklung in Kindheit und Jugend stehen zur

Bewältigung äußerer Belastungs- und innerer Konfliktsituationen im Erwachsenenalter nur unreife Konfliktbewältigungsstrategien (z. B. Wendung gegen das Selbst, Projektion) zur Verfügung (Egle u. Nickel 1998). Überfordernde Belastungssituationen sind dann meist der Auslöser für das Schmerzgeschehen. Dabei greift der Patient nicht selten bei der Lokalisation seiner Schmerzsymptomatik unbewusst auf Schmerzmodelle in der Primärfamilie zurück. Neben einem Krankheitsmodell kann die Lokalisation jedoch auch – wenngleich sehr viel seltener – über den symbolhaften Ausdrucksgehalt der Symptomatik determiniert sein (vgl. unten). Dieses pathogenetische Modell integriert entwicklungspsychologisch heute gut belegte Risikofaktoren und frühe Lernerfahrungen. Wie sehr frühe Schmerzerfahrungen von Kleinkindern deren späteres Schmerzerleben und -verhalten prägen, konnte in einer Studie über die Auswirkungen von Beschneidungen mit und ohne Narkose eindrucksvoll belegt werden (Taddio et al. 1997). Scarinci et al. (1994) konnten experimentell zeigen, dass die Schmerzschwelle bei in der Kindheit psychisch traumatisierten Frauen mit verschiedenen gastrointestinalen Störungsbildern im Vergleich zu nichttraumatisierten deutlich herabgesetzt ist.

Diese empirischen Befunde lassen sich heute vor dem Hintergrund neuerer psychobiologischer Erkenntnisse über die bei der zentralen Schmerzverarbeitung beteiligten Mechanismen besser einordnen (Price 2000): nozizeptive Impulse aus der Körperperipherie erreichen die zugehörigen Areale des somatosensorischen Kortex. Von dort gibt es neuronale Verbindungen zu den Amygdalakernen, die eine zentrale Funktion in der Verarbeitung biologischer wie psychosozialer Stressoren haben und in Zusammenarbeit mit Bereichen des Hippocampus auch eine Art „Stressgedächtnis" darstellen. Frühe Schmerzerfahrungen werden darüber als Stress gespeichert und später vermutlich wieder getriggert, wenn der Betreffende biologischem oder psychosozialem Stress ausgesetzt ist. Ein peripherer nozizeptiver Input ist dafür dann nicht mehr erforderlich.

Arzt-Patient-Beziehung und Chronifizierung

Patienten mit anhaltender somatoformer Schmerzstörung sind meist von einer körperlichen Ursache ihrer Schmerzen überzeugt („Ich hab's in den Armen und nicht im Kopf") und verlangen nicht selten von sich aus diagnostisch wie therapeutisch invasive Interventionen. Bringen sie nicht die erhoffte körperliche Erklärung für die Schmerzen bzw. deren Linderung, so zweifeln die Patienten an der Qualität des betreffenden Arztes und suchen einen anderen auf („doctor-hopping"). Da auch viele Ärzte bis heute von der Vorstellung ausgehen, dass jeder Schmerz eine körperliche Ursache hat (Reduktion des Schmerzes auf seine Funktion als Warnsignal), können somatische Zufallsbefunde leicht überbewertet und kausal mit den Schmerzen verknüpft werden. Dieser Circulus vitiosus zwischen Arzt und Patient leistet der Chronifizierung Vorschub und führt nicht selten zu sekundären iatrogenen körperlichen Schädigungen (z. B. Extraktion von Zähnen, „Verwachsungen" nach Laparaskopien und Laparatomien, Karpaltunnel- oder Bandscheibenoperation usw.). Aufgrund fehlender Wirksamkeit therapeutischer Interventionen kommt es zu häufigen Arztwechseln: Im Durchschnitt wurden vor Diagnosestellung neun (Median) verschiedene Behandler aufgesucht; bei 25 % der Patienten waren es 15 und mehr (max: 83!). Am häufigsten waren die Patienten bei Orthopäden (70 %): Ein Viertel suchte drei und mehr verschiedene Orthopäden auf. Neben einer (durchaus sinnvollen) diagnostischen Abklärung beim Neurologen (62 %, 11 % >2 Neurologen) suchen die Patienten in erheblichem Umfang Hilfe bei Heilpraktikern (32 %) oder durch Akupunktur (39 %), d. h. bei Behandlungsansätzen ohne jeglichen Wirksamkeitsnachweis bei diesem Krankheitsbild (Kappis et al. 2001).

Knapp 70 % der Patienten nehmen regelmäßig Analgetika, 25 % Opioide ein, ohne dass diese ihnen eine wesentliche Schmerzlinderung verschaffen (Kappis et al. 2001)! Wegen der Schmerzsymptomatik waren knapp 65 % schon länger als eine Woche nicht arbeitsfähig, die durchschnittliche Arbeitsunfähigkeit lag bei vier Monaten. Über die Hälfte der Patienten (57 %) weist wegen der Schmerzsymptomatik Krankenhausaufenthalte auf (20 % hatten drei und mehr!), die im Durchschnitt insgesamt fünf Wochen, bei 20 % drei Monate und länger dauerten.

Folgende Prinzipien sollten bei der Gestaltung der Arzt-Patient-Beziehung berücksichtigt werden: Im Umgang mit diesen Patienten ist wichtig, dass ihnen ihre Schmerzen genauso „geglaubt" werden wie jenen, bei denen eine organische Ursache nachweisbar ist. Die Patienten spüren aufgrund ihrer hohen Sensibilität für Zurückweisung sehr schnell, ob sie mit ihren Beschwerden ernst genommen werden. Eine vertrauensvolle Arzt-Patient-Beziehung ist deshalb die wesentlichste Voraussetzung für die Motivierbarkeit dieser Patienten zu einer Psychotherapie. Eine Wiederholung der Muster der Eltern-Kind-Beziehung in der Arzt-Patient-Beziehung (z. B. iatrogene „körperliche Misshandlung" in Form sehr breit gestellter Operationsindikationen) sind zu vermeiden. Auch nach dem Beginn einer Psychotherapie sollte eine kontinuierliche somatische Betreuung bei einem in der Schmerztherapie erfahrenen Arzt gewährleistet sein, um in dieser Zeit eine erneute diagnostische Odyssee bzw. therapeutische Polypragmasie zu verhindern.

Medikamentöse Therapie

Für Analgetika besteht keine Indikation! Dies gilt ganz besonders für die bei dieser Patientengruppe in letzter Zeit immer häufiger als Ultima Ratio eingesetzten Morphinderivate. Antidepressiva, v. a. SSRI-Präparate und Trizyklika, sind indiziert, wenn zusätzlich die Kriterien einer depressiven Störung oder Angsterkrankung erfüllt sind. Dies ist bei etwa der Hälfte dieser Patientengruppe gegeben.

Psychotherapeutische Grundprinzipien

Aus psychodynamischer Sicht sind vor allem die aus der belasteten Kindheit resultierenden Bindungs- und Beziehungsstörungen bei der Behandlung von Patienten mit somatoformen Störungen zu berücksichtigen. Grundlage bieten insofern die für die Behandlung traumatisierter Patienten heute allgemein anerkannten sowie die aus der Bindungstheorie abzuleitenden Behandlungsprinzipien.

Die Bindungstheorie geht davon aus, dass die Interaktion zwischen dem Säugling und seiner primären Bindungsperson bzw. -personen dessen Bindungsverhalten prägt. Es entsteht ein festes und überdauerndes, prinzipiell aber veränderbares inneres Arbeitsmodell von Beziehungen, das das Erleben, die Erwartungen und die Einstellung für spätere Beziehungen bestimmt. In neuen Beziehungen kann dieses unbewusste Modell entweder bestätigt und zunehmend gefestigt oder aber verändert werden. Um in der Behandlung eine adäquate haltgebende Beziehung herstellen zu können, ist es für den Psychotherapeuten notwendig, auf den Patienten einzugehen, seine zentralen Beziehungswünsche zu verstehen und seine im Vordergrund stehende Bindungshaltung zu erfassen. Die Interaktion beider, ihre verbale und nonverbale Kommunikation sowie die damit verbundenen Übertragungs- und Gegenübertragungsgefühle sind notwendige Komponenten eines empathischen Verstehens. Eine vorschnelle Interpretation des Patientenverhaltens als Abwehr und Widerstand verhindert dies. Sie engt die komplexe Dynamik einer Zweierbeziehung mit wechselseitiger Beeinflussung auf ein unidirektionales Geschehen ein. Dies reduziert nicht nur künstlich deren Komplexität, sondern legt auch a priori fest, wer die Verantwortung für das Beziehungsgeschehen trägt (der aktive Patient). Der Therapeut wird quasi Teil des Behandlungsrahmens, seine Interventionen sind nicht falsifizierbar. Die Beachtung der Bindungstypologie (sicher, unsicher-vermeidend, unsicher-ambivalent und desorganisiert) ist für den Therapeuten schon im Erstkontakt nützlich, um dem Patienten entgegenzukommen und ihm dadurch den Zugang zur Behandlung zu erleichtern. Bindungsmuster, Beziehungserleben sowie Übertragungs- und Abwehrprozesse sind eng miteinander verwoben. Die Trennung zwischen „innerer Objektwelt" im Sinne der Selbst- und Objektbeziehungstheorie einerseits und der Welt der interpersonellen Beziehungen andererseits stellt eine künstliche und unnötige Aufspaltung dar. Ein kohärentes Selbst entsteht erst in der Beziehung und dem Austausch mit anderen. Eine für Therapeut und Patient transparente und grundsätzlich auch besprechbare Beziehungsgestaltung gibt Halt und Sicherheit. Gerade bei Patienten mit unsicherer Bindung sind klare Rahmenbedingungen und Transparenz für die Entstehung von Vertrauen und Nähe notwendig (s. unten). Da das Bindungssystem besonders in Notsituationen aktiviert wird, ist der Beginn einer Therapie eine geradezu prototypische Situation. Relevant ist dies sowohl für Personen mit einer überwiegend sicheren Bindung wie auch für Patienten mit unsicher-vermeidendem Bindungsverhalten oder einem überaktivierten Bindungssystem (unsicher-ambivalent).

Vor allem Köhler (1992, 1998) hat auf die Bedeutung des aktivierten Bindungssystems im therapeutischen Setting mehrfach hingewiesen und entsprechende Verhaltensänderungen von seiten der Therapeuten gefordert. Sie kritisiert dabei insbesondere das abstinente Therapeutenverhalten in Form eines zurückhaltenden Schweigens im „klassischen" psychoanalytischen Setting bei Patienten mit unsicher-vermeidendem Bindungsmuster als potentiell retraumatisierend. Nach Bowlby (1995) ermutigt der Therapeut den Patienten, seine Erwartungen und Vorurteile gegenüber seinen gegenwärtigen Bezugspersonen zu betrachten. Fehlwahrnehmungen und Missverständnisse werden dabei als erklärbare Ergebnisse tatsächlicher Erfahrungen oder dessen, was ihm als Kind von seinen Bindungspersonen gesagt wurde, verstanden. Es handelt sich also nicht – wie oft in Psychoanalysen unterstellt – um irrationale Folgen autonomer oder unbewusster Phantasien (z. B. Angst vor Zurückweisung oder Kritik), sondern um die psychischen Folgen unangemessener Verhaltensweisen seitens der primären Bezugspersonen. Vorstellungen bzw. innere Arbeitsmodelle von sich selbst und anderen sollen dadurch als unangemessen für die aktuellen Beziehungen erkannt und gegebenenfalls verändert werden.

Im Rahmen der Berücksichtigung bindungstheoretischer Überlegungen muss der Patient zunächst auch dort abgeholt werden, wo er bei der Bewertung und dem Verständnis seiner Beschwerden steht. Dies bedeutet zunächst Aufklärung über seine Beschwerden und deren Zusammenhänge mit Traumatisierungen und Beziehungserfahrungen sowie eine ausführliche Auseinandersetzung mit seinem Krankheitsverständnis bzw. seiner Beschwerdenattribuierung. Im Mittelpunkt der Behandlung steht die Differenzierung von

Schmerz und Affekt, über die Patienten mit somatoformen Störungen aufgrund einer mangelnden Symbolisierungsfähigkeit und einer gestörten, unverbundenen Kommunikation nicht verfügen. Die Aufmerksamkeit wird auf den kommunikativen Aspekt des Symptoms (bezogen auf die Art der Schilderung und des Umgangs damit) gerichtet, um darüber dessen interpersonelle Bedeutung und Funktion zu erschließen und einen Zugang zur Innenwelt des Patienten zu erhalten. Dies steht in enger Verbindung zu Bowlbys Konzept der inneren Arbeitsmodelle bzw. Bindungsrepräsentanzen. Die Kohärenz der sprachlich-kommunikativen Ebene, die Schilderung plausibler und kohärenter Narrative ist wesentlicher Bestandteil für die Zuordnung zu einer sicheren oder unsicheren Bindungsrepräsentanz. Nach Bowlby stimmt im Falle fehlender Kohärenz (als wichtiges Kriterium für ein unsicheres Bindungsverhalten) die gespeicherte semantische Information nicht mit der episodischen überein. Für die Behandlung folgert er daraus, dass durch detailliertes Schildern und Durchsprechen von Inhalten des episodischen Gedächtnisses eine Korrektur des semantischen Gedächtnisses – und damit das Erreichen eines kohärenteren bzw. der aktuellen Lebenssituation angemesseneren Modells von sich und anderen – möglich ist.

Zunächst wird in Anlehnung an Guthrie et al. (1993) den Patienten ausreichend Raum gegeben, über ihre Symptome, Beschwerden und Beeinträchtigungen zu berichten. Hierüber soll der Austausch in der Gruppe in Gang kommen und die Patienten sollen Vertrauen finden. Die Art der Kommunikation ermöglicht einen Einblick in die Innenwelt des Patienten. Durch Interesse und Nachfragen wird ihm vermittelt, verstanden und ernstgenommen zu werden. Dies ist ein erster Schritt, um die Differenzierung zwischen körperlichem Schmerz einerseits und erwünschten bzw. unerwünschten Affekten andererseits einzuleiten.

In einem zweiten Schritt wird versucht, die inkohärente Kommunikation der Patienten zu integrieren. Der Prozess der Somatisierung und der Mangel an Symbolisierungsfähigkeit sind dabei zentraler Ausdruck dieser gestörten Kommunikation. In der Behandlung dieser Patienten sollten deshalb bevorzugt plastische Bilder und Narrative eingesetzt und Episoden der gemeinsamen Gruppengeschichte (Kohärenz) wiederholt werden. Das Fokussieren auf die Kommunikation ist ein notwendiger Schritt, um Gefühle verbalisieren und später zwischen Körpersymptom und Affekt differenzieren zu können. Über die Erkennung und Bearbeitung früherer Beziehungserfahrungen werden überholte Bindungsmuster durch sichere ersetzt.

In einem dritten Schritt steht die Akzeptanz erwünschter Affekte, Ablehnung von Schmerz bzw. Körpersymptom und unerwünschten Affekten im Mittelpunkt. Neben den erwünschten Affekten sollen jetzt auch subjektiv unerwünschte Affekte bei sich akzeptiert werden können. Dies führt zunächst zur Entlastung der bei somatisierenden Patienten vor allem durch Verleugnung, Projektion und Wendung gegen das Selbst gekennzeichneten Konfliktbewältigungsmechanismen. Auf der Symptomebene reduzieren sich bei günstiger Entwicklung die Symptome bis hin zum völligen Sistieren. In den Behandlungs- und Entwicklungsschritten der psychodynamisch-interaktionellen Gruppentherapie geht es darum, über das Entstehen einer kohärenten Kommunikation und der damit verbundenen Schmerz-Affekt-Differenzierung den Patienten die Möglichkeit zu geben, ein sinnhaftes und kohärenteres Selbst(gefühl) zu entwickeln. Ausdruck dessen wäre die Reduktion von Leeregefühlen, das Entstehen bzw. Verbessern selbstreflektiver Fähigkeiten und die Auseinandersetzung mit eigenen (objektbezogenen) Erwartungen sowie der realitätsgerechteren Einschätzung der eigenen Leistungsfähigkeit, der bei diesen Patienten eine große Bedeutung zukommt. Erfolgreiche und katamnestisch stabile

Therapieergebnisse sind dann zu erwarten, wenn die beschriebenen Entwicklungsschritte durchlaufen und der Aufbau selbstreflektiver Fähigkeiten und neuer Beziehungsmuster zumindest in Ansätzen erreicht wurde. Gute Ergebnisse sind bei der Behandlung in symptomhomogenen Therapiegruppen belegt (Egle et al. 1992). Durch eine Weiterentwicklung dieses Konzeptes und Operationalisierung in Form eines Manuals (Nickel u. Egle 1999) ist heute eine wirksame Behandlung durch 40 Gruppensitzungen über einen Zeitraum von sechs Monaten möglich (vgl. unten). Eine psychoanalytisch orientierte Einzeltherapie ist vor allem bei „nichtgruppenfähigen" Patienten indiziert, was besonders oft auf männliche Patienten mit diesem Störungsbild zutrifft, die nicht selten zusätzlich noch unter einer Persönlichkeitsstörung leiden. Entspannungsverfahren und Schmerzbewältigungsprogramme sind primär nicht indiziert. Ausnahmen bilden der Einsatz von Entspannungsverfahren im Rahmen eines multimodalen stationären Therapieprogramms oder als gezielter erster Schritt zu einer besseren Motivation für eine psychoanalytisch orientierte Behandlung sowie die vorgeschaltete Durchführung von Schmerzbewältigungsprogrammen bei einer ausgeprägten Chronifizierung mit iatrogener Schädigung.

Die stationäre Aufnahme in einer psychosomatischen Klinik ist indiziert, wenn
- ein Missbrauch von Analgetika oder anderen Medikamenten besteht,
- es zu Arbeitsunfähigkeit bzw. häufigen Arbeitsfehlzeiten gekommen ist,
- eine ausgeprägte häusliche Konfliktsituation besteht,
- mit dem Patienten Zusammenhänge zwischen seiner Schmerzsymptomatik und den psychischen Problemen nicht erarbeitet werden können und damit seine Vermittelbarkeit zu einer ambulanten Psychotherapie nicht aussichtsreich ist.

Ambulante manualisierte psychodynamisch-interaktionelle Gruppentherapie für somatoforme Schmerzpatienten

Die Behandlungsdauer umfasst mit ca. sechs Monaten einen für diese Patientengruppe überschaubaren Zeitraum. In dieser Zeit finden insgesamt 40 Gruppensitzungen von 90-minütiger Dauer statt. Bei den ersten 28–30 Sitzungen trifft sich die Gruppe zweimal pro Woche, im letzten Drittel der Behandlung finden die Gruppensitzungen nur noch einmal wöchentlich statt. Drei Vorgespräche dienen neben der Diagnostik (ggf. auch ein Paargespräch) auch der Information und Motivation. Sechs Monate nach Therapieende sind drei bis vier „Auffrischungssitzungen" vorgesehen. Bei den insgesamt 40 Therapiesitzungen in einem geschlossenen Gruppensetting mit sieben bis neun Teilnehmern können vier Phasen differenziert werden:
- Diagnostische Vorphase (4–6 Gespräche),
- Informations- und Motivationsphase (mit 5–8 Sitzungen),
- Arbeitsphase (mit ca. 20–25 Sitzungen),
- Transferphase (mit 10–12 Sitzungen)

Vor dem Hintergrund der skizzierten therapeutischen Grundkonzeption beinhaltet das Manual ganz wesentliche Instruktionen für die Haltung und das Interventionsverhalten des bzw. der Therapeuten: Um die Patienten dort abzuholen, wo sie hinsichtlich ihrer Erwartungshaltung stehen, stehen in der „Informations- und Motivationsphase" eine sehr aktive Haltung und stark strukturierende Interventionen mit gezielt eingesetzten psychoedukativen, über das Krankheitsbild und den Stand der Forschung ebenso wie über den Zusammenhang über den Schmerz und Psyche informierenden Elementen im Vordergrund. Der Therapeut verhält sich als „Schmerzexperte" und knüpft dabei an Erfahrungen an, die diese Patienten mit Vorbehandlern gemacht haben. In der „Arbeitsphase" verändern sich Haltung und Interventionsverhalten des Therapeuten in Richtung einer Modell- und Identifikationsfunktion. Er dient dem Patienten als Modell dafür, wie Introspektion zur Erfahrungs- und Informationsgewinnung ebenso wie zur Entwicklung von Lösungswegen genutzt werden kann. Der Patient soll sich in Richtung eines „Selbstexpertentums" entwickeln.

Vor allem im zweiten Teil dieser Arbeitsphase werden vom Therapeuten auch gezielt interaktionelle Gruppenprozesse thematisiert. Bei deren Bearbeitung berücksichtigt er den für den einzelnen Patienten festgelegten Beziehungsfokus. Auch wenn er im Vergleich zur Informations- und Motivationsphase etwas weniger aktiv ist, bringt er auch in dieser Phase sich selbst direkt in Form von Meinungsäußerungen, Erfahrungsmitteilungen, direkten Aufforderungen oder z. B. der Empfehlung von Hausaufgaben ein. Auch nutzt er in der Arbeitsphase gezielt einzelne Bausteine, Bilder und „Narrative", um psychische Mechanismen für die Patienten transparent, plastisch und erinnerbar zu machen. In der „Transferphase" zielen Aktivität und Intervention des Therapeuten vor allem auf die Anwendung der in der Gruppe gewonnenen Einsichten auf die „Beziehungswelt" des einzelnen Patienten sowie auf die Thematisierung von Affekten im Zusammenhang mit dem Therapieende, das seitens der Patienten evtl. vermieden wird. Neue Bausteine werden nicht mehr eingeführt, vielmehr soll auf Bekanntes, gemeinsam in der Gruppe Erfahrenes und Erlebtes zurückgegriffen und das Ende der Therapie als Chance für einen wichtigen Entwicklungsschritt begriffen und genutzt werden. Die „Auffrischungssitzungen" nach sechs Monaten sollen deutlich machen, dass der vom Patient im Sinne des „Selbstexpertentums" fortgesetzte therapeutische Entwicklungsprozess bei Bedarf durch die situative Inanspruchnahme professioneller Unterstützung ergänzt werden kann. Die Auffrischungssitzungen unterstützen zudem den eingeleiteten Entwicklungsprozess und motivieren, die neu eingeschlagene Richtung gerade in der Alltagssituation und dem bisherigen Umfeld beizubehalten. Die von uns (v. a. in der Anfangsphase) eingesetzten Informationsbausteine sind ebenso wie Interventionsprinzipien und typische Gruppenthemen in einem Manual nachlesbar. Im Folgenden sind Ablauf, Ziele und Aufgaben der unterschiedlichen Entwicklungsphasen dieser Gruppentherapie zusammengefasst.

Informations- und Motivationsphase

Diese Phase umfasst fünf bis acht Gruppensitzungen von 90-minütiger Dauer und findet wie die gesamten ersten gut 2/3 (28 Sitzungen) der Behandlung zweimal wöchentlich statt. In der Anfangsphase der Behandlung liegt das Schwergewicht auf der Informationsvermittlung zum Krankheitsbild, der Motivationsförderung sowie der Vorbereitung der „eigentlichen" Arbeitsphase. Das heißt, dass neben der Förderung der Gruppenzusammengehörigkeit vermittelt wird, „wie Gruppentherapie funktioniert".

Ziele und Aufgaben:
- Kennenlernen der Teilnehmer und Übergang vom bisherigen medizinischen Versorgungssystem in ein psychosomatisch-psychotherapeutisches Setting,
- Fördern der Motivation zur Gruppentherapie,
- Ernstnehmen der Beschwerden,
- Verstehen des Krankheitsverständnisses der Patienten,

- Vermittlung von Information über den Zusammenhang von Schmerz und Psyche,
- Vermitteln eines biopsychosozialen Krankheitsmodells als gemeinsame Behandlungsbasis,
- Erklären, wie eine Therapiegruppe funktioniert,
- Auseinandersetzung mit den in den Vorgesprächen bereits angesprochenen Gruppenregeln,
- Entwicklung eines psychodynamischen Behandlungsfokus (Abwehrmechanismen, zentraler Beziehungskonflikt, Bindungstypologie),
- Prüfen des Fokus auf Plausibilität.

Arbeitsphase

Die Arbeitsphase umfasst insgesamt 20–22 Gruppensitzungen von 90-minütiger Dauer, die ebenfalls zweimal wöchentlich stattfinden. Die Arbeitsphase ist die Phase des „Wiederholens" und „Durcharbeitens", d. h. sie dient dem Verstehen, Erleben und Ausprobieren von Neuem. Sie ist insgesamt weniger strukturiert. Im Mittelpunkt stehen die Arbeit an der Gruppeninteraktion sowie die Interaktionen außerhalb der Gruppe. Das Erleben bisheriger Beziehungserfahrungen im „Hier und Jetzt" der Gruppe und dessen Reflektion führt über ein neues Verständnis zu einem veränderten emotionalen Zugang des Patienten zu sich selbst.

Ziele und Aufgaben: In dieser Phase wird auf die schon beschriebenen „Differenzierungsschritte", die der einzelne Patient idealtypisch durchläuft, fokussiert:
- Differenzierung zwischen körperlichem Schmerz und Affekt; die Arbeit an der inkohärenten, gestörten Kommunikation der Patienten, um diese zu integrieren, ist dabei einer der wesentlichen Teilschritte. Der Prozess der Somatisierung und Mangel an Symbolisierungsfähigkeit ist zentraler Ausdruck dieser gestörten Kommunikation. Dies ist ein notwendiger Schritt, um Gefühle später verbalisieren und zwischen Schmerz und Affekt differenzieren zu können.
- Differenzierung zwischen erwünschtem und unerwünschtem Affekt (seelischem Schmerz).
- Akzeptanz unerwünschter Affekte (z. B. Enttäuschung, Kränkung, Angst, Aggression). Dies führt zu einer deutlichen Entlastung der Abwehr; interaktionelle Aspekte werden leichter zugänglich und bearbeitbar.
- Überprüfung bisheriger Beziehungserfahrungen (unter Zuhilfenahme der Bindungstypologie); hierfür ist wiederum die Arbeit an der gestörten Kommunikation der Patienten ein notwendiger Teilschritt.
- Etablieren eines sinnhaften und kohärenteren Selbst(gefühls).

Transferphase

Die letzten 10–12 Gruppensitzungen dienen ganz wesentlich der Bearbeitung von Schwierigkeiten bei der Umsetzung gewonnener Erkenntnisse in den Alltag, vor allem im Hinblick auf die Beziehung zu anderen. Deshalb finden die Sitzungen auch nur noch einmal in der Woche statt. Damit werden auch Veränderungen im Gruppenprozess intendiert. Es

erfolgt eine Akzentverschiebung von der Gruppe auf den Einzelnen und dessen Eigenverantwortung. Ziele und Aufgaben sind die Umsetzung gewonnener Erkenntnisse in den Alltag, die Bilanzierung des Ergebnisses der Gruppentherapie sowie die Vorbereitung der Lebensgestaltung nach Ende der Gruppe. Im Einzelnen beinhaltet dies:
- Realitäten und existentielle Fragen treten wieder mehr in den Vordergrund. Hierzu gehören neben der Akzeptanz äußerer Probleme und Gegebenheiten auch die zeitliche Begrenzung der Gruppentherapie und die Akzeptanz von Eigenverantwortlichkeit;
- Motivierung zum eigenständigen Weiterarbeiten an dem bisher Erarbeiteten und Erreichten; Aufbau von Hoffnung und Zuversicht sowie Fördern des „Selbstexpertentums",
- konkrete Umsetzung in den Alltag (Beziehungsgestaltung in Familie und Freizeit sowie am Arbeitsplatz) und Klärung dabei auftretender Probleme,
- Auflösung von Gruppenprozessen ebenso wie von Übertragungskonstellationen auf den Therapeuten, soweit dies notwendig und hilfreich erscheint,
- Wahrnehmen und „Aushalten" der mit dem Ende der Gruppe verbundenen Gefühle (Verlassenheitsängste, Enttäuschung, Wut, Trauer),
- Angebot von drei bis vier „Auffrischungssitzungen" nach sechs Monaten und gegebenenfalls Festlegung der Termine,
- Überprüfung, inwieweit die ursprünglich festgelegten Therapieziele erreicht werden konnten,
- gegebenenfalls Notwendigkeit einer weiteren Behandlung für einzelne Teilnehmer klären.

In einer zurzeit laufenden randomisierten kontrollierten Therapiestudie, die von der DFG gefördert wird, wird die Wirksamkeit dieses Therapieansatzes untersucht. Erste klinische Ergebnisse (teilweise vollständige Schmerzfreiheit) sprechen ebenso wie die Ergebnisse der Vorstudie (Effektstärke von 1.2) für eine signifikante Wirkung in der Einjahreskatamnese.

Literatur

Adler RH, Zlot S, Hürny C, Minder C (1989) Engel's „psychogener Schmerz und der zu Schmerz neigende Patient": Eine retrospektive, kontrollierte klinische Studie. Psychother med Psychol 39: 209–18
Bowlby J (1995) Elternbindung und Persönlichkeitsentwicklung. Therapeutische Aspekte der Bindungstheorie. Dexter, Heidelberg
Dilling H, Weyerer S, Castell R (1984) Psychische Erkrankungen in der Bevölkerung. Enke, Stuttgart
Egle UT, Kissinger D, Schwab R (1991) Eltern-Kind-Beziehung als Prädisposition für ein psychogenes Schmerzsyndrom im Erwachsenenalter. Eine kontrollierte, retrospektive Studie zu G.L. Engels „painproneness". Psychother Psychosom med Psychol 41: 247–256
Egle UT, Heucher K, Hoffmann SO, Porsch U (1992) Psychoanalytisch orientierte Gruppentherapie mit psychogenen Schmerzpatienten. Ein Beitrag zur Behandlungsmethodik. Psychother Psychosom med Psychol 42: 79–90
Egle UT, Nickel R (1998) Kindheitsbelastungsfaktoren bei Patienten mit somatoformen Schmerzstörungen. Z Psychosom Med Psychoanal 44: 21–36
Egle UT, Derra C, Nix WA, Schwab R (1999) Leitfaden Spezielle Schmerztherapie. Schattauer, Stuttgart
Guthrie E, Creed F, Dawson D, Tomenson B (1993) A randomized controlled trial of psychotherapy in patients with refractory irritable bowel syndrome. Br J Psychiatry 163: 315–321
Kappis B, Hardt J, Nickel R, Petrak F, Egle UT (2001) Chronifizierungsfaktoren bei somatoformer Schmerzstörung. Poster Deutscher Schmerzkongress Berlin
Köhler L (1992) Formen und Folgen früher Bindungserfahrungen. Forum Psychoanal 8: 263–280
Köhler L (1998) Anwendung der Bindungstheorie in der psychoanalytischen Praxis. Einschränkende Vorbehalte, Nutzen, Fallbeispiele. Psyche 92: 369–397
Meyer C, Rumpf HJ, Hapke U, Dilling H, John U (2000) Lebenszeitprävalenz psychischer Störungen in der erwachsenen Allgemeinbevölkerung. Ergebnisse der TACOS-Studie. Nervenarzt 71: 535–542
Nickel R, Egle UT (1999) Therapie somatoformer Schmerzstörungen. Manual zur psychodynamischinteraktionellen Gruppentherapie. Schattauer, Stuttgart

Nickel R, Egle UT (2000) Somatoforme Störungen. Psychoanalytische Therapie. In: Senf W, Broda M (Hrsg) Praxis der Psychotherapie. Thieme, Stuttgart, S 511–514

Nickel R, Egle UT, Schwab R (2002) Sociodemographic characteristics and diagnostic subgroups of pain center utilizers. Psychother Psychosom med Psychol (in press)

Price DD (2000) Psychological and neural mechanisms of the affective dimension of pain. Science 288: 1769–1772

Scarinci IC, McDonald-Haile J, Bradley LA, Richter JE (1994) Altered pain perception and psychosocial features among women with gastrointestinal disorders and history of abuse: a preliminary model. Am J Med 97: 108–118

Schepank H (1987) Psychogene Erkrankungen in der Stadtbevölkerung. Eine epidemiologisch-tiefenpsychologische Untersuchung in Mannheim. Springer, Berlin Heidelberg New York Tokyo

Slawsby EA (1995) Psychosocial factors of pain in chronic atypical facial pain. Dissertation, University of Massachusetts, Boston

Taddio et al. 1997

van Houdenhove B, Stans L, Verstraeten D (1987) Is there a link between "pain-proneness" and "action-proneness"? Pain 29: 113–117

Wolfe DA, Bourdeau PA (1987) Current issues and assessment of abusive and neglectfull parent-child relationships. Behav Ass 9: 271–290

Diskussion

HEESE: Wie lässt sich eine somatoforme Schmerzstörung differentialdiagnostisch abgrenzen von psychischen und Verhaltensfaktoren bei somatisch anderweitig zu klassifizierenden Erkrankungen?

EGLE: Im Einzelfall kann das tatsächlich schwierig sein, vor allem dann, wenn iatrogene Schädigungen stattgefunden haben. Dann muss man sich genau die Anamnese ansehen, was aber nur fachübergreifend in Zusammenarbeit mit den beteiligten Disziplinen geht. Es ist also eine recht mühsame Detailarbeit, die aber im Einzelfall erforderlich ist, um eine somatoforme Schmerzstörung wirklich von Komorbiditäten abgrenzen zu können.

FLOR: Eine Anmerkung zur Gültigkeit der Definition der somatoformen Schmerzstörung: Die fehlende medizinische Erklärbarkeit hängt natürlich sehr vom gegenwärtigen Erkenntnisstand der Medizin ab – in zehn Jahren lautet die Diagnose möglicherweise ganz anders. Zur Bedeutung der psychosozialen Faktoren: Wir wissen, dass Schmerzpatienten bevorzugt negative Lebensereignisse erinnern. Auf Befragen zählen sie daher alle möglichen negativen Ereignisse auf. Dritter Punkt: Psychophysiologische Reaktionen finden sich bei jedem Schmerzpatienten, als Ausschlusskriterium sind sie daher meines Erachtens ungeeignet. Daher meine Frage: Gibt es die somatoforme Schmerzstörung wirklich?

EGLE: Nach dem ICD-10 gibt es sie. Ich glaube, es ist berechtigt, von einer somatoformen Schmerzstörung zu sprechen, wenn man den Begriff eng fasst und darunter nur solche Mechanismen versteht, die rein zentral zwischen stress- und schmerzverarbeitendem System ablaufen.

In puncto Life events ist unsere Erfahrung gerade bei somatoformen Schmerzpatienten eher die, dass sie überhaupt keine Belastungen angeben. Beispielsweise müssen wir Belastungsfaktoren aus der Kindheit anamnestisch oft mühsam herausarbeiten. Hier sehen wir eine hohe Dissimulation oder Verleugnung. Die Gefahr falsch-positiver Befunde halte ich deswegen für relativ gering. Die im ICD-10 zitierten psychophysiologischen Mechanismen beziehen sich nach meinem Verständnis, dem damaligen Stand der ICD-10-Entwicklung entsprechend, vornehmlich auf die Peripherie, etwa im Sinne muskulä-

rer Verspannungen. Heute dagegen würden wir unter psychophysiologischen Mechanismen auch zentrale Faktoren einbeziehen. In jedem Falle ist die Diagnose sehr mühsam und nur fachübergreifend zu sichern. Ich glaube, wenn wir psychische Ursachen lediglich als eine Restkategorie betrachten, dann ist die Gefahr falsch-positiver Befunde relativ hoch.
KEMMERER: Ich habe mehrere Fragen: Wo finden diese Gruppensitzungen statt? Rekrutieren sich die Teilnehmer aus der interdisziplinären Schmerzambulanz oder aus Patienten, die sich in der Klinik für psychosomatische Medizin vorstellen? Werden diese Gruppen von speziellen Schmerztherapeuten oder von Mitarbeitern der Klinik geleitet?

EGLE: Ungefähr die Hälfte unserer Patienten kommt primär aus der Schmerzambulanz. Ein Viertel stammt aus der Zahnklinik, das sind Patienten mit Gesichtsschmerz oder Zahnschmerzen. Das restliche Viertel sind Patienten, die direkt zu uns geschickt werden, wobei sich die Diagnose „somatoforme Schmerzstörung" allerdings nur in etwa zwanzig Prozent der Fälle bestätigt. Die Behandlung wird nicht durchgeführt von Schmerztherapeuten im traditionellen Sinne, also von Anästhesisten oder Neurologen. Psychotherapeuten benötigen eine Zusatzausbildung, die wir seit zwei Jahren anbieten.

LINDNER: Patienten mit einer somatoformen Schmerzstörung stehen der Vorstellung, dass Beziehungskonflikte die Ursache ihrer Beschwerden sein könnten, ja eher ablehnend gegenüber. Wie viele der Patienten mit somatoformen Schmerzstörungen erreichen Sie mit den von Ihnen angebotenen Gruppenverfahren? Möglicherweise handelt es sich um eine hochselektierte Patientengruppe, die dann zur Hälfte darauf anspricht.

EGLE: Vor dieser Situation standen wir vor einigen Jahren, als wir die erste Therapiestudie zu diesem Thema durchführten. Damals konnten wir höchstens ein Viertel derjenigen Patienten, die eigentlich eine Therapie gebraucht hätten, zur Teilnahme motivieren. Im Augenblick liegt die Rekrutierung bei gut 80 Prozent. Diese erfreuliche Situation ist aber weniger ein Verdienst der Psychotherapeuten oder der Psychosomatiker, sondern vor allem das Verdienst der Kooperationsstrukturen. Wenn ein anästhesiologischer Schmerztherapeut einem Patienten sagt, Sie brauchen jetzt eine Psychotherapie, dann überzeugt ihn das viel mehr als wenn es ihm ein Psychosomatiker sagt. Gute Kooperationsstrukturen sind also für die Motivation der Patienten ganz wesentlich.
Unsere Drop-out-Rate ist sehr gering. Unter den bisher rund 50 Patienten unseres Therapieprojekts hat es nur drei Drop-outs gegeben. Das ist sicher auch darauf zurückzuführen, dass die Patienten stark motiviert und weiterhin im somatischen Bereich in der Schmerztherapie angebunden sind. Nicht zuletzt aber auch darauf, dass wir der eigentlichen Therapie eine sehr ausführliche edukative Phase voranstellen, in der wir sie über die Zusammenhänge zwischen Schmerz und Stressverarbeitung usw. aufklären. Das gilt auch für die psychodynamische Behandlung, was eher untypisch ist. Diese Aufklärung hat aber einen unglaublich positiven Effekt. Sie bewirkt, dass sich die vorher oft alexithym wirkenden Patienten völlig verändern. Sie werden wesentlich zugänglicher für die Therapie und unterscheiden sich praktisch nicht mehr von anderen Psychotherapiepatienten.

DEUGNER: Können Sie das von Ihnen entwickelte Manual auch zur Behandlung funktioneller Störungen anderer Organsysteme empfehlen?

EGLE: Nein. Es ist ganz speziell auf diese bestimmte Zielgruppe zugeschnitten. Wahrscheinlich müsste man es erheblich modifizieren.

KAPITEL 9

Biopsychosoziale Mechanismen der Chronifizierung von Rückenschmerzen

MONIKA HASENBRING

Einleitung

Dauert ein akuter Schmerz trotz jeweils indizierter medizinischer Behandlungsmaßnahmen länger als sechs Monate an, sprechen wir gemäß einer internationalen Konvention von einem chronischen Schmerz. Zu den häufigsten chronischen Schmerzsyndromen zählen verschiedene Kopfschmerzformen einschließlich Migräne sowie chronische Rückenschmerzen bei rheumatischen und degenerativen Erkrankungen. Chronische wirbelsäulenbedingte Rückenschmerzen stellen nach einem meist langjährigen Krankheitsverlauf mit 25 % den häufigsten Grund für Frühberentungsmaßnahmen bei Frauen, mit 32 % den zweithäufigsten bei männlichen Arbeitnehmern (Hagen et al. 1997). Die Entwicklung effektiver Behandlungsmaßnahmen setzt Kenntnisse darüber voraus, bei wie vielen Menschen ein einmalig auftretender, akuter Schmerz in ein chronisches Schmerzleiden übergeht und welche Faktoren zu einer lang dauernden Chronifizierung beitragen. Ein empirisch gesichertes Wissen zu diesen Fragen existiert gegenwärtig vor allem im Bereich chronischer, wirbelsäulenbedingter Rückenschmerzen.

Epidemiologischen Studien zufolge leiden 80 % der Bevölkerung einmal in ihrem Leben unter akuten Rückenschmerzen (Berger-Schmitt et al. 1996; Brown et al. 1998). In etwa 10 % der Fälle zeigt sich bereits bei ersten Behandlungsversuchen eine anhaltende Therapieresistenz. In den übrigen 90 % tritt bei ersten Behandlungsversuchen (z. B. Entlastung, Physiotherapie, Analgetika) kurzfristig eine Besserung ein. Langfristig jedoch leiden etwa 35 % unter chronisch anhaltenden oder rezidivierenden Beschwerden (Biering-Sorensen 1983; Croft et al. 1999; Waddell 1998).

In medizinischer wie in sozioökonomischer Hinsicht ist die Phase des Übergangs vom akuten zum chronischen Schmerz von herausragender Bedeutung. Es stellen sich folgende Fragen:
- Welche Faktoren beeinflussen die Entwicklung eines chronischen Verlaufs der Beschwerden?
- Lassen sich Risikofaktoren identifizieren, die dem Arzt frühzeitig, d. h. bei Auftreten erster akuter Schmerzen anzeigen, ob bei einem Patienten die Gefahr einer Chronifizierung besteht?

Das zur Beantwortung dieser Fragen adäquate Forschungsparadigma im Humanbereich stellt die prospektive Längsschnittstudie dar: zu einem definierten Zeitpunkt T1 (z. B. Auftreten akuter Rückenschmerzen nach mindestens sechsmonatiger schmerzfreier Periode) werden Prädiktorvariablen im Sinne potentieller Risikofaktoren erhoben, zu verschiedenen späteren Zeitpunkten werden die Kriteriumsvariablen erfasst (z. B. Auftreten persistierender oder rezidivierender Schmerzen, Arbeitsunfähigkeitstage). Maße der Sensitivität und Spezifität geben pro Risikofaktor die Genauigkeit der Vorhersage an. Über geeignete multivariate Auswertungsmodelle (multiple Regression und Diskriminanzanalyse, Pfadanalysen) kann die relative Vorhersagekraft eines jeden Risikofaktors bestimmt werden.

Empirische Befunde, die über prospektive Längsschnittstudien gewonnen wurden, lassen sich in drei Bereiche unterteilen (Hasenbring 1998):
1. Chronifizierungsverläufe bei Patienten mit erstmaligen akuten unspezifischen Rückenschmerzen,
2. Chronifizierungsverläufe von Patienten mit akuten spezifischen Rückenschmerzen (z. B. Rücken-/Beinschmerzen bei akutem Bandscheibenprolaps) nach einer konservativen oder operativen medizinischen Behandlung,
3. Aufrechterhaltung oder Reduktion bereits chronifizierter Schmerzen nach einer definierten Behandlung.

Während die unter (2) und (3) genannten Studien den Chronifizierungsverlauf nach einer umrissenen, teilweise auch standardisiert durchgeführten Behandlung untersuchen, erwecken die unter (1) genannten Arbeiten häufig den Eindruck, als würde der „Spontanverlauf" erster akuter Rückenschmerzen verfolgt. Dabei bleibt jedoch in vielen Arbeiten unerwähnt, welche konservativen, meist ambulant eingeleiteten Maßnahmen zur Schmerzlinderung durchgeführt wurden bzw. welche Patienten sich überhaupt medizinischen Behandlungen unterzogen haben. Wie erste Erhebungen innerhalb der allgemeinärztlichen Versorgung von Rückenpatienten zeigen, werden vielfältige therapeutische Interventionen in sehr inkonsistenter Weise durchgeführt; ihr Einfluss auf den jeweils untersuchten Chronifizierungsprozess bleibt jedoch unklar (vgl. Turner et al. 1998).

Innerhalb der laborexperimentellen Schmerzforschung wurden vor allem neurophysiologische und molekularbiologische Prozesse der Aufrechterhaltung akuter, experimentell induzierter Schmerzen untersucht (vgl. Überblicke bei Price et al. 1996; Zimmermann 1999). Die hieraus gewonnenen Aussagen sind zunächst lokalisationsunspezifisch, d. h. die daraus resultierenden biologischen Modellvorstellungen zur Chronifizierung können für unterschiedliche klinische Schmerzsyndrome Geltung haben.

Im Folgenden werden empirische Ergebnisse sowohl der klinischen als auch der laborexperimentellen Schmerzforschung beschrieben. Die klinischen Studien beziehen sich dabei in erster Linie auf die Chronifizierung von Rückenschmerzen und hier wesentlich auf die oben genannten Aspekte (1) und (2).

Chronifizierung auf somatischer Ebene

Auf somatischer Ebene wird die Chronifizierung akuter Rückenschmerzen seit mehr als 20 Jahren auf eine Reihe peripherphysiologischer Prozesse zurückgeführt, die mit einem veränderten afferenten Input einhergehen. Die wichtigsten Faktoren betreffen Veränderungen an Bändern, Sehnen und Gelenken sowie in der Muskulatur. Im Falle spezifischer, mit einem lumbalen Bandscheibenbefund einhergehender Rücken-/Beinschmerzen kommen nach operativen Eingriffen weiterhin zahlreiche postoperative Komplikationen in Betracht. Seit Beginn der 90er-Jahre wird die Aufrechterhaltung akuter Schmerzen darüber hinaus auf eine Kaskade neurophysiologischer und molekularbiologischer Veränderungen zurückgeführt, die eine Plastizität des zentralen Nervensystems auf spinaler, subkortikaler und kortikaler Ebene belegen (Coderre et al. 1993). Kennzeichnend für diese Prozesse ist, dass sie nach einem starken und/oder repetitiven Schmerzreiz auch nach dessen Beendigung ohne weiteren afferenten Signaleinstrom in Gang gesetzt werden.

Peripherphysiologische Faktoren der Chronifizierung

Radikuläre, bandscheibenbedingte Schmerzen zeigen unabhängig davon, ob eine stationäre konservative oder operative Behandlung vorgenommen wurde, langfristig in etwa 40 % der Fälle einen chronischen Verlauf (Valen u. Rolfsen 1998). Der amerikanische Neuroorthopäde Wilkinson (1983) fasst die Beschwerden unter dem Begriff des „Failed Back Syndrome" (FBS) zusammen. Im Fall einer operativen Behandlung eines lumbalen Bandscheibenvorfalls bei radikulären Schmerzen kann eine Reihe postoperativer Komplikationen an der Chronifizierung des Schmerzbildes beteiligt sein. In der überwiegenden Zahl der Fälle werden jedoch Einflussfaktoren angenommen, die Muskeln, Bänder und Gelenke eines Bewegungssegmentes betreffen und die bereits vor Behandlungsbeginn bestanden haben.

Zu den häufigsten postoperativen Komplikationen zählen *narbige Veränderungen*, die als epidurale Verwachsungen, als perineurale Fibrosen im dorsalen Anteil des Wirbelkanals oder in Form intraneuraler Narben auftreten können (Grumme u. Kolodziejczyk 1983). Die Häufigkeit narbiger Verwachsungen als tatsächliche Ursache chronifizierter Schmerzen ist noch schwer abzuschätzen, da ein Nachweis bisher primär über eine operative Inspektion möglich war. Somit ist unklar, wie viele Patienten, die nach einer Operation schmerzfrei geworden sind, ebenfalls Narbengewebe aufweisen. Die Möglichkeit, Narbengewebe auch über bildgebende Verfahren zu diagnostizieren, wird noch nicht einhellig befürwortet. Es wird vermutet, dass es bei einer großen Zahl von Patienten zu narbigen Verwachsungen kommt, ohne dass diese über Schmerzen klagen.

Ein *erneuter Bandscheibenvorfall* in der gleichen Etage oder weitere Vorfälle in benachbarten Etagen werden in 2—5 % aller Erstoperationen diagnostiziert (Thomalske et al. 1977; Valen u. Rolfsen 1998), bei weiteren Reoperationen erhöht sich die Wahrscheinlichkeit auf 30—60 %. Auch hier ist der tatsächliche Zusammenhang zwischen erneutem oder weiterem Austreten von Bandscheibenmaterial und den chronifizierten Schmerzen schwer zu bestimmen. Erste computertomographisch kontrollierte Nachuntersuchungen nach einer konservativen Behandlung haben gezeigt, dass es zu einer völligen Reduktion der Schmerzen kommen kann, obwohl ein Bandscheibenvorfall weiterhin besteht (Schultz et al. 1986).

Verschiedene weitere postoperative Komplikationen werden als chronifizierende Faktoren vermutet, für die allerdings genaue Angaben zur Sensitivität und Spezifität nicht bekannt sind. Dazu zählen die *Spondylodiszitis* mit teilweise schweren Veränderungen an den Gelenken und angrenzenden Wirbelkörpern, die sich über Röntgendiagnostik, BSG-Beschleunigung sowie ein starkes Krankheitsgefühl erkennen lassen. Im Weiteren gehören dazu eine *Verletzung der Nervenwurzel* oder der *Dura* infolge intraoperativer Komplikationen, das Übersehen von *Bandscheibenmaterial* oder eine *unvollständige Ausräumung*, ein vor allem bei Mehrfachoperation diskutiertes *Ileosakralgelenksyndrom*, die Möglichkeit von Segmentlockerungen und folgender *Instabilität* im Bewegungssegment. Da die Wahrscheinlichkeit operativbedingter Komplikationen mit der Anzahl durchgeführter Operationen ansteigt, gilt die *Anzahl an Voroperationen* als Risikofaktor für das Auftreten chronifizierter Schmerzen im Sinne eines „failed back syndrome".

Die Operation eines lumbalen Bandscheibenvorfalls hat die Befreiung der Nervenwurzel mit einer Beseitigung neurologischer Ausfallserscheinungen und der radikulären Schmerzsymptomatik zum Ziel. Die mit einem Bandscheibenvorfall häufig einhergehenden Veränderungen in einem Bewegungssegment, primär Wirbelgelenke, Bänder und Muskeln betreffend, bleiben dabei unbehandelt. Diese die Biomechanik der Wirbelsäule betreffenden Veränderungen gehen in der Regel mit lokalen lumbalen oder sog. pseudoradikulären Schmerzen einher, die in die proximalen Extremitäten ausstrahlen. Es wird vermutet, dass diese präoperativ bestehenden Beschwerden den durch akuten Bandscheibenvorfall bedingten radikulären Schmerz begleiten, von diesem aktuell überdeckt und unbehandelt bleiben, sodass sie später einen wesentlichen Anteil an der Chronifizierung des Schmerzbildes darstellen.

Einen bedeutsamen Chronifizierungsfaktor bei unspezifischen Rückenschmerzen stellt der *muskulär bedingte Schmerz* dar, der entweder sekundär als reflektorische Muskelspannung (bei primärer Reizung von Nozizeptoren z. B. durch bandscheibenbedingte Wurzelbedrängung) oder primär über anhaltende physikalische oder psychische Belastung auftritt (Abb. 9.1).

Zu physikalischen Belastungen zählen hier in erster Linie unphysiologische Körperhaltungen, die über längere Zeit eingenommen werden (z. B. vornüber gebeugtes Sitzen oder Stehen, Abb. 9.2). Die Arbeitsgruppe um den schwedischen Neuroorthopäden Nachemson konnte anhand von In-vivo-Messungen des intradiskalen Drucks und gleichzeitig im Oberflächen-EMG gemessener Muskelaktivität zeigen, dass es bei vornüber gebeugtem Sitzen oder Stehen nicht nur zu einer maximalen Anspannung der lumbalen

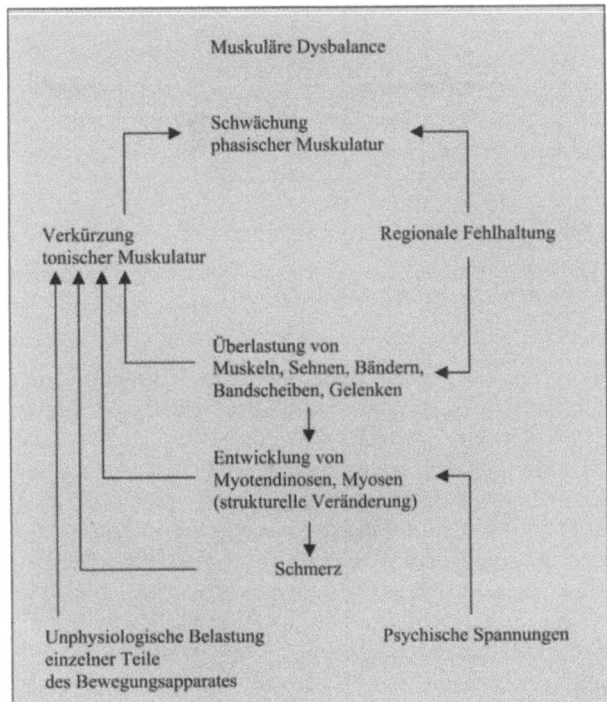

Abb. 9.1. Pathogenese von Schmerzen muskulärer Genese (nach Hildebrandt et al. 1990)

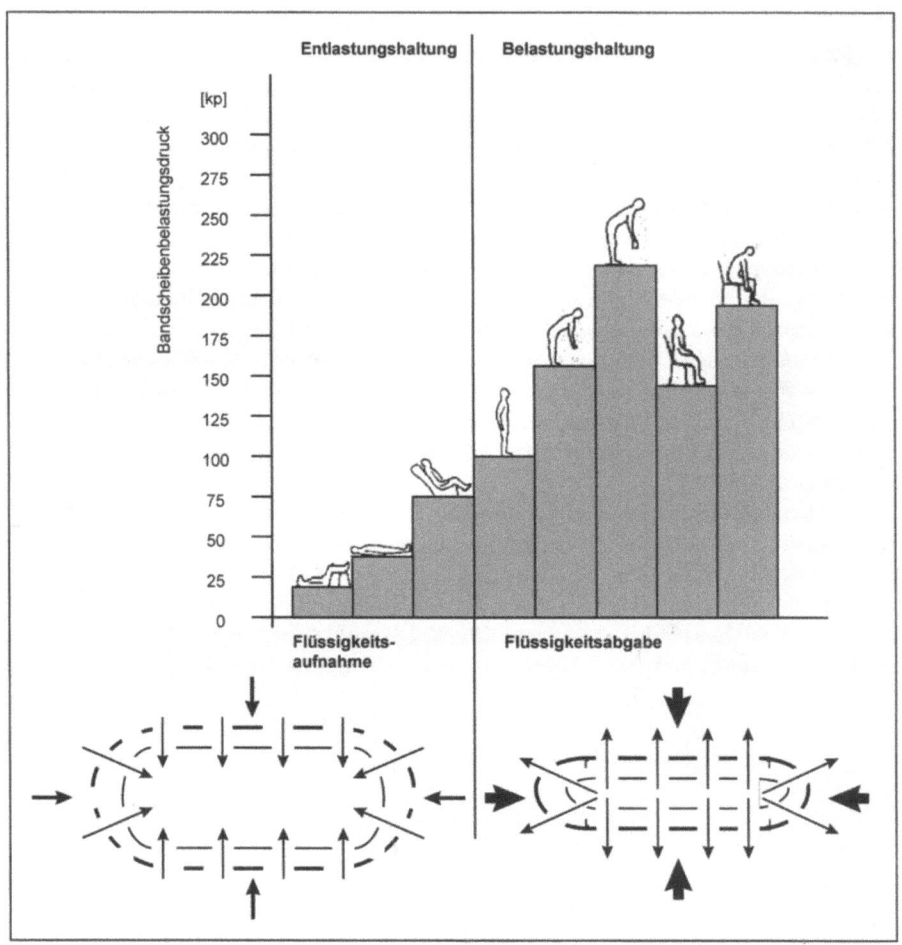

Abb. 9.2. Intradiskaler Druck in Höhe L3 bei verschiedenen Körperpositionen und Flüssigkeitsverschiebungen an der Bandscheibengrenze. (Nach Nachemson 19871987)

Rückenstreckermuskulatur und Verkürzung der tonischen sowie Schwächung der phasischen Muskulatur kommt, sondern auch zu einer einseitigen Druckbelastung der Bandscheiben (Andersson et al. 1974; Nachemson 1987; Wilke et al. 1999). Diese spezifischen Körperhaltungen und damit ein erhöhter intradiskaler Druck gehen darüber hinaus mit einer Verringerung nutritiver Prozesse des Bandscheibengewebes einher (u. a. Adams u. Hutton 1983; Handa et al. 1997), die ihrerseits zu verringerter Elastizität und zunehmender Degeneration führen (Acaroglu et al. 1995; Umehara et al. 1996). Zahlreiche prospektive Längsschnittstudien konnten den Faktor *langanhaltend eingenommener konstanter Körperpositionen* (Sitzen oder Stehen) sowohl als Risikofaktor für die Chronifizierung akuter unspezifischer Rückenschmerzen (u. a.. Macfarlane et al. 1997) als auch für die Chronifizierung spezifischer, mit Bandscheibenbefund einhergehender Rücken-/Beinschmerzen belegen (Hasenbring 1992; Hasenbring et al. 1994). Während diese unphysiologischen Körperhaltungen zu den *Be*lastungshaltungen zählen, trägt nach

Nachemson (1987) auch das anhaltende Einnehmen von ausgesprochenen *Ent*lastungshaltungen (langes Liegen) zur Chronifizierung bei. Das Bandscheibengewebe quillt unter diesen Bedingungen auf, die Muskulatur atrophiert. Dies sind Bedingungen, die bereits bei normaler physischer Belastung sehr früh zu Schmerzen führen. Belege liefern auch hierfür prospektive Längsschnittstudien, die zeigen konnten, dass langes Liegen (z. B. lange Bettruhe) eher mit einer Aufrechterhaltung der Schmerzen einhergeht (Waddell 1998). Nach Nachemson (1987) ist daher die Realisierung eines rhythmischen Wechsels zwischen be- und entlastenden Körperhaltungen im Alltag eine zentrale Voraussetzung für eine physiologische Belastung von Muskeln und für eine ausreichende Elastizität der Bandscheiben.

Neben biomechanischen Belastungshaltungen kann auch psychischer Stress u. a. über deszendierende Bahnen aus der Formatio reticularis das System der Gamma-Motoneurone aktivieren und so zu einer anhaltenden Erhöhung der Muskelspannung vor allem der lumbalen und Hals-Nacken-Muskulatur führen. Dies sind Areale, die eine besonders hohe Dichte an Muskelspindeln aufweisen.

Chronifizierung auf der Basis zentralnervöser Neuroplastizität

Eine Vielzahl klinischer Beobachtungen legt seit Jahren die Hypothese nahe, dass Schmerzen auch ohne entsprechenden afferenten Input aus der Peripherie aufrechterhalten werden können. Hierzu zählen Phänomene der sekundären Hyperalgesie mit einer erhöhten Schmerzempfindlichkeit in Körperbereichen, die weit entfernt von einem verletzten oder erkrankten Organ liegen (z. B. Hyperalgesie in Gesicht und Kopfhaut nach einer Infektion des Ohres, Hardy et al. 1950), Phänomene des übertragenen Schmerzes in nichtdermatombezogenen Hautarealen (Brylin u. Hindfelt 1984) oder des Schmerzes nach Deafferenzierung. Vor allem bei Aufrechterhaltung von Schmerzen nach Amputation einer Extremität (Phantomschmerz) ist ein afferenter Input aus der Peripherie zur Erklärung chronischer Schmerzen ausgeschlossen (Melzack 1971). Tier- und humanexperimentelle Forschungsarbeiten konnten mittlerweile zahlreiche Anzeichen für eine neuronale Plastizität im ZNS belegen (Coderre et al. 1993; Price et al. 1996). So wurde nach starker und/oder repetitiver noxischer Reizung eine erhöhte Entladungsrate in den spinalen Motoneuronen, im Thalamus sowie im somatosensorischen Kortex gemessen, die noch bis zu Minuten nach Beendigung der Schmerzreizung anhält („Wind-up-Phänomen"). Dieser Sensibilisierungsprozess wird offensichtlich durch eine veränderte Freisetzung neurochemischer Mediatoren getriggert. Hierzu zählen die vermehrte Freisetzung von Neuropeptiden wie Substanz P an den C-Fasern und von exzitatorischen Aminosäuren (EAAs) in den spinalen Motoneuronen und im Thalamus. EAAs erwiesen sich wiederum als Trigger für eine veränderte Membranpermeabilität mit erhöhtem Ca^{2+}-Einstrom an den NMDA-Rezeptoren, Substanz P erhöhte die Durchlässigkeit an den spannungsgesteuerten Ca^{2+}-Kanälen. Beobachtungen, dass diese Prozesse vor allem durch tonische, nicht aber durch kurze phasische Schmerzreize ausgelöst werden, erhöhen dabei die Wahrscheinlichkeit, dass diese zellulären Prozesse an der Chronifizierung klinischer Schmerzprobleme beteiligt sind (Coderre et al. 1993).

Schließlich liegt eine Reihe von Hinweisen dafür vor, dass die Prozesse funktioneller Plastizität im weiteren Verlauf auch strukturelle Veränderungen bewirken können. Diese Vermutung legen molekularbiologische Befunde aus tierexperimentellen Untersuchungen nahe, in denen nach repetitiver noxischer Reizung intrazellulär erhöhtes Ca^{2+} sowie die Aktivierung von Second-messenger-Systemen eine erhöhte Bildung von „immediate early genes" (IEGs) bewirken, die über eine Expression von Transkriptionsfaktoren (c-Fos, c-Jun) eine Kontrolle von Zielgenen ausüben können, worüber wiederum die Synthese von Neurotransmittern oder die Bildung modifizierter Rezeptorproteine beeinflusst wird (Herdegen et al. 1991). Hinweise zur Relevanz des Konzeptes der neuronalen Plastizität für die Chronifizierung von klinischen Schmerzsyndromen beim Menschen, wie z. B. beim Rückenschmerz, ergeben sich u. a. aus Untersuchungen zur kortikalen Aktivität im EEG. So interpretierten Lutzenberger et al. (1997) den Befund einer stärkeren kortikalen Komplexität im EEG bei chronischen Rückenschmerzpatienten gegenüber Gesunden auf der Basis einer veränderten neuronalen Plastizität. Offen bleibt in diesen Ansätzen bislang, wann sich diese Veränderungen im Prozess der Chronifizierung einstellen.

Chronifizierung auf psychischer Ebene

Unter den Chronifizierungsfaktoren auf psychischer Ebene sind vor allem die emotionale Stimmung, die Art der alltäglichen Schmerzbewältigung und chronisch anhaltende Belastungen im beruflichen oder privaten Alltag relevant (vgl. Linton 2000).

Einfluss der emotionalen Stimmung

Liegt bei einem Patienten mit akutem lumbalen Bandscheibenvorfall und radikulärer Schmerzsymptomatik eine erhöhte depressive Stimmungslage vor, so ist in über 80 % der Fälle davon auszugehen, dass der Betroffene von einer Operation allein nicht profitieren und ein chronisches Schmerzbild entwickeln wird. Eine Reihe prospektiver Untersuchungen zeigt anhand eines standardisierten Selbstbeurteilungsinstrumentes (Beck-Depressionsinventar, BDI) im Mittel eine Sensitivität von 90 % und eine Spezifität von 75 % (Hasenbring 1992; Hasenbring et al. 1994). Überwiegend handelt es sich dabei um milde Formen von Depressivität mit ihren emotionalen (niedergeschlagene Stimmung), motivationalen (Antriebsverlust), kognitiven (Gedanken der Hilf- und Hoffnungslosigkeit) und verhaltensmäßigen (Rückzugsverhalten) Anteilen. Psychiatrisch relevante depressive Erkrankungen finden sich hier nur in 2–5 % der Fälle.

Eine erhöhte Depressivität als Chronifizierungsfaktor muss nicht immer auf allen vier Ebenen zum Ausdruck kommen. Gerade im Zusammenhang mit der Chronifizierung von Schmerzen ist beispielsweise der emotionale Anteil einer niedergeschlagenen oder depressiven Stimmung nicht beobachtbar. In diesen Fällen ist eine über das ärztliche Gespräch hinausgehende psychologische Testdiagnostik notwendig.

Eine depressive Stimmungslage kann im Einzelfall Folge langanhaltender, d. h. nicht bewältigter Belastungen im beruflichen oder privaten Alltag sein, Folge einer chronischen körperlich/mentalen Überforderung (Arbeitsanforderungen mit Hektik und Zeitnot), Folge eines aktuellen, lebensverändernden Ereignisses (z. B. der Verlust eines nahen Angehörigen), aber auch Folge bereits bestehender Schmerzen bzw. einer spezifischen, ungünstigen Form der Schmerzbewältigung.

Zur Frage psychobiologischer Wechselwirkungen existieren gegenwärtig verschiedene, sich ergänzende Hypothesen, für die erste bestätigende empirische Ergebnisse vorliegen. Tritt eine depressive Stimmungslage als Folge chronischer Belastungen im Alltag auf, wird eine *erhöhte muskuläre Anspannung* als ein vermittelnder Faktor angenommen. Eine anhaltende muskuläre Anspannung, vor allem im lumbalen Wirbelsäulenabschnitt, kann einerseits zu einem rein muskulär bedingten Schmerz führen, andererseits kann sie über einen erhöhten intradiskalen Druck zu einer weiteren Verschiebung des Bandscheibengewebes führen, sodass es wieder zu einer schmerzhaften Bedrängung der Nervenwurzel kommt. In einer ersten humanexperimentellen Studie, in der der Einfluss chronischer Alltagsstressoren auf die Anspannung der lumbalen Rückenstreckermuskulatur bei chronischen Rückenschmerzpatienten nachgewiesen wurde, erwies sich das Vorliegen einer erhöhten Depressivität als bester Prädiktor der im Oberflächen-EMG gemessenen Muskelspannung (Flor et al. 1985). Geht eine depressive Stimmungslage mit Passivität und Rückzugsverhalten auf der Verhaltensebene einher, kann es über eine länger anhaltende *Inaktivität* zu einer *Atrophie der Muskulatur* kommen, die bei Belastung besonders schnell schmerzhaft wird.

Eine stark zunehmende Zahl von Forschungsarbeiten im Bereich der Neuropsychobiologie hat darüber hinaus im letzten Jahrzehnt den Zusammenhang zwischen *Neuropeptiden*, wie z. B. *Endorphin* und *Depressivität*, einerseits sowie der *Schmerzmodulation* andererseits untersucht. Klinische Studien, in denen Patienten mit einer uni- oder bipolaren Depression intravenös b-Endorphin verabreicht wurde, zeigten Effekte der Stimmungsaufhellung, Aktivitätszunahme und Steigerung der Spontaneität (u. a. Angst et al. 1979). In einer Reihe tier- und humanexperimenteller Studien wurde andererseits der positive Einfluss körperlicher Aktivität auf die Freisetzung von Endorphinen gezeigt. Farrell u. Gustafson (1986) wiesen die Auswirkung körperlicher Aktivität (1 Meile Jogging in selbstgewähltem Tempo) auf die Schmerzschwelle nach, die nach der Übung signifikant erhöht war. Durch Verabreichung von 10 mg Naloxon wurde dieser Effekt aufgehoben. Aufgrund dieser Ergebnisse wird angenommen, dass es bei Bandscheibenpatienten, bei denen sich eine erhöhte Depressivität in Verbindung mit körperlicher Inaktivität zeigt, zu einer verringerten Endorphinfreisetzung kommt, die wiederum mit einer erhöhten Schmerzempfindlichkeit einhergeht.

Neben Depressivität gehört auch schmerzbezogene Angst zu den relevanten Risikofaktoren für eine Schmerzchronifizierung (Sieben et al. 2002). Wird ein bewegungsabhängiger, radikulärer Schmerz emotional von *Angst* begleitet, kommt es leicht zu einer vorschnellen Unterbrechung entsprechender Bewegungsabläufe. Auf dem Weg der klassischen Konditionierung entwickeln sich *Schonhaltungen* und *Schonbewegungen*, die bereits durch leichtere Schmerzreize ausgelöst werden (Gentry u. Bernal 1977). Operante Konditionierungsprozesse sind im weiteren Verlauf an der Aufrechterhaltung eines *Vermeidungsverhaltens* beteiligt, wenn bestimmte schmerz- und angstassoziierte Aktivitäten nicht mehr ausgeführt werden, und dies in erster Linie zu einer Angstreduktion führt.

Einfluss chronisch anhaltender Alltagsbelastungen

Chronisch anhaltende Alltagsbelastungen im beruflichen oder privaten Alltag, für die die Betroffenen keine Lösungsmöglichkeiten sehen, stellen einen wesentlichen Risikofaktor für die Chronifizierung primär bandscheibenbedingter Schmerzen dar. Sensitivität und

Spezifität für die Vorhersage eines „failed back syndrome" liegen ersten empirischen Studien zufolge bei über 70 % (Hasenbring 1992). In über 80 % der Fälle konnte allein anhand des Wissens um berufliche Belastungen und Depressivität vorhergesagt werden, ob es sechs Monate nach Behandlungsende zu einer Frühberentung kommt oder nicht (vgl. Feuerstein et al. 1985).

Das entscheidende psychobiologische Bindeglied wird, wie oben erwähnt, in einer Erhöhung der muskulären Anspannung vor allem der lumbalen Rückenstreckermuskulatur vermutet. Erste laborexperimentelle Belege für einen Zusammenhang zwischen psychosozialem Stress und muskulärer Anspannung bei lumbalen Rückenschmerzen liefern humanexperimentelle Studien (Flor et al. 1985; Hasenbring et al. 1999), in denen der Einfluss persönlich relevanter, alltäglicher Belastungssituationen auf die Anspannung der lumbalen Rückenstreckermuskulatur im Oberflächen-EMG nachgewiesen wurde. In dieser Studie wurden 17 Patienten mit chronischen Rückenschmerzen mit 17 Patienten verglichen, die unter Schmerzen anderer Lokalisation litten. Die EMG-Aktivität wurde bilateral vom M. erector trunci und dem M. trapezius abgeleitet. In den experimentellen Bedingungen wurde der Einfluss standardisierter mentaler Stressoren (Kopfrechnen) sowie persönlich relevante Stressoren (alltägliche Belastung) mit Ruhephasen variiert. Die Konfrontation mit der Alltagsbelastung erfolgte über einen einminütigen Bericht. Für die Rückenschmerzpatienten zeigte sich im Unterschied zur Vergleichsgruppe ein Anstieg der EMG-Aktivität im Erector trunci unter der persönlichen Alltagsbelastung. In der standardisierten Stresssituation zeigte sich ein signifikanter Anstieg in den Mm. trapezii in beiden Gruppen.

Für die Situation von Patienten mit einem akuten lumbalen Bandscheibenvorfall wird angenommen, dass ein auf diesem Wege psychisch getriggerter muskulärer Schmerz vom akuten radikulären Schmerz überlagert wird, im Fall einer Operation unbehandelt bleibt und somit einen wesentlichen Anteil am Entstehen eines „failed back syndrome" hat. Die Neigung betroffener Patienten, bei Vorliegen anhaltender beruflicher Belastungen und depressiver Stimmungslage eine vorzeitige Berentung anzustreben, ist in diesem Zusammenhang subjektiv Ausdruck des einzigen Auswegs aus einem Teufelskreis zwischen Stress, muskulärer Anspannung und verstärktem Schmerz, der meist jedoch nur kurzfristig eine Erleichterung verschafft. Langfristig ist in den meisten Fällen mit einer bleibenden Chronifizierung der Schmerzen und dadurch bedingtem Leiden zu rechnen.

Einfluss der individuellen Schmerzbewältigung

Neben der emotionalen Stimmung und der Konfrontation mit anhaltenden Belastungen im Alltag sind verschiedene Formen, Schmerzen im Alltag zu bewältigen, wesentlich an der Chronifizierung bandscheibenbedingter Beschwerden beteiligt. Zu den kritischen Verhaltensweisen zählt zum einen der Umgang mit körperlichen oder sozialen Aktivitäten, wenn sie mit Schmerzen verbunden sind, zum anderen die Art der Kommunikation, d. h. die Art und Weise, wie der Betroffene anderen Menschen gegenüber zum Ausdruck bringt, dass er Schmerzen hat.

Einen ersten Chronifizierungsfaktor unter den Schmerzbewältigungsformen stellt das *Vermeiden aller körperlichen Aktivitäten* dar, die prämorbid ausgeübt wurden, wobei keine sichere medizinische Indikation für das Unterlassen der Aktivitäten vorliegt. Dazu gehört, dass der Patient z. B. seinen sportlichen Aktivitäten dauerhaft nicht mehr nachgeht und dass er spezifische berufliche Aktivitäten, Hausarbeiten oder Freizeitaktivitäten meidet. Um ein extremes Vermeidungsverhalten handelt es sich, wenn ein Patient mehr als ## Stunden tagsüber im Bett verbleibt oder liegt (Vlaeyen et al. 1995).

Einen weiteren Chronifizierungsfaktor stellt das schmerzbedingte *Vermeiden sozialer Aktivitäten* dar, d. h. es werden solche sozialen Aktivitäten dauerhaft gemieden, die prämorbid ausgeübt wurden, ohne dass eine medizinische Indikation dafür besteht. So hat ein Patient beispielsweise kaum noch soziale Kontakte, da er weder Gäste einlädt noch Freunde und Bekannte besucht, weil er nicht mehr als 30 Minuten sitzen kann. Sportliche Aktivitäten, die mit sozialen Kontakten einhergehen (z. B. Kegeln, Tennis spielen, Tanzen), werden vollkommen aufgegeben und der Patient hat keinen Ausgleich dafür geschaffen (z. B. mit zum Kegeln gehen, ohne selbst mitzuspielen). In der Anamnese oder Verhaltensanalyse wird deutlich, dass entsprechende Sozialkontakte vor allem dann vermieden wurden, wenn sie emotional belastend waren. Eine solche Belastung kann krankheitsreaktiv sein (z. B. beschweren sich Freunde, wenn der Kontakt wegen der Schmerzen zu lange unterbrochen war; der Patient sieht sich nicht in der Lage, diese Konflikte zu klären und meidet diese Freunde nun), sie kann sich jedoch auch vollkommen unabhängig von den Schmerzen fast zeitgleich mit Schmerzbeginn ergeben oder bereits vor Schmerzbeginn bestanden haben.

Die Aufrechterhaltung und Chronifizierung des Vermeidens körperlicher oder sozialer Aktivitäten geschieht über Prozesse des operanten Konditionierens. Führt das Verhalten zu einer Reduzierung von Schmerz, Angst und/oder Gefühlen der Überforderung, kommt es auf dem Weg der negativen Verstärkung zu einer Stabilisierung desselben. Im Hinblick auf psychobiologische Zusammenhänge werden zwei Wege angenommen:

- Das dauerhafte Vermeiden sozialen Zusammenseins mit anderen Menschen begünstigt und verstärkt eine depressive Stimmungslage, indem es neben der kurzfristigen Angst- und Konfliktreduktion langfristig zu einem Verstärkerverlust kommt, d. h. zu einem Verlust potentiell schöner Empfindungen, zu einem Verlust an Freude oder Ablenkung, die durch das Zusammensein mit anderen Menschen ausgelöst werden kann.
- Vor allem das Vermeiden körperlicher Aktivitäten kann über die Minderbeanspruchung der Muskulatur zu einer Muskelatrophie führen, die aufgrund von neurophysiologischen Sensibilisierungsprozessen bei Belastung verstärkt schmerzhaft wird (Zimmermann 1999).

Einen Gegenpol zum Vermeidungsverhalten stellen sog. *Durchhaltestrategien* dar, d. h., der Patient zeigt trotz starker Schmerzen ausgesprochenes Durchhalteverhalten: mit Äußerungen, wie z. B. „Ein Indianer kennt keinen Schmerz", beißt er die Zähne zusammen, hält jeden Termin ein, jede Verabredung, die er getroffen hat. Er ist um keinen Preis bereit oder sieht sich nicht in der Lage, einmal früher von der Arbeit nach Hause zu gehen, sich krankschreiben zu lassen oder Unternehmungen abzusagen, zu denen er sich eigentlich nicht in der Lage fühlt. Er ist es nicht gewohnt, Pausen bzw. Phasen der Entspannung in seinen Tätigkeiten zu realisieren. Im Rahmen eines Entspannungstrainings zeigt er eine ausgeprochene muskuläre Anspannung und eine anfängliche Unfähigkeit zur Entspannung. Als wesentliche vermittelnde pathophysiologische Mechanismen werden hier wiederum Anspannungen der lumbalen Rückenstreckermuskulatur angenommen (Hasenbring 1992; Hasenbring 1993; Hasenbring et al. 1994).

Die Tatsache, dass sich in prospektiven Längsschnittstudien sowohl ein extremes Vermeidungsverhalten als auch stark ausgeprägtes Durchhalteverhalten als wichtige Chronifizierungsfaktoren bandscheibenbedingter Schmerzen erwiesen haben, stützt die laborexperimentellen Ergebnisse von Nachemson (1987), die zeigten, dass der rhythmische Wechsel zwischen Anspannung und Entspannung Voraussetzung für eine adäquate Belastung der Muskulatur und für eine optimale Durchsaftung der Bandscheiben darstellt. Formen einer zu geringen oder einer zu starken, anhaltenden und einseitigen Belastung führen zu einer unphysiologischen Belastung der Muskulatur und zu einer vorschnellen Degeneration der Bandscheiben. Diese Ergebnisse führten zur Formulierung des Avoidance-Endurance-Modells der Schmerzchronifizierung (Abb. 9.3).

Zur Schmerzbewältigung auf der kognitiven (gedanklichen) Ebene zählen u. a. verschiedene Formen der *Ablenkung* vom Schmerz sowie der *gedanklichen Uminterpretation* einer Schmerzerfahrung (Hasenbring 2000). Zahlreiche laborexperimentelle Studien zum Akutschmerz beim Menschen (Eccleston et al. 1995) haben gezeigt, dass diese Formen kognitiver Schmerzbewältigung vor allem die individuelle Schmerztoleranz deutlich erhöhen können. Im Umgang mit zeitlich eindeutig begrenzten Akutschmerzen (Schmerz bei medizinischen Eingriffen, z. B. Zahnbehandlung) können diese Bewältigungsformen außerordentlich hilfreich sein. Im Prozess der Chronifizierung klinischer Schmerzzustände, wie wir sie beim radikulären Schmerz haben, stellen kognitive Ablenkung und Umbewertung weitere Chronifizierungsfaktoren dar, die einen hohen Zusammenhang mit o. g. Durchhaltestrategien auf der Verhaltensebene zeigen. In diesem Fall dient die Ablenkung vom Schmerz der Aufrechterhaltung gerade ausgeführter Tätigkeiten, sodass es auf dem Weg der biomechanischen Überlastung von Muskulatur, Gelenken und Bandscheiben zur Chronifizierung der Schmerzen kommt.

Im Hinblick auf die *Kommunikation* von Schmerzen gegenüber wichtigen Bezugspersonen (Angehörige, Kollegen am Arbeitsplatz) stellt das *nichtverbale Ausdrucksverhalten* im Umgang mit Schmerzen einen weiteren wichtigen Chronifizierungsfaktor auf der Verhaltensebene dar (Fordyce 1976; Hasenbring et al. 1994). Um ein ausgeprägt nichtverbales

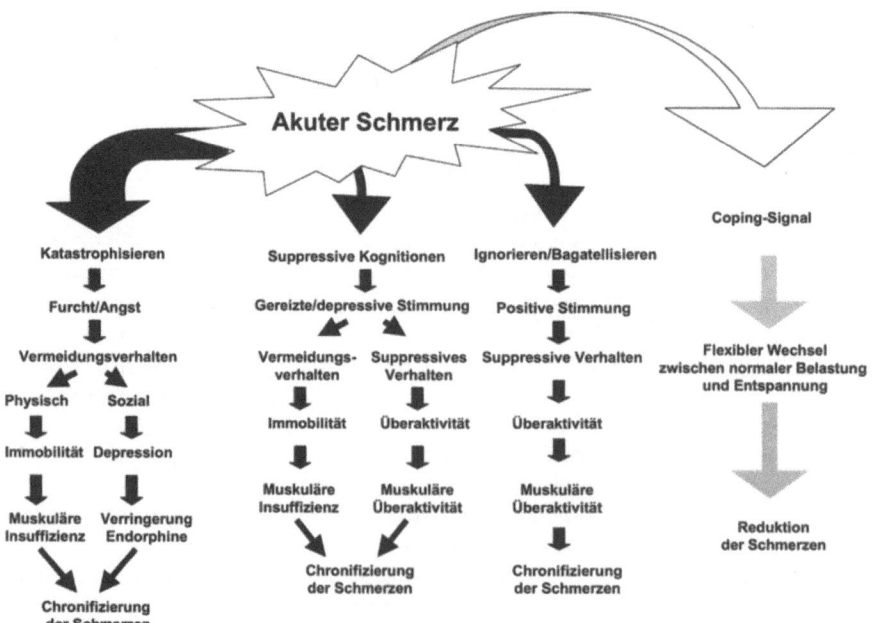

Abb. 9.3. Avoidance-Endurance-Modell der Schmerzverarbeitung (Hasenbring et. al. 2001)

Schmerzverhalten handelt es sich, wenn ein Patient seiner Umgebung überwiegend nichtverbal, d. h. über die Mimik, Gestik, Körperhaltung sowie über paraverbale Merkmale (u. a. Stimmlage, Betonung) signalisiert, dass er Schmerzen hat. Nichtverbales Ausdrucksverhalten wird wesentlich durch operante Verstärkungsprozesse aufrechterhalten, d. h., dass Bezugspersonen im privaten oder beruflichen Alltag das Verhalten positiv (vermehrte Zuwendung) oder negativ verstärken (Abnahme unangenehmer Aufgaben, Beenden unangenehmer sozialer Kontakte). Häufig geht die Neigung zu nichtverbalem Ausdrucksverhalten mit einer Unfähigkeit einher, Bezugspersonen wie beispielsweise den Partner offen und direkt um Hilfe, Unterstützung oder auch um mehr Zuwendung und Zärtlichkeit zu bitten. Operante Verstärkungsprozesse als exogene Einflüsse, ein Verhaltensdefizit in der direkten Kommunikation (direkte Bitte um soziale Unterstützung) als personenspezifische Voraussetzungen tragen zur Aufrechterhaltung nichtverbalen Ausdrucksverhaltens bei und führen so zur Chronifizierung eines eigenständigen Anteils am Schmerzproblem.

Chronifizierung auf der sozialen Ebene

Zu den sozialen Risikofaktoren für eine Chronifizierung bandscheibenbedingter Schmerzen zählen bestimmte Altersgruppen, verschiedene Arbeitsplatzmerkmale und die soziale Schichtzugehörigkeit (vgl. Turk 1996).

Zu den kritischen Altersgruppen, bei denen häufiger ein chronischer Beschwerdeverlauf sowie eine häufigere Frühberentung beobachtet wurde, zählen die über 50-Jährigen (Marshall u. Schorstein 1968) und die Gruppe der 30- bis 39-Jährigen (Schramm et al. 1978). Der Soziologe Parsons (1967) vermutet bei den Betroffenen einen „Rückzug in die Krankheit", der besonders dann angetreten wird, wenn die beruflichen Arbeitsbedingungen besonders belastend erlebt werden. Die Wahrscheinlichkeit dafür, dass die berufliche Arbeit anhaltenden Stress mit sich bringt, sei bei der zunehmenden Industrialisierung und vermehrten Leistungsanforderung gerade bei den über 50-Jährigen besonders groß, da diese sich weniger gut veränderten Arbeitsbedingungen (z. B. Umstellung auf EDV) anpassen könnten.

Eine Reihe von Langzeitstudien zeigt, dass verschiedene Arbeitsplatzmerkmale mit einer erhöhten Wahrscheinlichkeit chronifizierter Beschwerden einhergehen. Vor allem, wenn der Arbeitsplatz starke körperliche Belastungen und/oder eine haltungskonstante Körperposition in für die Wirbelsäule unphysiologischen Haltungen mit sich bringt, steigt die Rate der rezidivierenden und persistierenden Schmerzen nach einem Bandscheibenvorfall. Eine kyphotische Haltung im Sitzen, Tätigkeiten im Vornüberneigen (mit Heben) sowie Haltungen mit verstärkter Lendenlordose führen zu einer einseitigen starken Druckbelastung der dorsalen Bandscheiben und beschleunigen damit degenerative Vorgänge im Zwischenwirbelabschnitt (vgl. Nachemson 1987) Die Vorhersagekraft des Risikofaktors „Haltungskonstanz" ist einigen prospektiven Untersuchungen (Hasenbring et al. 1994; Macfarlane et al. 1997) zufolge zwar vorhanden, aber im Gegensatz zu psychologischen Parametern nicht sehr hoch. Das bedeutet, dass zwar ein signifikanter Zusammenhang zwischen haltungskonstanter Körperposition am Arbeitsplatz und dem Auftreten eines „failed back syndrome" besteht, dass jedoch nicht jeder Bandscheibenpatient, der an einem entsprechenden Arbeitsplatz arbeitet, chronische Beschwerden entwickelt. Es wird vermutet, dass hier psychologische Faktoren vermittelnd wirksam werden, d. h. zum Beispiel, dass vor allem diejenigen zur Entwicklung eines „failed back syndrome" tendieren, die bei haltungskonstantem Arbeitsplatz in ihrer Schmerzbewältigung in besonderem Maße zu sog. Durchhaltestrategien tendieren, d. h., die sich keinerlei Pause ermöglichen, bei Auftreten erster Schmerzen „die Zähne zusammenbeißen" etc.

Die Bedeutung der sozialen Schichtzugehörigkeit für die Chronifizierung bandscheibenbedingter Schmerzen ist bislang nicht so eindeutig zu beurteilen. Einige Längsschnittstudien (Turk 1996) zeigen einen negativen signifikanten Zusammenhang, der jedoch nicht sehr ausgeprägt ist. Wenn Personen unterer sozialer Schichten (Arbeiter in unselbständiger Tätigkeit mit geringer Schulbildung) nach einem Bandscheibenvorfall tendenziell eher chronische Schmerzen entwickeln, kann dies auf unterschiedlichste andere Faktoren zurückzuführen sein, die mit sozialer Schicht kovariieren, allen voran die körperliche Schwere der Arbeitstätigkeit. Bei einem geringeren Bildungsgrad kann die Umstellung auf neue, sich verändernde Arbeitsbedingungen erschwert sein, sodass sich auf diesem Weg zunehmende Belastungen am Arbeitsplatz ergeben. Weiterhin kann die Unselbständigkeit der Tätigkeit in höherem Maß mit Gefühlen des Kontrollverlustes einhergehen – auf psychologischem Weg eine Voraussetzung für das Entstehen depressiver Stimmungslagen. Das bedeutet, der Faktor der sozialen Schichtzugehörigkeit kann auf unterschiedlichsten soziobiologischen und psychobiologischen Wegen an der Chronifizierung beteiligt sein.

Risikofaktorenmodell im Zusammenhang

Die vorliegenden empirischen Befunde zur Chronifizierung bandscheibenbedingter Beschwerden lassen sich in einem zusammenfassenden Risikofaktorenmodell darstellen, das im Hinblick auf die angedeuteten psychobiologischen Zusammenhänge teilweise noch hypothetischen Charakter hat. Auf einer untersten Stufe findet sich eine Reihe somatischer Faktoren, die sich bisher in diesem Zusammenhang als relevant erwiesen haben. Vermittelnd zwischen diesen und sozialen, institutionellen und konstitutionellen Faktoren finden sich psychologische Mechanismen. Erste Längsschnittstudien, in denen potentielle Risikofaktoren auf somatischer, psychischer und sozialer Ebene im Zusammenhang untersucht wurden, zeigen, dass die drei Ebenen sich in der Vorhersagegüte ergänzen. In der Vorhersage chronischer Schmerzen nach akutem lumbalen Bandscheibenvorfall werden anhand multipler Regressionsanalysen 23 % der Kriteriumsvarianz durch vor Behandlungsbeginn erhobene somatische Parameter aufgeklärt, 38 % durch die psychologischen und 6 % durch die sozialen Parameter. Gemeinsam ist eine Varianzaufklärung von über 50 % zu erreichen. Der Prozentsatz richtiger Vorhersagen chronifizierter Schmerzen liegt für die somatischen Parameter bei 60 %, für die psychologischen bei 75 %, die sozialen Parameter allein erlauben keine überzufällig richtige Vorhersage. Bei gemeinsamer Betrachtung der Ebenen steigt der Prozentsatz richtiger Zuordnungen auf 86 % (Hasenbring et al. 1994; Klenerman et al. 1995). Dies zeigt zum einen, dass die zuverlässigste Vorhersage chronischer Schmerzen gegenwärtig anhand der psychologischen Risikofaktoren zu treffen ist, eine optimale Vorhersage und damit auch Früherkennung ist über eine Betrachtung der Kombination somatischer, psychischer und sozialer Risikofaktoren zu erreichen. Für die Praxis bedeutet dies, dass eine effektive Behandlungsplanung erster akuter radikulärer Schmerzen parallel zur medizinischen Diagnostik eine routinemäßig durchgeführte Diagnostik psychologischer Chronifizierungsfaktoren einschließen muss, die sich primär auf eine zuverlässige Erfassung der emotionalen Stimmung, der individuellen Schmerzbewältigung auf kognitiver und Verhaltensebene sowie auf das Vorliegen anhaltender Belastungen im beruflichen oder privaten Alltag bezieht – dies in Zusammenhang mit einer Berücksichtigung der objektiven Arbeitsplatzbedingungen als wichtigstem Risikofaktor auf der sozial-institutionellen Ebene.

Zusammenfassung

Etwa 80 % der Bevölkerung in den westlichen Industrienationen haben einmal in ihrem Leben akute, starke Rückenschmerzen, die sich bei den meisten innerhalb weniger Tage mit einfachen Maßnahmen wieder zurückbilden. Bis zu 35 % der Betroffenen jedoch entwickeln mit der Zeit chronische Beschwerden mit immer häufiger wiederkehrenden oder gar anhaltenden Schmerzen. Der Forschungsansatz der prospektiven Längsschnittuntersuchung hat in den vergangenen 15 Jahren in Ergänzung zu laborexperimentellen Arbeiten das Wissen über biomedizinische, neurobiologische, psychologische und soziale Faktoren, die einen Einfluss auf den Prozess der Chronifizierung haben, weit vorangetrieben. In dem vorliegenden Beitrag wurde ein Überblick über den Stand der Forschung zur Chronifizierung auf somatischer Ebene, auf psychologischer und auf sozialer Ebene gegeben. Zu den somatischen Einflussfaktoren zählen zum einen peripherphysiologische Prozesse, wie z. B. muskuläre Überbelastung und vorschnelle Ermüdung bei einseitigen biomechanischen Belastungshaltungen, sowie muskuläre Atrophie bei einseitiger, anhaltender Entlastungshaltung. Auf zentraler Ebene kommen vielfältige Prozesse der neuronalen Plastizität in Frage. Unter den psychologischen Einflussfaktoren gehören die depressive Stimmung, chronisch anhaltende Belastungen im privaten oder beruflichen Alltag sowie ungünstige Formen der Schmerzverarbeitung zu den zentralen Mediatoren der Chronifizierung. Spezifische Arbeitsplatzmerkmale (u. a. einseitige biomechanische Belastungshaltung, starke körperliche Belastung) sowie untere soziale Schichtzugehörigkeit stellen die relevanten sozialen Merkmale dar. Prospektive Längsschnittstudien an Patienten mit akuten radikulären oder mit sog. unspezifischen Rückenschmerzen zeigen einerseits, dass den psychologischen Einflussfaktoren eine dominierende Rolle zukommt, andererseits, dass eine Kombination der diagnostischen Ansätze die Vorhersage chronischer Verläufe optimiert.

Literatur

Acaroglu ER, Iatridis JC, Setton LA, Foster RJ, Mow van C, Weidenbaum M (1995) Degeneration and aging affect the tensile behavior of human lumbar anulus fibrosus. Spine 20 (24): 2690–2701
Adams MA, Hutton WC (1983) The effect of posture on the fluid content of lumbar intervertebral discs. Spine 8 (6): 665–671
Andersson BJG, Örtengren R, Nachemson A, Elfström G (1974) Lumbar disc pressure and myoelectric back muscle activity. Scand J Rehabil Med 6:128–133
Angst J, Autenrieth V, Brem F, Koukkou M, Meyer H, Stassen HH, Storck U (1979) Preliminary results of treatment with ß-Endorphin in depression. In: Usdin E, Bunney Jr WE, Kline NS (eds) Endorphins in mental health research. Macmillan, London, pp 518–528
Berger-Schmitt R, Kohlmann T, Raspe HH (1996) Rückenschmerzen in Ost- und Westdeutschland. Gesundheitswesen 58 (10): 519–524
Biering-Sorenson F (1983) A prospective study of low back pain in a gereral population: III. Medical service-work consequence. Scand J Rehab Med 15: 89–96
Brown JJ, Wells GA, Trottier AJ, Bonneau J, Ferris B (1998) Back pain in a large canadian police force. Spine 23 (7): 821–827
Brylin M, Hindfelt B (1984) Ear pain due to myocardial ischemia. Am Heart J 107: 186–187
Coderre TJ, Katz J, Vaccarino AL, Melzack R (1993) Contribution of central neuroplasticity to pathological pain: review of clinical and experimental evidence. Pain 52: 259–285

Croft PR, Papageorgiou AC, MacFarlane GJ, Silman AJ (1999). Short-term physical risk factors for new episodes of low back pain. Prospective evidence from the South Manchester Back Pain Study. Spine 24(15): 1556–1561

Eccleston C (1995) The attentional control of pain: methodological and theoretical concerns. ####

Farrell PA, Gustafson AB (1986) Exercise stress and endogenuous opiates In: Plotnikoff NP, Faith RE, Murgo AJ, Good RA (eds) Enkephalins and endorphins: Stress and the immune system. Plenum Press, New York, pp 47–58

Feuerstein M, Sult S, Houle M (1985) Environmental stressors and chronic low back pain: life events, family and work environment. Pain 22: 295–307

Flor H, Turk DC, Birbaumer N (1985) Assessment of Stress-Related Psychophysiological Reactions in Chronic Back Pain Patients. J Consult Clin Psychol 53: 354–364

Fordyce WE (1976) Behavioral methods for chronic pain and illness. Mosby, St. Louis

Gentry WD, Bernal G (1977) Chronic pain. In: Williams R, Gentry WD (eds) Behavioral approaches to medical treatment. Ballinger, Cambridge/Mass, pp 173–182

Grumme T, Kolodziejczyk D (1983) Das Problem chronifizierter Schmerzen nach mehrfachen Operationen an den lumbalen Bandscheiben. Nervenheilkunde 2: 59–61

Hagen P, Zielke M, Zander G, Dehmlow A (1997) Die Bedeutung von Krankheiten des Stütz- und Bewegungsapparates in der medizinischen Rehabilitation in Deutschland. Praxis Klinische Verhaltensmedizin und Rehabilitation(keine Abkürzung?) 39: 4–11

Handa T, Ishihara H, Oshima H, Osada R, Tsuji H, Obata K (1997) Effects of hydrostatic pressure on matrix synthesis and matrix metalloproteinase production in the human lumbar intervertebral disc. Spine 22 (10): 1085–1091

Hardy JD, Wolff HG, Goodell H (1950) Experimental evidence on the nature of cutaneous hyperalgesia. J Clin Invest 29: 115–140

Hasenbring M (1992) Chronifizierung bandscheibenbedingter Beschwerden. Risikofaktoren und gesundheitsförderndes Verhalten. Schattauer, Stuttgart

Hasenbring M (1993) Durchhaltestrategien – ein in Schmerzforschung und Therapie vernachlässigtes Phänomen? Schmerz 7 (4): 304–313

Hasenbring M (1998) Predictors of efficacy in treatment of chronic low back pain. Curr Opin Anaesthesiol 11: 553–558

Hasenbring M (2000). Attentional control of pain and the process of chronification. In: Sandkühler J, Bromm B, Gebhart GF (eds) Prog Pain Res 129: 525–534

Hasenbring M, Marienfeld G, Kuhlendahl D, Soyka D (1994) Risk factors of chronicity in lumbar disc patients: a prospective investigation of biologic, psychologic and social predictors of therapy outcome. Spine 19: 2759–2765

Hasenbring M, Ulrich HW, Hartmann M, Soyka D (1999) The efficacy of a risk factor based cognitive behavioral intervention and EMG-biofeedback in patients with acute sciatic pain: an attempt to prevent chronicity. Spine 24: 2525–2535

Hasenbring M, Hallner D, Klasen B (2001) Psychologische Mechanismen im Prozess der Schmerzchronifizierung. Schmerz 15: 442–447

Herdegen T, Tölle T, Bravo R, Zieglgänsberger W, Zimmermann M (1991) Sequential expression of Jun B, JUN D, FOS B proteins in rat spinal neurons: cascade of transcriptional operations during nociception. Neurosci Lett 129: 221–224

Hildebrandt J, Pfingsten M (1990) Rückenschmerz – Ursachen und Behandlungsmethoden. Medizinische Monatsschrift für Pharmazeuten 3: 266–275

Klenerman L, Slade PD, Stanley IM, Pennie B, Reilly JP, Atchison LE, Troup JDG, Rose MJ (1995) The prediction of chronicity in patients with an acute attack of low back pain in a general practice setting. Spine 20 (4): 478–484

Linton SJ (2000) A review of psychological risk factors in back and neck pain. Spine 25: 1148–1156

Long DM (1988) Genesis of the failed back syndrome In: Dubner R, Gebhart EF, Bond MR (eds) Proceedings of the Vth World Congress on Pain. Elsevier Science Publ., New York, pp 244–247

Lutzenberger W, Flor H, Birbaumer N (1997) Enhanced dimensional complexity of the EEG during memory for personal pain in chronic pain patients. Neurosci Lett 266: 167–170

Marshall WJS, Schorstein J (1968) Factors affecting the results of surgery for prolapsed lumbar intervertebral disc. Scott Med J 13: 38–42

Macfarlane GJ, Thomas E, Papageorgiou AC, Croft PR, Jayson MIV, Silman AJ (1997) Employment and physical work activities as predictors of future low back pain. Spine 22 (10): 1143–1149

Melzack R (1971) Phantom limb pain: implications for treatment of pathologic pain. Aneasthesiology 35: 409–419

Nachemson A (1987) Lumbar intradiscal pressure. In: Jayson MIV(ed) The lumbar spine and back pain. Churchill Livingstone, Edinburgh, pp 191–203

Parsons T (1967) Definition von Gesundheit und Krankheit im Lichte der Wertbegriffe und der sozialen Struktur Amerikas. In: Mitscherlich A, Brocher T, v. Mering O, Horn K (Hrsg) Der Kranke in der modernen Gesellschaft. ####, Köln, S 57–87

Price D, Mao J, Mayer DJ (1996) Central consequences of persistent pain states. In: Jensen TS, Turner JA, Wiesenfeld-Hallin Z (eds.) Proceedings of the 8th World congress on pain. IASP Press, Seattle, pp 155–184

Schramm J, Oppel F, Umbach W, Wüllenweber R (1978) Komplizierte Verläufe nach lumbalen Bandscheibenoperationen. Nervenarzt 49: 26–33

Schultz U, Fabian A, Köhler D, Kütemeyer M, Stäbler A, Weiss Th (1986) Verlauf konservativ behandelter akuter lumbaler Wurzelkompressionssyndrome. DMW 111, Jahrg 41: 1549–1553
Sieben JM, Vlaeyen JWS, Tuerlinckx S, Porttegijs PJM (2002) Pain-related fear in acute low back pain: the first two weeks of a new episode. Europ J Pain 6: 229–237
Thomalske G, Galow W, Ploke G (1977) Critical comments on a comparison of two series (1000 patients each) of lumbar disc surgery. Adv Neurosurg 4: 22–27
Turk DC (1996) The role of demographic and psychosocial factors in transition from acute to chronic pain. In: Jensen TS, Turner JA, Wiesenfeld-Hallin Z (eds) Proceedings of the 8th World congress on pain. IASP Press, Seattle, pp 185–214
Turner JA, LeResche L, v. Korff M, Ehrlich K (1998) Back pain in primary care. Patients characteristics, content of initial visit, and short-term outcomes. Spine 23 (4): 463–469
Umehara S, Tadano S, Abumi K, Katagiri K, Kaneda K, Ukai T (1996) Effects of degeneration on the elastic modulus distribution in the lumbar intervertebral disc. Spine 21 (7): 811–820
Valen B, Rolfsen LC (1998) Quality assurance of back surgery. A follow-up of 350 patients treated for sciatica by means of survival analysis. Tidsskr Nor Laegeforen 118: 2136–2139
Vlaeyen JW, Kole-Snijders AM, Boeren RG, vanEek H (1995) Fear of movement/(re)injury in chronic low back pain and its relation to behavioral performance. Pain 62: 363–372
Waddell G (1998) The back pain revolution. Churchill Livingstone, Edinburgh
Wilke HJ, Neef P, Caimi M, Hoogland T, Claes L (1999) New in vivo measurements of pressures in the intervertebral disc in daily life. Spine 24 (8): 755–762
Wilkinson HA (1983) The failed back syndrome Harper & Row, New York
Zimmermann M. (1999) Physiologie von Nozizeption und Schmerz. In: Basler HD, Franz C, Kröner-Herwig B, Rehfisch HP, Seemann H (Hrsg) Psychologische Schmerztherapie. Springer, Berlin Heidelberg New York Tokyo, S 59–104

Diskussion

FLOR: Nach Ihren Ausführungen beträgt die Lebenszeitprävalenz akuter Rückenschmerzen in Industrieländern weltweit ca. 80 %. Gibt es Daten darüber, wie viele dieser Patienten eine psychologisch orientierte Therapie benötigen?

HASENBRING: Von diesen 80 % entwickeln etwa 30 % chronische Schmerzen. Bei diesen 30 % wiederum lassen sich mit 80–90 %iger Wahrscheinlichkeit die Beschwerden unter anderem auch mit psychologischen Risikofaktoren erklären. Im Vergleich zu neurologischen oder orthopädischen Befunden haben psychologische Risikofaktoren aber eine größere Vorhersagekraft. Die Studien zeigen allerdings auch, dass eine Kombination der Datenebenen die Vorhersagefähigkeit noch einmal signifikant erhöht. Das ist natürlich ein Plädoyer für eine frühzeitige interdisziplinäre Diagnostik, wobei neurologisch-orthopädische Befunde und potentielle psychologische Risikofaktoren berücksichtigt werden.

HAGEN: Wie ist die Subgruppe der über 50-jährigen, nicht primär motivierten Rentenbewerber zu erreichen und mit welchem Erfolg ist sie möglicherweise therapierbar?

HASENBRING: Gesicherte Daten liegen dazu nicht vor. Die meisten Therapiestudien haben diese Patientengruppe ausgeschlossen. Viele Zentren gehen davon aus, dass die Patienten im laufenden Rentenverfahren durch psychotherapeutische Maßnahmen nicht erreichbar sind, und behandeln daher erst, nachdem dieses abgeschlossen ist. Wir weisen diese Patienten in unserer Ambulanz nicht ab, sondern wir behandeln sie und machen dabei sehr unterschiedliche Erfahrungen. Ich kann Ihnen dazu aber noch keine gesicherten Daten präsentieren, sondern lediglich unsere klinischen Eindrücke schildern. Danach sind viele Patienten psychotherapeutisch durchaus erreichbar. Von ihnen ist anzunehmen, dass sie auch nach erfolgter Berentung ohne entsprechende Therapie weiter chronische Schmerzen entwickeln. Bei anderen dagegen fehlt wirklich jegliche Motivation für ein psychotherapeutisches Arbeiten.

KAPITEL 10

Neuropathischer Schmerz und postherpetische Neuralgie

FRANK BLOCK

Läsionen peripherer oder zentraler schmerzleitender Nervenfasern, die durch verschiedene Erkrankungen hervorgerufen werden, können neuropathische Schmerzen erzeugen. Unabhängig von Läsionsort und -art werden periphere und zentrale Entstehungsmechanismen diskutiert, die sich zum Teil gegenseitig beeinflussen. In diesem Zusammenhang sind vor allem eine Sensibilisierung peripherer und zentraler nozizeptiver Neurone, eine Degeneration nozizeptiver Neurone und plastische Veränderungen im Hinterhorn des Rückenmarkes zu nennen. Eine gesteigerte Aktivierung von Glutamatrezeptoren scheint in die Sensibilisierung zentraler nozizeptiver Neurone involviert zu sein. Klinisch sind die neuropathischen Schmerzen als chronisch brennende Schmerzen charakterisiert, die zum Teil von einschießenden Schmerzattacken begleitet werden. In der Untersuchung zeigt sich das Paradoxon von Sensibilitätsausfällen und einer Hyperalgesie. Zudem ist oft eine Allodynie zu finden. Zur Behandlung neuropathischer Schmerzen stehen diverse Medikamente zur Verfügung, deren Auswahl sich nach dem vorherrschenden Schmerzcharakter und dem Nebenwirkungsprofil richtet. Aufgrund der besten Wirksamkeit sind an erster Stelle trizyklische Antidepressiva wie Amitriptylin oder Imipramin zu empfehlen. An zweiter Stelle, und vor allen Dingen bei attackenartigen Schmerzen, kommen die Antiepileptika Carbamazepin oder Gabapentin in Frage. Glutamatantagonisten wie Dextromethorphan, Amantadin oder Lamotrigin stellen eine weitere Option dar. Bei zu geringer oder fehlender Wirkung kann die Therapie um die lokale Behandlung mit Capsaicin ergänzt werden. TENS stellt eine weitere Ergänzung dar. In der nächsten Stufe werden schwach bzw. stark wirksame Opioide allein oder in Kombination mit einem der obengenannten Ansätze angewandt. Erst bei Versagen all dieser Möglichkeiten sind invasive Maßnahmen angezeigt. Eine eingehende Beratung der Patienten über die Art der Schmerzen und die Effekte und Nebenwirkungen der einzusetzenden Medikamente ist eine unabdingbare Voraussetzung für die Therapie neuropathischer Schmerzen. Ein weiterer Aspekt in Richtung Erfolg der Behandlung ist die ausreichende Dosis und Dauer der jeweiligen Therapie.

Die postherpetische Neuralgie ist eine spezielle Form des neuropathischen Schmerzes, die sich bei bis zu 50 % der Patienten mit Herpes Zoster entwickelt. Viele der Medikamente, die bereits zur Behandlung neuropathischer Schmerzen aufgeführt wurden, sind bei der postherpetischen Neuralgie ebenfalls wirksam. Zudem kann versucht werden, das Auftreten einer postherpetischen Neuralgie durch einen frühzeitigen Beginn einer virustatischen Therapie mit Aciclovir, Famciclovir oder Valaciclovir zu verhindern.

Neuropathischer Schmerz

Klinik

Neuropathische Schmerzen entwickeln sich nach Verletzungen von peripheren Nerven oder des Zentralnervensystems. Im Bereich der peripheren Nerven sind Polyneuropathien, Neuralgien, Deafferenzierungsschmerzen, Phantomschmerzen, Stumpfschmerzen, postherpetische Neuralgie, sympathische Reflexdystrophie und Engpasssyndrome die wesentlichen und häufigen Ursachen neuropathischer Schmerzen. Bei den Polyneuropathien, die durch viele Erkrankungen bedingt sein können, sind vor allem die diabetische Polyneuropathie und entzündlich bedingte Polyneuropathien zu nennen, die neuropathische Schmerzen verursachen. Für die diabetische Polyneuropathie wird die Prävalenz neuropathischer Schmerzen mit 11–20 % in Abhängigkeit vom Diabetestyp und der Dauer der diabetischen Stoffwechsellage angegeben (Boulton et al. 1985; Partanen et al. 1995). Schmerzen, die während des Guillain-Barre-Syndroms auftreten, sind mit fast 90 % sehr häufig, Schmerzen stärkerer Ausprägung werden immerhin noch von 47 % der Patienten berichtet (Moulin et al. 1997). Von Seiten des ZNS sind Rückenmarksverletzungen und Thalamusläsionen als häufigste Ursachen neuropathischer Schmerzen zu nennen.

Neuropathische Schmerzen sind durch chronisch brennende oder stechende Schmerzen gekennzeichnet. Zum Teil kommen einschießend attackenartige Schmerzen hinzu. Einige Patienten berichten über eine Zunahme der Schmerzen in den nächtlichen Ruhephasen. Darüber hinaus lassen sich durch nichtschmerzhafte Reize Schmerzen hervorrufen (Allodynie) und schmerzhafte Reize lösen einen intensiveren Schmerz aus (Hyperalgesie). Bei der neurologischen Untersuchung lässt sich durch Erfassen des Verteilungsmusters der Sensibilitätsstörungen und des schmerzhaften Areals bereits eine diagnostische Zuordnung treffen. Zusammen mit den anamnestischen Angaben über Vorerkrankungen und Dynamik der neuropathischen Beschwerden kann in einem Großteil der Fälle eine ätiologische Klärung herbeigeführt werden. Laborchemische Untersuchungen von Serum und gegebenenfalls Liquor führen in den restlichen Fällen fast immer zur Diagnosestellung.

Neben der symptomatischen Therapie, auf die unten näher eingegangen wird, ist natürlich die Möglichkeit der kausalen Behandlung zu berücksichtigen. So sollte z. B. bei einem schlecht eingestellten Diabetes mellitus mit schmerzhafter Polyneuropathie eine Optimierung des Blutzuckers erfolgen. Bei einem Guillain-Barre-Syndrom kann durch eine Behandlung mit Immunglobulinen die Entzündung zum Stillstand gebracht werden. Im Gefolge der sich einstellenden Regeneration der Nerven sistieren die mit der Erkrankung verbundenen Schmerzen. Ein Karpaltunnelsyndrom kann, vor allem bei Versagen der konservativen Therapie, operativ behoben werden und somit können auch die Schmerzen beseitigt werden.

Pathophysiologie

Die trotz der unterschiedlichen Ursachen gleichartigen Symptome legen vor allem eine Übererregbarkeit peripherer und/oder zentraler Neurone nahe. Durch eine Nervenverletzung kann es zu einer anhaltenden Aktivität der peripheren nozizeptiven C-Fasern kommen, die direkt zum neuropathischen Schmerz beiträgt. Hierbei spielen vor allen Dingen ektope Nervenimpulse eine wesentliche Rolle. Die anhaltende Aktivität peripherer nozizeptiver Fasern ruft plastische Veränderungen im zentralen Nervensystem, an erster Stelle im Rückenmark, hervor. Folge hiervon ist, dass die Aktivität der C-Fasern, aber auch der niederschwelligen Mechanorezeptoren (Aβ und Aδ), zu einer verstärkten Antwort der zentralen nozizeptiven Neurone führt („wind-up"). Diese zentrale Verstärkung kommt dadurch zustande, dass aus den zentralen Endigungen der C-Fasern Glutamat freigesetzt wird, das wiederum die Glutamatrezeptoren der Hinterhornneurone erregt (Abb. 10.1). Aufgrund der starken und anhaltenden Aktivität der C-Fasern wird vermehrt Glutamat freigesetzt, das über die N-Methyl-D-Aspartat(NMDA)-Rezeptoren zu einer Amplifikation der rezeptorvermittelten Aktivität führt. Dieser Amplifikationsprozess, der im physiologischen Bereich als Langzeitpotenzierung im Hippokampus die Grundlage für Lernen und Gedächtnis darstellt, lässt sich im Tierversuch elektrophysiologisch gut nachweisen. Hierbei zeigt sich, dass nach tetanischer Stimulation oder Nervenläsion die mittlere Amplitude des C-Faser-evozierten Potentials drastisch zunimmt (Liu u. Sandkühler 1995). Auch wenn den Glutamatantagonisten, vor allem den NMDA-Rezeptor-Antagonisten, eine zentrale Rolle bei dieser Amplifikation zukommt, so gibt es Hinweise, dass andere Moleküle wie Substanz P oder Stickstoffmonoxid ebenfalls darin involviert sind. Darüber hinaus wird über die Aktivierung der Glutamatrezeptoren das intrazelluläre Kalzium erhöht, das seinerseits verschiedene Enzymkaskaden aktiviert und die Transkription von Immediate-early-Genen induziert. Diese Veränderungen auf Enzym- und Genebene tragen ebenfalls dazu bei, dass die synaptische Effizienz zwischen dem primär afferenten Neuron und dem postsynaptischen Neuron verstärkt wird. So kann die Aktivierung der Immediate-early-Gene über die Kontrolle von Zielgenen, die für Präkusoren

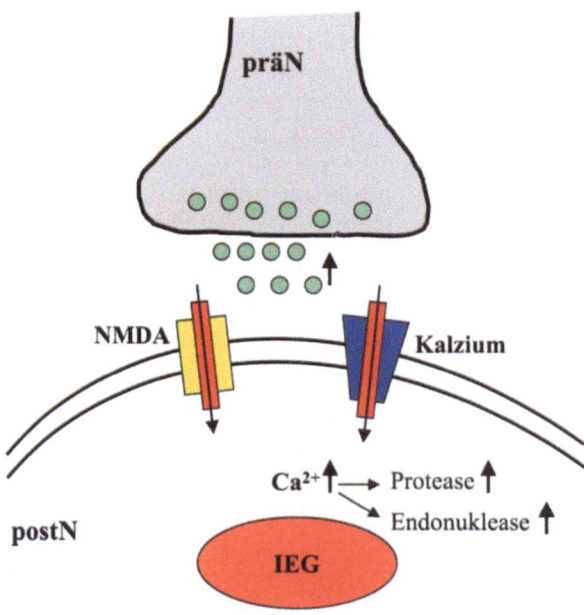

Abb. 10.1. Prä- und postsynaptische Veränderungen auf Rückenmarksebene, die nach Verletzung eines peripheren Nervens zu den neuropathischen Schmerzen beitragen. *PräN* präsynaptisches Neuron; *postN* postsynaptisches Neuron; *Pfeil* erhöhte Aktivität; *ausgefüllte Kreise* Transmitter Glutamat

von Neurotransmittern, Rezeptoren oder Second-messenger-Systemen kodieren, eine Veränderung der Empfindlichkeit des postsynaptischen Neurons herbeiführen. Neben dieser synaptischen Plastizität kommt es durch eine Degeneration von C-Fasern zu einer anatomischen Reorganisation synaptischer Strukturen im Hinterhorn. Intakte Berührungsafferenzen bilden neue anatomische Verbindungen mit zentralen nozizeptiven Neuronen aus (Woolf et al. 1992). Hieraus resultiert, dass normale Berührungen als Schmerz wahrgenommen werden (Allodynie).

Klinische Studien

Trotz der recht großen Vielfalt von Erkrankungen, die zu neuropathischen Schmerzen führen können, gibt es nur für einige wenige Erkrankungen klinische Studien zur Schmerztherapie. Aufgrund der Häufigkeit ist es verständlich, dass die meisten Studien die Wirksamkeit von Substanzen gegen neuropathische Schmerzen bei der diabetischen Polyneuropathie untersuchen. Die HIV-bedingte Neuropathie, die Trigeminusneuralgie, die postherpetische Neuralgie und postoperative Schmerzen sind weitere Erkrankungsbilder, bei denen häufiger Studien zur Therapie neuropathischer Schmerzen durchgeführt wurden. Neuropathische Schmerzen bei Tumorerkrankung oder bei Zustand nach Thalamusinsult wurden seltener im Hinblick auf therapeutische Möglichkeiten untersucht.

In mehreren kontrollierten Studien an Patienten mit vor allem diabetischer Neuropathie, aber auch an Patienten mit Nervenverletzung oder zentralen Schmerzen konnte eine Wirksamkeit der trizyklischen Antidepressiva gegen neuropathische Schmerzen belegt werden (Eija et al. 1996; Kalso et al 1995; Kvinesdal et al. 1984; Leijon u. Boivie 1989; Max et al. 1987; Max et al. 1991; Max et al. 1992; Sindrup et al. 1989; Sindrup et al. 1990b; Vrethem et al. 1997). Hierbei zeigte sich, dass sowohl die ständigen Schmerzen als auch die einschießenden Schmerzen positiv beeinflusst werden. Direkt vergleichende Studien und Metaanalysen machen deutlich, dass es hinsichtlich der Wirksamkeit keine signifikanten Unterschiede zwischen den trizyklischen Antidepressiva mit ausgeglichener Hemmung der Wiederaufnahme von Serotonin und Noradrenalin, wie Amitriptylin, Imipramin, Clomipramin, und den trizyklischen Antidepressiva gibt, die relativ selektiv die Wiederaufnahme von Noradrenalin hemmen, wie Desipramin, Nortriptylin oder Maprotilin (Joss 1999; Max et al. 1992; McQuay et al. 1996; Sindrup et al. 1990b; Sindrup u. Jensen 1999). Vergleichswerte über die Anzahl der Patienten, die behandelt werden müssen, um bei einem Patienten eine mehr als 50%-Reduktion der Schmerzen zu erzielen („number needed to treat", NNT), ergaben mit 2,7 bzw. 2,5 ähnliche Werte für beide Gruppen (Sindrup u. Jensen 1999). Dieser Effekt der trizyklischen Antidepressiva ist unabhängig von der antidepressiven Wirkung (Max et al. 1987; Max et al. 1992). Die selektiven Serotoninwiederaufnahmehemmer zeigen sich zwar im Vergleich zu Plazebo überlegen, den Schmerz bei der diabetischen Polyneuropathie zu reduzieren (Max et al. 1992; Sindrup et al. 1992; Sindrup et al. 1990a). Allerdings ist diese Wirkung abhängig von der antidepressiven Wirkung (Max al. 1992). Darüber hinaus ist die NNT mit 6,7 deutlich schlechter als die für die trizyklischen Antidepressiva (Sindrup u. Jensen 1999). Bei der schmerzhaften HIV-assoziierten Neuropathie konnte durch Amitriptylin keine Schmerzlinderung erzielt werden (Kieburtz et al. 1998).

Für die sog. „alten" Antiepileptika Phenytoin und Carbamazepin gibt es zwei Studien, die eine signifikante Schmerzlinderung gegenüber Plazebo bei der diabetischen Polyneuropathie nachweisen (Chadda u. Mathur 1978; Rull et al. 1969). In einer neuen doppelblinden, plazebokontrollierten Studie an Patienten mit neuropathischen Schmerzen unterschiedlicher Genese, die bereits mit einer Rückenmarkstimulation versehen wurden und die während der Studie inaktiviert wurde, konnte eine Zunahme der Schmerzen durch Carbamazepin verringert bzw. verzögert werden (Harke et al. 2001). Zwei randomisierte doppelblinde Studien belegen die analgetische Wirksamkeit von Gabapentin bei der diabetischen Polyneuropathie. In einer Studie wurde Gabapentin, das bis auf 3600 mg/Tag aufdosiert wurde, mit Plazebo verglichen. Dabei zeigte sich Gabapentin dem Plazebo hinsichtlich der Schmerzlinderung als auch den sekundären Parametern wie Schlafqualität, McGill-Schmerzfragebogen etc. deutlich überlegen (Backonja et al. 1998). In einer Crossover-Studie wurde an 28 Patienten Gabapentin (mittlere Dosis 1565 mg/Tag) mit Amitriptylin (mittlere Dosis 59 mg/Tag) verglichen (Morello et al. 1999). Beide Substanzen bewirkten eine Schmerzlinderung, die in ihrem Ausmaß für beide Substanzen nicht signifikant unterschiedlich war. Für das Antiepileptikum Lamotrigin gibt es über einige Fallbeschreibungen hinaus mehrere kontrollierte Studien, die eine Wirksamkeit bei verschiedenen Formen neuropathischer Schmerzen belegen. In einer offenen Studie an Patienten mit einer schmerzhaften diabetischen Neuropathie konnte unter Lamotrigin in einer Dosis bis zu 400 mg/Tag eine deutliche Schmerzreduktion gegenüber der Phase vor der Behandlung erzielt werden (Eisenberg et al. 1998a). Dieses Ergebnis wurde durch eine randomisierte, doppelblinde, plazebokontrollierte Studie bestätigt (Eisenberg et al. 2001). Bei Patienten mit bisher therapierefraktären neuropathischen Schmerzen konnte in einer prospektiven Anwendungsbeobachtung bei der Hälfte der Patienten durch Lamotrigin in einer Dosierung von 125–700 mg/Tag eine Schmerzlinderung erreicht werden (Devulder u. De Laat 2000). Interessanterweise war bei fünf Patienten unter Lamotrigin ein erneutes Ansprechen auf Opiate zu beobachten, das zuvor verloren gegangen war. Eine randomisierte, plazebokontrollierte, doppelblinde Studie an 100 Patienten mit neuropathischen Schmerzen unterschiedlicher Genese zeigte keine signifikante Schmerzreduktion durch Lamotrigin auf (McCleane 1999). Sowohl die Dosis von 200 mg/Tag als auch die heterogene Zusammensetzung hinsichtlich der Ätiologie der neuropathischen Schmerzen werden als mögliche Gründe für das negative Ergebnis diskutiert. Für die schmerzhafte HIV-assoziierte Neuropathie wies eine plazebokontrollierte, doppelblinde Studie eine signifikante Schmerzreduktion durch Lamotrigin in einer Dosis von 300 mg/Tag nach (Vestergaard et al. 2001). Bei 30 Patienten mit Schlaganfallinduzierten zentralen Schmerzen konnte in einer plazebokontrollierten, doppelblinden Studie im Cross-over-Design durch Lamotrigin die mittlere Schmerzintensität signifikant vermindert werden (Vestergaard et al. 2001). Dieser Effekt war bei einer Dosis von 200 mg/Tag zu beobachten, niedrigere Dosierungen waren nicht wirksam.

In zwei randomisierten, doppelblinden Studien an Patienten mit neuropathischen Schmerzen unterschiedlicher Genese konnte durch Infusion von Ketamin eine signifikante Schmerzreduktion erzielt werden (Felsby et al. 1996; Leung et al. 2001). Auch für pathophysiologisch einheitliche Gruppen, wie posttraumatische Schmerzen, Phantomschmerzen oder Schmerzen bei Krebserkrankung, ließ sich durch intravenöse Applikation von Ketamin eine deutliche Schmerzlinderung erreichen (Max et al. 1995; Mercandante et al. 2000; Nikolajsen et al. 1996). Da Ketamin ein potenter NMDA-Rezeptor-Antagonist ist, werden die Ergebnisse dieser klinischen Studien auch in der Richtung gewertet, dass die Hypothesen zum neuropathischen Schmerz und die experimentell erhobenen Befunde klinisch relevant sind und sich klinisch umsetzen lassen. Hinsichtlich einer breiten klinischen Anwendung von Ketamin bei neuropathischen Schmerzen gibt es einige Einschränkungen, aufgrund derer Ketamin sicherlich keinen festen Platz erobern wird. Im Gegensatz zu der intravenösen oder subkutanen Applikation sind die Effekte nach der oralen Gabe deutlich geringer ausgeprägt, was die praktische Handhabung einschränkt (Haines u. Gaines 1999). Darüber hinaus wurden wiederholt unangenehme Nebenwirkungen wie Übelkeit, Schwindel, Müdigkeit und Halluzinationen beobachtet (Eide et al. 1995; Max et al. 1995; Mercandante et al. 2000). Diese Nebenwirkungen traten vor allem in dem Dosisbereich auf, der die beschriebenen analgetischen Effekte verursachte, sodass zusammen mit der Schwere der Nebenwirkungen diese als nicht zumutbare Nebenwirkungen eingestuft werden.

Dextromethorphan ist ein nichtkompetitiver NMDA-Rezeptor-Antagonist, der bisher in Deutschland als Antitussivum auf dem Markt ist. In einer doppelblinden, kontrollierten Studie im Cross-over-Design zur Wirksamkeit von Dextromethorphan bei neuropathischen Schmerzen konnte mit Tagesdosen von 40,5 bzw. 81 mg kein Unterschied zu Plazebo beobachtet werden (McQuay et al. 1994). Bei Patienten mit Gesichtsschmerzen, überwiegend Trigeminusneuralgie, ließ sich mit Dextromethorphan in einer randomisierten, doppelblinden Studie im Cross-over-Design keine oder nur wenig Schmerzlinderung nachweisen (Gilron et al. 2000). Die Dosierungen lagen zwischen 340 und 400 mg/Tag. In einer weiteren Studie wurde die Wirksamkeit von Dextromethorphan auf die schmerzhafte diabetische Neuropathie und die postherpetische Neuralgie untersucht (Nelson et al. 1997). Unter einer mittleren Dosis von 381 mg/Tag konnte der Schmerz der diabetischen Neuropathie deutlich gelindert werden, wohingegen sich bei der postherpetischen Neuralgie keine Schmerzlinderung zeigte.

Auch wenn lange Zeit die Wirksamkeit der Opiate in der Behandlung neuropathischer Schmerzen in Zweifel gezogen wurde, gibt es jetzt einige Studien, die sie belegen. Tramadol, das sowohl über opioide als auch über monoaminerge Mechanismen wirkt, konnte in zwei plazebokontrollierten Studien an Patienten mit einer schmerzhaften Polyneuropathie eine deutliche Überlegenheit gegenüber Plazebo erzielen (Harati et al. 1998; Sindrup et al. 1999). Hierbei zeigte sich, dass Tramadol neben dem Dauerschmerz auch die Allodynie positiv beeinflusste. In einer anderen Studie konnte für das potentere Opioid Fentanyl gezeigt werden, dass es neuropathische Schmerzen unterschiedlicher Genese reduziert (Dellemijn u. Vanneste 1997).

Capsaicin führt bei chronischer Anwendung zu einem reversiblen Funktionsverlust der nozizeptiven Afferenzen. In fünf kontrollierten Studien wurde die Wirksamkeit von Capsaicin bei der diabetischen Neuropathie untersucht und es zeigte sich bei drei Studien eine signifikante Schmerzlinderung gegenüber Plazebo, die in den beiden anderen Studien nicht nachgewiesen werden konnte (Capsaicin Study Group 1991; Chad et al. 1990; Low et al. 1995; Scheffler et al. 1991; Tandan et al. 1992). Bei der schmerzhaften HIV-bedingten Neuropathie konnte keine Linderung durch Capsaicin erzielt werden (Paice et al. 2000).

Pragmatische Therapie

Die pragmatische Therapieentscheidung bei den neuropathischen Schmerzen sollte auf dem Boden der evidenzbasierten Medizin erfolgen. Neben Qualität und Ergebnis der klinischen Studien ist die NNT ein weiterer Parameter, der als Entscheidungshilfe herangezogen werden kann (Tabellen 10.1 und 10.2). Die trizyklischen Antidepressiva haben sich als Therapie der ersten Wahl etabliert. Amitriptylin, für das es die meisten Studien gibt, wird unter den trizyklischen Antidepressiva am häufigsten für diese Indikation eingesetzt. Die Dosierung liegt im Bereich von 25–150 mg/Tag. Alternativ können andere trizyklische Antidepressiva wie Imipramin oder Desipramin verabreicht werden. Bei Versagen oder Unverträglichkeit dieser Therapie stellen die Antiepileptika Carbamazepin, Gabapentin und Lamotrigin eine Option dar. Die Dosierungen betragen bis 800 mg/Tag für Carbamazepin, bis 3600 mg/Tag für Gabapentin und bis 400 mg/Tag für Lamotrigin.

Tabelle 10.1. Wirksamkeit verschiedener Substanzen bei neuropathischen Schmerzen aufgrund einer Polyneuropathie

Substanz	Evidenz	NNT
Trizykl. AD	↑↑	2,4 (2,0–3,0)
Carbamazepin	↑	3,3 (2,0–9,4)
Gabapentin	↑↑	3,7 (2,4–8,3)
Lamotrigin	↑↑	n.e.
Dextromethorphan	↑	1,9 (1,1–3,7)
Tramadol	↑↑	3,4 (2,3–6,4)
Capsaicin	↑↑	5,9 (3,8–13)

Die Kategorien der Evidenz wurden von der Arzneimittelkommission der deutschen Ärzteschaft übernommen. Sie sind wie folgt definiert:
↑↑ Aussage zur Wirksamkeit wird gestützt durch mehrere adäquate, valide klinische Studien (z. B. randomisierte klinische Studien) bzw. durch eine oder mehrere valide Metaanalysen oder systematische Reviews. Positive Aussage gut belegt.
↑ Aussage zur Wirksamkeit wird gestützt durch zumindest eine adäquate, valide klinische Studie (z. B. randomisierte klinische Studie). Positive Aussage belegt.
NNT: Anzahl der Patienten, die behandelt werden müssen, um bei einem Patienten eine 50%ige Schmerzreduktion zu erzielen. Die Zahlen sind Mittelwerte, in Klammern das 95%-Konfidenzintervall. Die Daten wurden aus der Arbeit von Sindrup u. Jensen (1999) entnommen.
Trizyklische AD: trizyklische Antidepressiva; *n.e.:* nicht ermittelt.

Tabelle 10.2. Wirksamkeit verschiedener Substanzen bei der postherpetischen Neuralgie

Substanz	Evidenz	NNT
Trizyklische AD	↑↑	2,3 (1,7–3,3)
Gabapentin	↑	3,2 (2,4–5,0)
Oxycodon	↑	2,5 (1,6–5,1)
Capsaicin	↑↑	5,3 (2,3–8)

Die Kategorien der Evidenz wurden von der Arzneimittelkommission der deutschen Ärzteschaft übernommen. Sie sind wie folgt definiert:
↑↑ Aussage zur Wirksamkeit wird gestützt durch mehrere adäquate, valide klinische Studien (z. B. randomisierte klinische Studien) bzw. durch eine oder mehrere valide Metaanalysen oder systematische Reviews. Positive Aussage gut belegt.
↑ Aussage zur Wirksamkeit wird gestützt durch zumindest eine adäquate, valide klinische Studie (z. B. randomisierte klinische Studie). Positive Aussage belegt.
NNT: Anzahl der Patienten, die behandelt werden müssen, um bei einem Patienten eine 50%ige Schmerzreduktion zu erzielen. Die Zahlen sind Mittelwerte, in Klammern das 95%-Konfidenzintervall. Die Daten wurden aus der Arbeit von Sindrup u. Jensen (1999) entnommen.
Trizyklische AD: trizyklische Antidepressiva.

Aufgrund der Ergebnisse der klinischen Studien und der Tatsache, dass Gabapentin und Lamotrigin nicht nur die einschießenden Schmerzen sondern auch die Dauerschmerzen lindern, ist diesen beiden der Vorzug vor Carbamazepin zu geben. Bei fehlendem Ansprechen auf diese Therapie ist eine Ergänzung mit entweder TENS oder bei sehr lokalisierten Schmerzen mit Capsaicin zu erwägen. Im nächsten Schritt sollten erst niederpotente Opioide wie Tramadol und dann stark wirksame Opioide eingesetzt werden. Erst bei Versagen all dieser konservativen Maßnahmen sind invasive Therapien wie Rückenmarkstimulation gerechtfertigt.

Generell ist in der Behandlung neuropathischer Schmerzen zu beachten, dass die Patienten über die Natur der Erkrankung aufgeklärt werden müssen. Im Hinblick auf die Compliance muss den Patienten die Wirkung der einzusetzenden Medikamente erklärt werden. Hierbei ist vor allem darauf einzugehen, dass bei vielen Medikamenten der zu erwartende Effekt erst nach einigen Wochen der Behandlung unter einer höheren Dosierung eintritt. Bis zu diesem Zeitpunkt können die Nebenwirkungen das Bild dominieren. Zudem besteht die zu erwartende Wirkung in der Regel in einer Reduktion der Schmerzen und nicht in einer Schmerzfreiheit. Bei der Rückmeldung eines fehlenden Therapieerfolges ist vor dem Umstellen auf ein anderes Medikament zu prüfen, ob die verabreichte Dosierung und die Behandlungsdauer ausreichend waren. Die Beachtung dieser Vorschläge führt über eine bessere Compliance zu einer erhöhten Chance auf einen Therapieerfolg.

Postherpetische Neuralgie

Klinik

Der Herpes zoster ist eine neurokutane Erkrankung, die durch eine Reaktivierung latenter Varicella-Zoster-Viren in den Hinterwurzelganglien zustande kommt. Es treten bläschenförmige Hautveränderungen im Bereich eines Dermatoms auf, manchmal sind zwei, selten mehrere Dermatome betroffen. Auch wenn jedes Dermatom betroffen sein kann, ist eine Häufung in den thorakalen Dermatomen und in den Hautarealen, die vom N. trigeminus versorgt werden, zu beobachten. Das Exanthem, das sich im Verlauf ändert, wird in der Frühphase von Allgemeinsymptomen und lokalen Schmerzen begleitet. In einem Großteil der Fälle weist der Herpes zoster eine gute Prognose auf und heilt folgenlos aus.

Die sog. postherpetische Neuralgie ist die häufigste Komplikation des Herpes zoster. Ganz allgemein lässt sich die postherpetische Neuralgie als der Schmerz definieren, der nach Abheilen der Zostereffloreszenzen vorhanden ist. Hinsichtlich eines zeitlichen Intervalls zwischen Beginn des Herpes zoster und dem Überdauern der Schmerzen besteht keine klare Übereinkunft. Oft wird mit dem Zeitraum von vier Wochen gearbeitet, in mehreren Untersuchungen werden jedoch Zeiträume bis zu sechs Monate zugrunde gelegt. Auch wenn eine zeitliche Festlegung in jedem Fall willkürlich ist, so ist der jeweilige zeitliche Rahmen deshalb von Bedeutung, da es im Verlauf von einigen Monaten zu einer deutlichen Rückbildung der postherpetischen Neuralgie kommt. Trotz einer erheblichen Streubreite hinsichtlich der Inzidenz, die sowohl durch die unterschiedlichen Zeiträume als auch durch die unterschiedlichen Arten der Datenerhebung bedingt sind, lässt sich sicher festhalten, dass das Alter ein wesentlicher Risikofaktor für das Auftreten der postherpetischen Neuralgie ist. So ließ sich für das Intervall von einem Monat bei Patienten unter 60 Jahren eine postherpetische Neuralgie bei 6–23 % nachweisen (Helgason et al. 2000; Rogers u. Tindall 1971). Bei Patienten über 60 Jahren betrug die Rate 40–50%. Weitere, allerdings nicht ganz so gut belegte Risikofaktoren für die postherpetische Neuralgie sind ein schmerzhaftes Prodromalstadium, Einblutungen in die Effloreszenzen, ein ausgeprägter kutaner Befund mit mehr als 50 Läsionen und ein Befall des N. trigeminus (Meister et al. 1998).

Klinisch ist die postherpetische Neuralgie als ein ständiger Schmerz von brennendem, reißendem oder stechendem Charakter beschrieben, der zum Teil zusätzliche attackenartige einschießende Komponenten aufweist. Beide Schmerzformen sind in der Regel spontan vorhanden, sie können sich aber durch Berührung der Haut, z. B. mit der Kleidung, verstärken. In der klinischen Untersuchung lassen sich in dem entsprechenden Areal vereinzelt Narben oder Pigmentstörungen nachweisen. Im Bereich der Narben findet sich meist eine Hypästhesie oder sogar eine Anästhesie. Im übrigen Dermatom besteht eine Allodynie und Hyperpathie. Für einen Großteil der Patienten mit postherpetischer Neuralgie gestaltet sich der Verlauf insofern gutartig, als es bei ihnen zu einem Sistieren der Beschwerden kommt. So bestanden zum Zeitpunkt zwölf Monate nach Auftreten des Herpes zoster bei 2–16,5 % der Patienten noch postherpetische Beschwerden (Ragozzino et al. 1982; Rogers u. Tindall 1971). Auch zu diesem späteren Zeitpunkt gibt es weiterhin deutliche Unterschiede bedingt durch das Alter. Bei Patienten unter 60 Jahren war in 0–4 % eine postherpetische Neuralgie zu eruieren, Patienten über 60 Jahre hatten mit 4–15 % häufiger postherpetische Schmerzen (Helgason et al. 2000).

Auch wenn die Pathogenese der postherpetischen Neuralgie nicht vollständig geklärt ist, so gibt es mehrere Befunde, die sowohl eine periphere als auch eine zentrale Komponente nahe legen. Verminderung der Nervenendigungen in der Haut und Atrophie des Hinterhorns des Rückenmarkes sind zwei gut belegte Befunde, die mit dem Auftreten der postherpetischen Neuralgie korrelieren (Oaklander 2001; Watson et al. 1991). Zudem scheint die synaptische Reorganisation auf Rückenmarksebene nach Degeneration von afferenten C-Fasern ein wesentlicher Faktor zu sein, der zur mechanischen Allodynie bei der postherpetischen Neuralgie beiträgt (Baron u. Saguer 1995).

Klinische Studien

Die virustatische Therapie beim akuten Herpes zoster wird vor allem mit zwei Zielen durchgeführt, nämlich um
1. eine schnellere Abheilung der Hauterscheinungen zu erreichen und
2. eine Ausbreitung der Viren zu verhindern.

Darüber hinaus wurde immer ein Effekt der virustatischen Therapie auf die postherpetische Neuralgie diskutiert. Trotz einiger widersprüchlicher Ergebnisse konnte für Aciclovir in einer Metaanalyse eine deutliche Reduktion der postherpetischen Neuralgie um 46 % nachgewiesen werden (Jackson et al. 1997). Aus diesen Daten ließ sich errechnen, dass sechs Patienten behandelt werden müssen, um eine postherpetische Neuralgie zu verhindern. Wesentliche Faktoren, um diese Wirkung zu erzielen, sind ein frühzeitiger Beginn der Behandlung (innerhalb von 72 Stunden nach Auftreten der Hautveränderungen) und eine ausreichende Dosierung. Das Virustatikum Famciclovir führt im Vergleich zu Plazebo zu einer geringeren Rate an postherpetischer Neuralgie (Dworkin et al. 1998). Zudem reduziert es die Dauer der postherpetischen Neuralgie (Tyring et al. 1995). In einem direkten Vergleich mit Famciclovir konnte für Valaciclovir eine ähnliche Rate an postherpetischer Neuralgie aufgezeigt werden (Tyring et al. 2000). Auch wenn der Vergleich mit Plazebo fehlt, legen diese Daten nahe, dass das Virustatikum Valaciclovir ebenfalls die Inzidenz der postherpetischen Neuralgie reduzieren kann. Vor dem Hintergrund der entzündlichen Natur der Erkrankung ist es nicht verwunderlich, dass wiederholt der Frage nachgegangen wurde, ob Kortikosteroide das Auftreten der postherpetischen Neuralgie reduzieren können. Auch wenn hierfür einige widersprüchliche Ergebnisse vorliegen, so lässt sich in qualitativ guten Studien kein positiver Effekt nachweisen (Ernst et al. 1998; Lycka 1990). Auch in der Kombinationstherapie mit Aciclovir über 7 oder 21 Tage ließ sich keine Reduktion der postherpetischen Neuralgie nachweisen (Wood et al. 1994). Somit ist die Behandlung mit Kortikosteroiden, um das Auftreten der postherpetischen Neuralgie zu verhindern, nicht gerechtfertigt.

Für die trizyklischen Antidepressiva, allen voran das Amitriptylin, gibt es die längste Erfahrung in der Behandlung der postherpetischen Neuralgie. In zwei doppelblinden, randomisierten Studien im Cross-over-Design an insgesamt 108 Patienten konnte eine deutliche Überlegenheit von Amitriptylin gegenüber Plazebo nachgewiesen werden (Max et al. 1988; Watson et al. 1982). Die mittlere Dosis betrug 65 bzw. 75 mg/Tag, wobei unter höherer Dosierung bis 150 mg/Tag eine stärkere Schmerzlinderung erzielt wurde. Über diese schmerzlindernde Wirkung hinaus konnte in einer Untersuchung an Patienten über 60 Jahre mit Herpes zoster eine Reduktion der Prävalenz der postherpetischen Neuralgie durch Amitriptylin aufgezeigt werden (Bowsher 1997). Dieser Effekt wurde mit der niedrigen Dosis von 25 mg/Tag erzielt. Der noradrenerge Metabolit des Amitriptylins, das Nortriptylin, zeigte in einer doppelblinden, randomisierten Studie eine gleich gute Wirkung hinsichtlich der Schmerzlinderung wie das Amitriptylin (Watson et al. 1998). Das Auftreten von weniger Nebenwirkungen mag als ein Vorteil für diese Substanz gewertet werden. In einer randomisierten, doppelblinden, plazebokontrollierten Studie an 26 Patienten mit postherpetischer Neuralgie führte Desipramin zu einer gegenüber Plazebo signifikanten Schmerzreduktion (Kishore-Kumar et al. 1990).

Für das Antiepileptikum Carabamazepin, das gelegentlich bei einschießenden Schmerzen bei der postherpetischen Neuralgie eingesetzt wird, gibt es keine Belege der Wirksamkeit aus klinischen kontrollierten Studien. Das Antiepileptikum Gabapentin führte in einer multizentrischen, randomisierten, doppelblinden, plazebokontrollierten Studie zu einer deutlichen und signifikanten Abnahme der Schmerzintensität gegenüber Plazebo bei der postherpetischen Neuralgie (Rowbotham et al. 1998). Hierbei wurden 113 Patienten mit Gabapentin und 116 Patienten mit Plazebo über acht Wochen behandelt. Vor Studienbeginn mussten peripher wirksame Analgetika, Antikonvulsiva und Muskelrelaxanzien abgesetzt, trizyklische Antidepressiva und Opiate durften beibehalten werden. Die mittlere Gabapentindosis betrug bei 83 % der Patienten 2400 mg/Tag und bei 65 % 3600 mg/Tag. Auch für die sekundären Zielvariablen (Schlafqualität, McGill-Schmerzfragebogen, Lebensqualität) war Gabapentin dem Plazebo überlegen.

Für die NMDA-Rezeptor-Antagonisten gibt es hinsichtlich der postherpetischen Neuralgie bisher keine positiven Befunde, die deren Einsatz rechtfertigt. Es zeigte sich allerdings ein guter analgetischer Effekt nach subkutaner oder intravenöser Infusion von Ketamin, wobei sowohl der Spontanschmerz als auch die Allodynie signifikant reduziert wurden (Eide et al. 1994 u. 1995). Wie bereits oben ausgeführt, ist die klinische Anwendbarkeit von Ketamin durch die Applikationsart und durch seine ausgeprägten Nebenwirkungen dermaßen eingeschränkt, dass es keinen festen Bestandteil der Therapie der postherpetischen Neuralgie darstellt. Die NMDA-Rezeptor-Antagonisten Memantine und Dextromethorphan sind bei der postherpetischen Neuralgie wirkungslos (Eisenberg et al. 1998b; Nelson et al. 1997).

Die Wirksamkeit des Opiates Oxycodon wurde in einer randomisierten, plazebokontrollierten Studie belegt (Watson u. Babul 1998). Hierbei zeigte sich, dass Oxycodon den ständigen Schmerz, aber auch die Allodynie und attackenartig einschießende Schmerzen vermindert. Zwei doppelblinde, plazebokontrollierte Studien haben eine deutliche schmerzlindernde Wirkung der lokalen Behandlung mit Capsaicin bei der postherpetischen Neuralgie nachweisen können (Bernstein et al. 1989; Watson et al. 1993).

Pragmatische Therapie

Die pragmatische Therapieentscheidung bei der postherpetischen Neuralgie sollte ebenfalls auf dem Boden der evidenz-basierten Medizin erfolgen (Tabelle 2). Somit stellen die trizyklischen Antidepressiva die Therapie der Wahl bei der postherpetischen Neuralgie dar. Gabapentin ist bei Unverträglichkeit oder Wirkungslosigkeit aufgrund der recht guten Verträglichkeit als zweite Option anzusehen. Oxycodon kann allein oder besser in Kombination mit trizyklischen Antidepressiva verabreicht werden, um eine Schmerzlinderung zu erzielen. Bei postherpetischer Neuralgie nach Herpes zoster am Stamm oder an einer Extremität ist die lokale Anwendung von Capsaicin eine Möglichkeit der Ergänzung der Therapie. Darüber hinaus ist bei Patienten mit akutem Herpes zoster eine virustatische Behandlung indiziert, die unter anderem das Ziel hat, das Auftreten einer postherpetischen Neuralgie zu verhindern. Hierzu stehen Aciclovir (5-mal 800 mg/Tag), Famciclovir (3-mal 250 mg/Tag) und Valaciclovir (3-mal 1000 mg/Tag) zur Verfügung. Diese virustatische Therapie sollte innerhalb von 72 Stunden nach Auftreten der Effloreszenzen begonnen werden und über sieben Tage fortgeführt werden.

Literatur

Backonja M, Beydoun A, Edwards KR, Schwartz SL, Fonseca V, Hes M, LaMoreaux L, Garofalo E (1998) Gabapentin for the symptomatic treatment of painful neuropathy in patients with diabetes mellitus. JAMA 280: 1831–1836
Baron R, Saguer M (1995) Mechanical allodynia in postherpetic neuralgia: evidence for central mechanisms depending on nociceptive C-fiber degeneration. Neurology 45 (Suppl 8): 63–65
Bernstein JE, Korman NJ, Bickers DR, Dahl MV, Millikan LE (1989) Topical capsaicin treatment of chronic postherpetic neuralgia. J Am Acad Dermatol 21: 265–270
Boulton AJM, Knight G, Drury J, Ward JD (1985) The prevalence of symptomatic diabetic neuropathy in an insulin-treated population. Diabetes Care 8: 125–128
Bowsher D (1997) The effects of preemptive treatment of postherpetic neuralgia with amitriptyline: a randomised, double-blind, placebo-controlled trial. J Pain Symptom Manage 13: 327–331
Capsaicin Study Group (1991) Treatment of painful diabetic neuropathy with topical capsaicin. A multicenter, double-blind, vehicle-controlled study. Arch Intern Med 151: 2225–2229
Chad DA, Aronin N, Lundstrom R, McKeon P, Ross D, Molitch M, Schipper HM, Stall G, Dyess E, Tarsy D (1990) Does capsaicin relieve the pain of diabetic neuropathy. Pain 42: 387–388
Chadda VS, Mathur MS (1978) Double blind study of the effects of diphenylhydantoin sodium on diabetic neuropathy. J Asso Phys Ind 26: 403–406
Dellemijn PL, Vanneste JAL (1997) Randomised double-blind active-controlled crossover trial of intravenous fentanyl in neuropathic pain. Lancet 349: 753–758
Devulder J, De Laat M (2000) Lamotrigine in the treatment of chronic refractory neuropathic pain. J Pain Symptom Manage 19: 398–403

Dworkin RH, Boon RJ, Griffin DR, Phung D (1998) Postherpetic neuralgia: impact of famciclovir, age, rash severity, and acute pain in herpes zoster patients. J Infect Dis 178 (Suppl 1): 76–80

Eide PK, Jorum E, Stubhaug A, Bremnes J, Breivik H (1994) Relief of post-herpetic neuralgia with the N-methyl-D-aspartatic acid receptor antagonist ketamine: a double-blind, cross-over comparison with morphine and placebo. Pain 58: 347–354

Eide K, Stubhaug A, Oye I, Breivik H (1995) Continuous subcutaneous administration of the N-methyl-D-aspartic acid (NMDA) receptor antagonist ketamine in the treatment of post-herpetic neuralgia. Pain 61: 221–228

Eija K, Tiina T, Pertti NJ (1996) Amitriptyline effectively relieves neuropathic pain following treatment of breast cancer. Pain 64: 293–302

Eisenberg E, Alon N, Ishay A, Daoud D, Yarnitsky D (1998a) Lamotrigine in the treatment of painful diabetic neuropathy. Eur J Neurol 5: 167–173

Eisenberg E, Kleiser A, Dortort A, Haim T, Yarnitsky D (1998b) The NMDA (N-methyl-D-aspartate) receptor antagonist memantine in the treatment of postherpetic neuralgia: a double-blind, placebo-controlled study. Eur J Pain 2: 321–327

Eisenberg E, Lurie Y, Braker C, Daoud D, Ishay A (2001) Lamotrigine reduces painful diabetic neuropathy. A randomized, controlled study. Neurology 57: 505–509

Ernst ME, Santee JA, Klepser TB (1998) Oral corticosteroids for pain associated with herpes zoster. Ann Pharmacother 32: 1099–1103

Felsby S, Nielsen J, Arendt-Nielsen L, Jensen TS (1996) NMDA receptor blockade in chronic neuropathic pain: a comparison of ketamine and magnesium chloride. Pain 64: 283–291

Gilron I, Booher SL, Rowan JS, Smoller B, Max MB (2000) A randomized, controlled trial of high-dose dextromethorphan in facial neuralgias. Neurology 55: 964–971

Haines DR, Gaines SP (1999) N of 1 randomised controlled trials of oral ketamine in patients with chronic pain. Pain 83: 283–287

Harati Y, Gooch C, Swenson M et al. (1998) Double-blind randomised trial of tramadol for the treatment of the pain of diabetic neuropathy. Neurology 50: 1842–1846

Harke H, Gretenkort P, Ladleif HU, Rahman S, Harke O (2001) The response of neuropathic pain and pain in complex regional pain syndrome I to carbamazepine and sustained-release morphine in patients pretreated with spinal cord stimulation: a double-blinded randomised study. Anesth Analg 92: 488–495

Helgason S, Petursson G, Gudmundson S, Sigurdsson (2000) Prevalence of postherpetic neuralgia after a single episode of herpes zoster: prospective study with long term follow up. BMJ 32: 1–4

Jackson JL, Gibbons R, Meyer G, Inouye L (1997) The effect of treating herpes zoster with oral acyclovir in preventing postherpetic neuralgia. Arch Intern Med 157: 909–912

Joss JD (1999) Tricyclic antidrepressant use in diabetic neuropathy. Ann Pharmacother 33: 996–1000

Kalso E, Tasmuth T, Neuvonen PJ (1995) Amitriptyline effectively relieves neuropathic pain following treatment of breast cancer. Pain 64: 293–302

Kieburtz K, Simpson D, Yiannoutsos C et al. (1998) A randomised trial of amitriptyline and mexiletine for painful neuropathy in HIV infection. Neurology 51: 1682–1688

Kishore-Kumar R, Max MB, Schafer SC, Gaughan AM, Smoller B, Gracely RH, Dubner R (1990) Desipramine relieves postherpetic neuralgia. Clin Pharmacol Ther 47: 305–312

Kvinesdal B, Molin J, Froland A, Gram LF (1984) Imipramine treatment of painful diabetic neuropathy. J Am Med Assoc 251: 1727–1730

Leijon G, Boivie J (1989) Central post-sroke pain – a controlled trial of amitriptyline and carbamazepine. Pain 36: 27–36

Leung A, Wallace MS, Ridgeway B, Yaksh T (2001) Concentration-effect of relationship of intravenous alfentanil and ketamine on peripheral neurosensory thresholds, allodynia and hyperalgesia of neuropathic pain. Pain 91: 177–187

Liu XG, Sandkühler J (1995) Long-term potentiation of C-fiber-evoked potentials in the rat spinal dorsal horn is prevented by spinal N-methyl-D-aspartic acid receptor blockage. Neurosci Lett 191: 43–46

Low PA, Opfer-Gehrking TL, Dyck PJ, Litchy WJ, O'Brien PC (1995) Double-blind, placebo-controlled study of the application of capsaicin cream in chronic distal painful polyneuropathy. Pain 62: 163–168

Lycka BA (1990) Postherpetic neuralgia and systemic corticosteroid therapy. Efficacy and safety. Int J Dermatol 29: 523–527

Max MB, Culnane M, Schafer SC, Gracely RH, Walther DJ, Smoller B, Dubner R (1987) Amitriptyline relieves diabetic neuropathy pain in patients with normal and depressed mood. Neurology 37: 589–596

Max MB, Schafer SC, Culnane M, Smoller B, Dubner R, Gracely RH (1988) Amitriptyline, but not lorazepam, relieves postherpetic neuralgia. Neurology 38: 1427–1432

Max MB, Kishore-Kumar R, Schafer SC, Meister B, Gracely R, Smoller B, Dubner R (1991) Efficacy of desipramine in painful diabetic neuropathy: a placebo-controlled trial. Pain 45: 3–9

Max MB, Lynch SA, Muir J, Shoaf SE, Smoller B, Dubner R (1992) Effects of desipramine, amitriptyline, and fluoxetine on pain in diabetic neuropathy. N Engl J Med 326: 1250–1256

Max MB, Byas-Smith MG, Gracely RH, Bennett GJ (1995) Intravenous infusion of the NMDA antagonist, ketamine, in chronic posttraumatic pain with allodynia: a double-blind comparison to alfentanil and placebo. Clin Neuropharmacol 18: 360–368

McCleane G (1999) 200 mg daily of lamotrigine has no analgesic effect in neuropathic pain: a randomised, double-blind, placebo controlled trial. Pain 83: 105–107

McQuay HJ, Carroll D, Glynn CJ (1993) Dose-response for analgesic effect of amitriptyline in chronic pain. Anaesthesia 48: 281–285

McQuay HJ, Carroll D, Jadad AR, Glynn CJ, Jack T, Moore RA, Wiffeh PJ (1994) Dextromethorphan for the treatment of neuropathic pain: a double-blind randomised controlled crossover trial with integral n-of-1 design. Pain 59: 127–133

McQuay HJ, Tramer M, Nye BA, Carroll D, Wiffen PJ, Moore RA (1996) A systematic review of antidepressants in neuropathic pain. Pain 68: 217–227

Meister W, Neiss A, Gross G et al. (1998) A prognostic score for postherpetic neuralgia in ambulatory patients. Infection 26: 359–363

Mercandante S, Arcuri E, Tirelli W, Casuccio A (2000) Analgesic effect of intravenous ketamine in cancer patients on morphine therapy: a randomized, controlled, double-blind, crossover, double-dose study. J Pain Symptom Manage 20: 246–252

Morello CM, Leckband SG, Stoner CP, Moorhouse DF, Sahagian GA (1999) Randomized double-blind study comparing the efficacy of gabapentin with amitriptyline on diabetic peripheral neuropathy pain. Arch. Intern Med. 159: 1931–1937

Moulin DE, Hagen N, Feasby TE, Amireh R, Hahn A (1997) Pain in Guillain-Barre syndrome. Neurology 48: 328–331

Nelson KA, Park KM, Robinovitz E, Tsigos C, Max MB (1997) High-dose oral dextromethorphan versus placebo in painful diabetic neuropathy and postherpetic neuralgia. Neurology 48: 1212–1218

Nikolajsen L, Hansen CL, Nielsen J, Keller J, Arendt-Nielsen L, Jensen TS (1996) The effect of ketamine on phantom pain: a central neuropathic disorder maintained by peripheral input. Pain 67: 69–77

Oaklander AL (2001) The density of remaining nerve endings in human skin with and without postherpetic neuralgia after shingles. Pain 92: 139–145

Paice JA, Ferrans CE, Lashley FR, Shott S, Vizgirda V, Pitrak D (2000) Topical capsaicin in the management of HIV-associated peripheral neuropathy. J Pain Symptom Manage 19: 45–52

Partanen J, Niskanen L, Lehtinen J, Mervaala E, Siitonen O, Uusitupa M (1995) Natural history of peripheral neuropathy in patients with non-insulin-dependent diabetes mellitus. N Engl J Med 333: 88–94

Ragozzino MW, Melton LJ, Kurland LT, Chu CP, Perry HO (1982) Population-based study of herpes zoster and its sequelae. Medicine 61: 310–316

Rogers RS, Tindall JP (1971) Geriatric herpes zoster. J Am Geriatr Soc 19: 495–504

Rowbotham M, Harden N, Stacey B, Bernstein P, Magnus-Miller L (1998) Gabapentin for treatment of postherpetic neuralgia. JAMA 280: 1837–1842

Rull JA, Quibrera R, Gonzalez-Millan H, Castaneda OL (1969) Symptomatic treatment of peripheral diabetic neuropathy with carbamazepine (Tegretol): double blind crossover trial. Diabetologia 5: 215–218

Scheffler NM, Sheitel PL, Lipton MN (1991) Treatment of painful diabetic neuropathy with capsaicin 0.075%. J Am Podiatr Med Assoc 81: 288–293

Simpson DM, Olney R, McArthur JC, Khan A, Godbold J, Ebel-Frommer K (2000) A placebo-controlled trial of lamotrigine for painful HIV-associated neuropathy. Neurology 54: 2115–2119

Sindrup SH, Ejlertson B, Froland A, Sindrup EH, Brosen K, Gram LF (1989) Imipramine treatment in diabetic neuropathy: relief of subjective symptoms without changes in peripheral and autonomic nerve function. Eur J Clin Pharmacol 37: 151–153

Sindrup SH, Gram LF, Brosen K, Eshoj O, Mogensen EF (1990a) The selective serotonin reutake inhibitor paroxetine is effective in the treatment of diabetic neuropathy symptoms. Pain 42: 135–144

Sindrup SH, Gram LF, Skjold T, Grodum E, Brosen K, Beck-Nielsen H (1990b) Clomipramine vs. desipramine vs. placebo in the treatment of diabetic neuropathy symptoms. A double-blind cross-over study. Br J Clin Pharmacol 30: 683–691

Sindrup SH, Bjerre U, Dejgaard A, Brosen K, Aaes-Jorgensen T, Gram LF (1992) The selective serotonin reuptake inhibitor citalopram relieves the symptoms of diabetic neuropathy. Clin Pharmacol Ther 52: 547–552

Sindrup SH, Andersen G, Madsen C, Brosen K, Smith T, Jensen TS (1999) Tramadol relieves pain and allodynia in polyneuropathy. A randomised, double-blind, placebo-controlled trial. Pain 83: 85–90

Sindrup SH, Jensen TS (1999) Efficacy of pharmacological treatments of neuropathic pain: an update and effect related to mechanism of drug action. Pain 83: 389–400

Tandan R, Lewis GA, Krusinski PB, Badger GB, Fries TJ (1992) Topical capsaicin in painful diabetic neuropathy. Controlled study with long-term follow up. Diabetes care 15: 8–14

Tyring S, Barbarash RA, Nahlik JE et al. (1995) Famciclovir for the treatment of acute herpes zoster: effects on acute disease and postherpetic neuralgia. A randomised, double-blind, placebo-controlled trial. Ann Intern Med 123: 89–96

Tyring SK, Beutner KR, Tucker BA, Anderson WC, Crooks RJ (2000) Antiviral therapy for herpes zoster. Randomized, controlled clinical trial of valacyclovir and famciclovir therapy in immunocompetent patients 50 years and older. Arch Fam Med 9: 863–869

Vestergaard K, Andersen G, Gottrup H, Kristensen BT, Jensen TS (2001) Lamotrigine for central poststroke pain. A randomized controlled trial. Neurology 56: 184–190

Vrethem M, Boivie J, Arnqvist H, Holmgren H, Lindstrom T, Thorell LH (1997) A comparison of amitriptyline and maprotiline in the treatment of painful polyneuropathy in diabetics and non-diabetics. Clin J Pain 13: 313–323

Watson CP, Evans RJ, Reed K, Merskey H, Goldsmith L, Warsh J (1982) Amitriptyline versus placebo in postherpetic neuralgia. Neurology 32: 671–673

Watson CPN, Deck JH, Morshead C, Van der Kooy, Evans RJ (1991) Postherpetic neuralgia: further postmortem studies of cases with and without pain. Pain 44: 105–117

Watson CP, Tyler KL, Bickers DR, Millikan LE, Smith S, Coleman E (1993) A randomized vehicle-controlled trial of topical capsaicin in the treatment of postherpetic neuralgia. Clin Ther 15: 510–526

Watson CP, Babul N (1998) Efficacy of oxycodone in neuropathic pain: a randomized trial in postherpetic neuralgia. Neurology 50: 1837–1841

Watson CPN, Vernich L, Chipman M, Reed K (1998) Nortriptyline versus amitriptyline in postherpetic neuralgia. Neurology 51: 1166–1171

Wood MJ, Johnson RW, McKendrick MW, Taylor J, Mandal BK, Crooks J (1994) A randomised trial of acyclovir for 7 or 21 days with and without prednisolone for treatment of acute herpes zoster. N Engl J Med 330: 896–900

Woolf CJ, Shortland P, Coggeshall RE (1992) Peripheral nerve injury triggers central sprouting of myelinated afferents. Nature 355: 75–78

Diskussion

EINHÄUPL: Wirken SSRIs gegen Schmerzen?

BLOCK: Ja, auch im direkten Vergleich mit Plazebo. Dazu gibt es drei Studien: Eine zeigte keine Wirkung, in den beiden anderen Studien waren Citalopram und Paroxetin gegenüber Plazebo jeweils signifikant besser in der Schmerzreduktion, allerdings nur bei Patienten mit einer depressiven Symptomatik. Die findet sich aber bei Patienten mit chronischen Schmerzen relativ häufig.

Schlusswort

EINHÄUPL: Meine Damen und Herren, der heutige Tag war für mich und für die meisten unter Ihnen vermutlich nicht minder, in mehrfacher Hinsicht höchst lehrreich. Wieder einmal wurde uns ebenso eindringlich wie anschaulich vor Augen geführt, wie komplex die peripheren und zentralen Mechanismen der Schmerzentstehung und Schmerztransmission sind. Unbestreitbar hat die Grundlagenforschung der letzten Jahre eindrucksvolle Fortschritte auf diesem Gebiet vorzuweisen.

Sehr deutlich wurde indes auch, dass mit jeder neu aufgestoßenen Tür zehn weitere sichtbar werden, die es zu öffnen gilt. Das endgültige Verständnis der Zusammenhänge erschließt sich uns wahrscheinlich erst dann, wenn es gelingt, die zugrundeliegenden Mechanismen nicht nur auf neuronaler, sondern auch auf subzellulärer und molekularer Ebene zu enträtseln. Darüber hinaus wird immer klarer, dass für dieses Verständnis die Kenntnis des Aufbaus und der Funktion neuronaler Netzwerke von zentraler Bedeutung ist. Es ist daher abzusehen, dass zukünftig auch informationstechnologisches Grund- und Spezialwissen vermehrt eingefordert werden wird.

Als Neurologe fühle ich mich nicht primär berufen, den psychiatrischen Teil unseres heutigen Symposiums zu kommentieren. Trotzdem, vielleicht aber auch gerade deswegen, habe ich aus ihm vor allem eine Erkenntnis gezogen: Wir – wir Psychiater und Neurologen – wir sollten und müssen auf diesem wie auch auf weiteren Gebieten in Zukunft enger zusammenarbeiten. Das wäre mein dringlichster Wunsch.

GASTPAR: In meinen Augen ist das ein großartiger Vorschlag, dem ich nur vorbehaltlos zustimmen kann. Ich glaube, es gibt dafür durchaus eine gemeinsame Basis. Wir müssen uns nur ein wenig von der Vorstellung lösen, dass es eine Hierarchie von Einflüssen auf das ZNS gibt. Vielleicht sind es nur unterschiedliche Zugänge, von denen wir heute einige besser und andere schlechter verstehen. Zweifellos brauchen wir aber zur Beantwortung dieser Fragen mehr gute kontrollierte Studien, sonst ist keine vernünftige Diskussion möglich.

Der für unsere Patienten wichtigste Aspekt ist aber auch nach meiner Ansicht die Notwendigkeit einer verstärkten Kooperation zwischen Neurologie und Psychiatrie, bei Bedarf auch unter Einbeziehung weiterer Fachdisziplinen. Entscheidend für den Therapieerfolg ist nicht zuletzt, ob es uns gelingt, dem Patienten eine positive Botschaft zu vermitteln. Eine Botschaft, die ihn zur Aufnahme oder Fortführung einer sehr wahrscheinlich hilfreichen Therapie motiviert. Darin liegt eine große Chance. Wir sollten sie nicht vergeben.

EINHÄUPL: Ich glaube, dem ist nichts hinzuzufügen. Ich möchte allen danken, die am Zustandekommen des heutigen Symposiums beteiligt waren. Ich danke an erster Stelle unserem Gastgeber, der Firma Bayer, für die großzügige Bereitstellung der notwendigen materiellen, personellen und finanziellen Ressourcen. Mein besonderer Dank gilt Frau Bastanier – ihre organisatorische Tatkraft und kommunikative Energie war für das Gelingen dieses Symposiums ein maßgeblicher Faktor.

Selbstverständlich möchte ich auch allen Referenten und Diskutanten für ihre fundierten Beiträge meinen herzlichen Dank aussprechen. Nicht zuletzt aber danke ich Ihnen, dem Auditorium, für Ihr Interesse und Ihre Ausdauer.

Martin Luther hat einmal gesagt: „Wenn es kostbar gewesen ist, dann ist es Mühe und Arbeit gewesen." Er meinte damit das menschliche Leben – ich meine nur den heutigen Tag. Mühelos war er gewiss nicht, aber ich glaube, er war der Mühe wert.

Sachverzeichnis

A
Aβ-Fasern 21
Abhängigkeit 63, 64, 65, 71
– Drogen~ 64
– iatrogene Opioid~ 67, 70
– Opioid~ 72
– Prävalenz einer 68
– Pseudo~ 72
Abhängigkeitserkrankung, Risikofaktoren der 68
Abstinenz 80
Acetylsalicylsäure 100
Aδ-Fasern 3, 21
Agonisten, 5-HT$_{1B/1D}$~ 96
Allodynie 13, 15, 17, 37, 142, 145
Amitriptylin 104, 148, 151
Analgesie, präemptive 39
Analgetika 101, 117
– Kontraindikationen 100
– neue 7
Angst 133
Antidepressiva, trizyklische 77, 104, 117, 142, 145, 152
Antiemetika 100
Antiepileptika 142
Antirheumatika, nichtsteroidale 102
Arzt-Patient-Beziehung 116
Auffrischungssitzungen 123
Ausdrucksverhalten, nichtverbale 136

B
b-Endorphin 133
Bandscheibenvorfall 128
Behandlungskonzept, multidimensionales 73
Behandlungsmotivation 74
Behandlungsvertrag 78
Betablocker 102
Bindungstheorie 117
Bindungstypologie 118
Biofeedback 105
Biolumineszenz 8
Biolumineszenzassays 7
Bradykinin 6, 20
Buprenorphin 77

C
C-Fasern 4, 8, 10, 21
calcitonin gene-related peptide (CGRP) 4, 12, 20
Capsaicin 11, 20, 24, 142, 152
Carbamazepin 146

Carragenin 14
Chronifizierung 6, 127, 128
Chronifizierungsfaktor 135
Cingulum 43
Citalopram 155
Clonidin 76
Compliance 149

D
Deafferenzierung 32
Depression 54, 104
Depressivität 132
Deprivation, emotionale 114
Diabetes mellitus 21
Diskriminationstraining, sensorisches 40
„doctor-hopping" 116
Domperidon 100
Drogenscreening 79
Durchhalteverhalten 135

E
Entdeckungsschwelle 57
Entlastungshaltung 130
Entzugssyndrom 64
Entzündungsmediatoren 19
Ergotamintartrat 99

F
„failed back syndrome" 134
Famciclovir 150
Fentanyl 147
Flunarizin 103
fMRI-Untersuchung 35, 40

G
GABA 5
Gabapentin 104, 146, 151
Gedächtnis 62
– semantisches 119
Glutamat 4, 12, 25
Glutamatantagonisten 142
Glyzin 5
Gruppe-III-Fasern 4
Gruppe-IV-Fasern 4
Gruppeninteraktion 122
Gruppentherapie 120
Guillain-Barré-Syndrom 143

H
Händigkeit 44

„harm reduction" 74, 80
headache recurrence 97
Herpes zoster 149
Histamin 6, 20
Hypalgesie 55, 60
Hyperalgesie 37, 142
– primäre 22
– sekundäre 22
– thermische 20

I
Ibuprofen 100

K
Karpaltunnelsyndrom 143
Kokzygodynie 60
Kommunikation 119
komorbide Persönlichkeitsstörung 69
Komorbidität 114
Kontrollverlust 71
Kopfschmerz
– Cluster~ 104, 107
– Dauer~ 112
– Spannungs~ 104
Kortisol 59

L
Lamotrigin 146
Langzeitpotenzierung 144
long term potentiation 24
Luziferasegens 8

M
Magnetstimulation, transkranielle 35
Memantine 39
Metamizol 101
Methadon 77
Methysergid 104
Metoclopramid 100
Metoprolol 103
Migräne 96
Migräneprophylaxe 102
Morphinsulfat 38
Mundareal, kortikales 33
Muskelspannung 133
Mutterkornalkaloide 99

N
Naloxon 86
Naltrexon 79
Natriumkanal 22
Nemexin 91
nerve growth factor (NGF) 20
Neuralgie, postherpetische 142, 149, 150
Neuropathie 13
NMDA-Antagonisten 39
NMDA-Rezeptoren 131
Noradrenalin 5, 59
noxische Reize 3
Nozizeptoren 3, 6, 19

O
Opiate 147
Opioide 38, 101
– endogene 5
– retardierte 84
Opioidentgiftung 76
Oxycodon 152

P
Panikstörung 56
Paracetamol 100
Pathogenese 150
Periduralanästhesie 39
Persönlichkeitsstörung 120
Phantomschmerz 33, 34
Plastizität, neuronale 132
Plazeboeffekt 96
Polyneuropathie 143
– diabetische 143
– entzündlich bedingte 143
Propranolol 103
Prostaglandine 6, 20, 25
Protektive Faktoren 70

R
Reorganisation 33, 35
– kortikale 33
rezeptives Feld 23
Rezeptor
– Neurokinin-1~ 20
– Vanilloid~ 20
– Berührungs~ 21
– NMDA~ 25
– non-NMDA~ 25
– Opioid~ 65
– Vanilloid~ 11
Risikofaktoren, soziale 137
Risikofaktorenmodell 138
Rückenmarkstimulation 146
Rückfallprophylaxe 79

S
Schichtzugehörigkeit, soziale 138
Schizophrenie 51
Schlafentzug 57, 61
Schmerz
– ~applikation 86
– ~bewältigung 134
– chronischer 36, 37, 49, 63, 67, 114, 126
– ~gedächtnis V, 31, 32, 37
– ~intensität 88
– ~schwelle 55, 56, 57
– ~system 4
– ~toleranz 86
– ~wahrnehmung 49, 51, 55, 86, 87
– ~wahrnehmung, subjektive 86
– Definition V, 6
– Entzündungs~ 6, 17, 18
– Gesichts~ 125
– ~Modell 15
– muskulär bedingter 129
– neuropathischer 6, 15, 17, 21, 142
– Phantom~ 32
– Rücken~ 126
– Warn~ 17, 18
– Zahn~ 125
Schmerz-Affekt-Differenzierung 119
Schmerzstörung, somatoforme 113, 124
Schwangerschaft 102, 105
Selbsthilfegruppen 79
Selbstverletzungen 86
Sensibilisierung
– periphere 22
– zentrale 22, 24, 30
sensorischer Kortex 5
Serotonin 5, 20, 59, 62

Sachverzeichnis

Serotoninwiederaufnahmehemmer, selektive 145
Somatostatin 20
Sport 106
Stress 86
– psychischer 131
Substanz P 4, 12, 20, 25, 131
Sucht 63

T
Target 7
Temporomandibularsyndrom 51
Test
– Cold-pressor~ 87
– Formalin~ 13
– Hot-plate~ 12
– Tail-flick~ 13
Thalamus 4, 36
Therapie
– Entwöhnungs~ 78
– medikamentöse Stufen~ 67
– qualifizierte Entgiftungs~ 75
– Schlafentzugs~ 57
– Stufenschema 112
– Substitutions~ 74
– Verhaltens~ 102, 105
– virustatische 150

Therapiegruppen 120
Tiermodelle 12
Toleranz 71
Tramadol 147
Transferphase 122
Triptane 96
– Applikationsformen 98
– Nebenwirkungen 98

U
Uminterpretation 136
Umorganisation
– motorische 44
– somatosensorische 44

V
Valproinsäure 102
Veränderungen, plastische 144
Verapamil 107
Vermeidungsverhalten 133, 135

W
Wide-dynamic-range-Neurone 4, 21

Z
Zungenbrennen 60

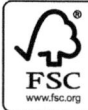

MIX
Papier aus verantwortungsvollen Quellen
Paper from responsible sources
FSC® C105338

If you have any concerns about our products,
you can contact us on
ProductSafety@springernature.com

In case Publisher is established outside the EU,
the EU authorized representative is:
**Springer Nature Customer Service Center GmbH
Europaplatz 3, 69115 Heidelberg, Germany**

Printed by Libri Plureos GmbH
in Hamburg, Germany